인체 사용설명서

Human Body Instruction Manual by LynnKim Ph.D.

인체 인문학

인체 사용설명서

Lynnkim

엄마와아들
도서출판

들어가며

나는 뇌종양 환자였다. 탁구공만한 종양이 우측 측두엽과 전두엽 사이에서 발견되었다. 투병을 하면서 인체를 이해 할 수 있는 책을 써야겠다고 마음 먹었다. 이후 나는 10년이 지나서야 펜을 잡을 수 있게 되었다. 그 사이 인체를 바라보는 시각이 완전히 바뀌었고, 지금 나는 주체 할 수 없는 기쁨으로 이 책을 쓰고 있다.

나는 동양의학적인 관점을 통해 인체 해부에 시각을 재해석하고 있다. 펜을 들게 되기까지 10년이라는 기간동안 연구의 시간을 갖게 된 것은 동양의학과 서양의학의 인체해부에 대한 공통분모를 찾기 위해서였다. 그리고, 지금에 와서 이 책을 통해 보통 사람들도 인체를 보다 정확히 알게 됨으로써 자신의 몸에 대한 주체적 접근을 할 수 있도록 돕고자 집필을 시작 하였다.

우리는 양자세계에 살고 있다. 21세기에 가속화되고 있는 양자혁명은 정보전달에 있어 순간이동까지 설명한다. 육체라는 틀에 사는 우리는 앞으로 얼마나 기계적 삶에 적응해야 할지 모르겠다. 하지만 분명한 것은 신이 양자혁명을 통해 우리가 가진 뇌 회로를 스스로 바꿀 수 있도록 만들었다는 것이다. 우리에게 무한한 힘이 주어졌다는 것을 양자혁명으로 설명 할 수 있다는 것은 매우 고무적인 일이다. 인체는 아주 정교한 시스템으로 만들어졌기 때문에 인체의 사용설명서가 필요하다. 따라서 나는 이 책을 통해 우리가 가진 인체에 대한 새로운 의식의 진화를 알리고자 한다.

질병은 누가 가져다주는 것도 아니고 병에 걸리고 싶은 사람도 없다. 하지만 많은 사람들은 질병에 의해 고통받고 있고, 이러한 대부분의 사람들은 생활습관, 사고방식, 행동양식 등을 통해 스스로 질병을 만들고 있다. 이런 질병을 스스로 정복하기 위해서 우리는 인체를 바로 알아야 한다. 나는 인체의 사용설명서가 있다면 인간이 좀 더 나은 삶을 살 수 있을 것이라는 작은 소망으로 책상 앞에 앉아 있다. 서양의학와 동양의학 중 특정한 우월성을 따지는 것은 아무 의미가 없다. 중요한 것은 질병에 걸린 사람이 나을 수 있는 최선의 방법을 찾는 것이다.

인체는 어머니의 뱃속에서 최초 생성될 때부터 스스로 치유 능력을 가지고 태어났다. 그래서 우리는 병에 걸렸을 때 '질병을 극복해야 한다'라고 표현한다. 동, 서양을 막론하고 의료인들은 누군가의 능력으로 질병을 끝내는 것이 아니라 인체 스스로의 시스템이 가동될 수 있도록 가장 적합한 치료의 방법론을 선택해 준다. 그리고 치료 후에는 '병을 이겨냈다'고 말한다.

나의 인생은 해부를 통해서 새로 태어났다. 죽어 있는 시체를 해부를 하면서 인간의 가치 있는 삶에 대해 많은 생각을 하였고, 육체 안에 담겨져 있는 영혼은 비물질로 육체가 사라져도 남아있다는 것을 알게 되었다. 인간은 유한의 삶을 사는데 육체로 사는 동안 나는 어떻게 살아야 할까 이런 물음이 계속 나의 마음을 살아 움직이게 했다. 그렇다면 우리의 삶은 궁극적으로 유한의 삶을 사는 육체와 무한의 삶을 사는 영혼 중 어느 쪽에 비중을 두고 살아가야 할까. 답은 정해져 있는 것 같지만 알면서도 쉽게 행하지 못하는 것이 인간의 삶이란 생각이 든다.

고차원의 비물질이 유한적인 인간의 육체를 지배하고 있다는 생각은 내가 가지고 있던 인체에 대한 관점을 송두리째 바꾸었다. 분명한 것은 인간이 가지고 있는 육체의 각각의 구조물들의 역할은 엄청나게 경이롭다는 것이다.

인체의 구조 안에서 일어나는 생각이나 감정들은 천억개가 넘는 뇌신경세포들의 연결에 의해 만들어진다. 이러한 뇌의 활동은 그 사람의 정체성에도 영향을 미친다. 이렇게 형성된 인간의 정체성은 그 사람의 인생에도 변화를 일으킬 수 있다. 따라서 유한적인 인간의 삶에서 육체를 어떻게 사용되어지는가는 비물질의 내면의 세계로 이끄는 중요한 고리가 된다. 현대에 오면 올수록 육체적, 정신적 환자들은 점점 늘어나고 있다. 이러한 질병들은 인간이 살아가는데에 있어서 걸림돌이 된다. 그리고 부자, 권력자, 가난한 자를 가리지 않고 누구나 공통적으로 질병에 걸리고 싶지 않을 것이다.

인간은 몸이라는 물질적인 구조의 차원보다 더 높은 비물질인 차원의 영과 혼을 저장하고 살아가는 독특한 포유류이다. 인간이 어떻게 자기 몸을 사용해야 하는지는 비물질의 지배를 받는 육체를 어떻게 바라보는가에 대해 중요한 문제로 작용된다. 물질적인 몸은 사용하기 위해서 만들어진 구조이고 그 몸을 지배하고 있는 것은 비물질인 영과 혼이고 이것이 곧 생명이다.

나는 독자들이 이 책을 읽을 때, 단순한 학습서, 과학서적이 아닌 깊게 생각하게 만들어주는 인문학으로써 읽어주길 바란다. 살아 있는 인체의 구조와 인체에 대한 해석을 통해 독자가 스스로 자신의 몸과 영혼을 주체적으로 생각할 수 있는 기회를 만들어 주고 싶다. 또한 의료인들에게는 진정한 환자에 대한 탐구심과 인체가 갖고 있는 지혜의 소리를 듣길 바란다. 동양의학이 가지고 있는 형이상학적인 인체에 대한 용어를 풀어 동양의학이 세계 속에 빛날 수 있는 기틀이 되고, 인체를 바라보는 패러다임의 변화를 세상 속에 알리고 싶다.

끝으로 이 책이 나올 수 있도록 지혜의 힘이 되어주신 하나님께 영광 올리며, 불철주야 책이 나오기까지 힘써 준 사랑하는 아들에게 고마움을 전한다. 또한, 믿음을 통해 영적세계를 확장시켜주신 양무리교회 천사랑목사님께 이 책을 헌정한다.

뵈뵈 김 효 린

CHAPTER

뇌

- 하늘과 통하는 머리
- 생명력 기
- 뇌지도
- 뇌 사용설명서

나는 매일 세 번 나 자신을 돌이켜 본다.

남을 위해 일하면서 정성을 다 했는가

벗과 사귀면서 신의를 다 했는가

배운 것을 몸에 익지 않도록 하지 않은 것이 있는가

- 曾子 -

하늘과 통하는 머리

천사모양의 나비뼈

천사란 신과 인간의 중재자로 인간의 소망을 신에게 전달하고 신의 뜻을 인간에게 전해주는 영적인 존재이다. 동의보감 머리편을 보면 머리는 천곡(天谷)으로서 신을 저장한라고 정의하고 있다. 여기에서 천곡은 하늘의 골짜기로 나비뼈를 말하며 천곡에 머무는 신은 원신(元神)으로 신의 근본 즉, 나의 의식을 지배하는 영을 나타낸 말이다. 그리고, 머리에는 아홉 개의 궁이 있으며 머리궁의 중심에 니환궁(나비뼈를 말함)이 있고, 이 곳으로 혼백이 드나든다고 정의하고 있다. 또한, 머리의 아홉 개 뼈는 하늘의 구천(중앙을 포함한 여덟방향의 하늘)과 상응하고 있기 때문에 인간이 어떤 경지에 이르기 위해서는 자신의 내면에 존재하는 자신의 신성을 진실로 믿는 확신이 필요하다.

서양의학은 병증에 기반을 두고 있고 동양의학은 생명에 기반을 둔 학문으로 서로 간의 간격이 너무 크다. 인간이 가지고 있는 생명력을 서양의학적 개념으로 설명하자면 세포 상호간의 활동에 의한 생물의 생활현상 일체를 유지하는 힘이라고 정의 내릴 수 있다. 동양에서는 사기를 물리치는 신령한 기운이 있어 그 기운을 정기라 말하고 그 정기가 생명력을 이끈다고 한다. 의학을 전공하지 않은 일반인들은 두개골을 보면 해골의 모습을 더 먼저 떠오를 것이다. 대부분 두개골이 인간의 죽음을 뜻하는 상징으로 많이 사용되고 독약 같은 위험한 약병 그림으로도 표시되어 해골이라는 단어가 주는 섬뜩함이 죽음과 연관되어 있음을 누구나 느끼게 한다. 생명과 연관되는 장기는 오히려 심장이지만, 대부분의 문화권에서 두개골을 죽음으로 표시하는 것을 보면 생명이 머리뼈에 있음을 짐작하게 한다. 이는 인간의 생명은 하늘과 통해야만 진정한 생명을 유지할 수 있다는 것을 말하는 것이 아닐까 생각한다. 다양한 문화권의 세계사에 등장했던 수많은 학살자들은 두개골로 탑을 쌓아 공포심을 조장하여 자신의 세력의 지배력을 강화하는 시도를 했으며, 영화에서는 폐허가 된 곳에는 두개골이 나뒹구는 모습으로 죽음의 도시를 나타내곤 했다. 이러한 문화적 표현은 암묵적으로 인간이 가지고 있는 생명의 정체성이 심장이 아니라 두개골에 머무르고 있음을 나타내는 증거들이며, 이것은 나비뼈가 주관하고 있는 생명줄이 끊어지면 곧 죽음을 의미하게 되는 것이다.

두개골 안에 위치한 나비뼈에는 시신경이 통과하는 구멍이 있다. 인간은 눈을 통해서 이 세상 모든 만물들을 관찰하게 된다. 나비뼈를 통과하는 눈은 3차원의 시야를 바라보기도 하지만 필자는 눈이 통과하는 나비뼈 머리 안쪽에는 동양의학에서 말하는 신의 근본인 원신(元神)이 머무는 곳이기에 덧차원 세계를 바라 볼 수 있는 곳이 아닌가 하는 생각을 가지고 있다. 덧차원이란 우리가 살고 있는 차원에서 부가적으로 덧붙여진 차원을 덧차원이라 하는데 이미 11차원의 세계까지 밝혀져 있으니 덧차원의 세계는 더 밝혀 질 것이라 본다. 인간은 3차원의 구조로 이루어져 있는 생명체로 3차원의 공간에서 살고 있다. 현대과학은 우주를 이루고 있는 공간이 시간 1차원과 공간 10차원을 합하여 11차원의 초공간 속에 존재한다고 말한다.

그림1) 눈과 안와

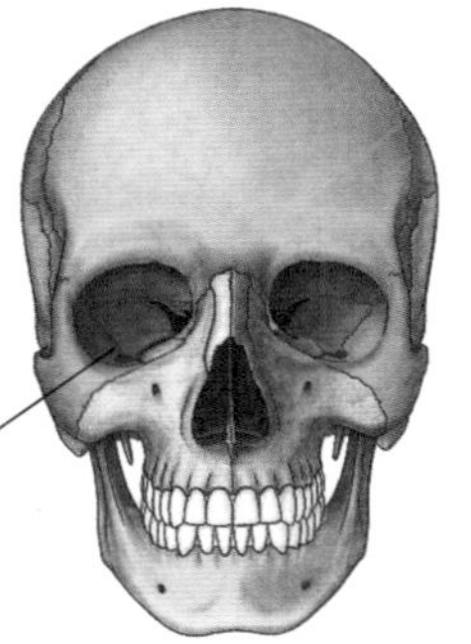

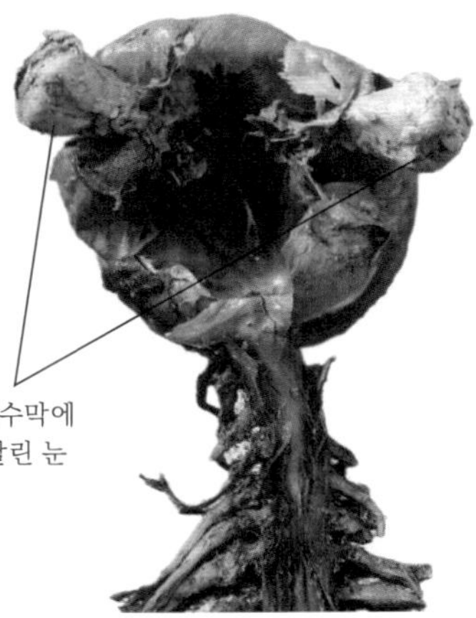

인간이 자연의 일부라고 생각한 동양에서는 옛부터 인간을 소우주라 명명했다. 소우주는 대우주에 대응되는 형이상학적인 개념으로 대우주의 구조가 작은 것에서도 되풀이 되는 것에서 인용 된 말로 인체가 우주의 축소판이라고 하여 붙여진 명칭이다.

동양의학에서는 인간을 대우주의 축소판이라 여겼으며, 하늘과 땅 사이에 있는 인간을 가장 고귀한 존재로 여겼다.

대우주와 소우주의 연결고리를 표현해 놓은 동의보감 내경편에 있는 구절을 살펴보면 아래와 같다.

- 하늘의 해와 달이 있고, 인간은 두 눈이 있는 것
- 인체의 기혈이 12경맥이고, 1년이 12개월로 이루어진 것
- 1년이 365일이 있고, 인체의 혈이 365혈로 이루어진 것
- 1년의 24절기가 있고, 척추에 24개수혈이 있는 것
- 1년 4계절이 있고, 인체의 팔다리 4지가 있는 것
- 하늘에 팔풍(동서남북, 동북, 서북, 동남, 서남에서 부는 바람)이 있고, 인체의 여덟 개의 관절(어깨관절, 팔꿈치관절,고관절, 무릎관절)이 있는 것
- 하늘의 기운 오운(木,火,土,金,水)이 있고, 인체의 오장(간,심,비,폐,신)이 있는 것
- 땅의 기운 육기(풍,한,서,습,조)가 있고, 인체의 육부(대장, 소장, 위장, 방광, 담낭, 삼초)가 있는 것
- 하늘의 북두칠성의 일곱 개의 별이 있고, 인간의 얼굴 7규(일곱

개의 구멍 : 눈2 콧구멍2 귓구멍2 입1)

그리고, 인간을 우주의 축소판으로 여긴 것은 동양의학 뿐만 아니라 서양에서도 적용되어 레오나르도 다빈치의 인체비례도를 탄생시켰다. 다빈치가 그린 인체 비례도는 자연이 낸 인체의 중심은 배꼽이다라고 하여 배꼽을 중심으로 컴퍼스를 돌려 원을 그리면 두 팔의 손가락 끝과 두발의 발가락 끝이 원에 닿는 인체 비례도를 탄생시켰다. 다빈치가 찾아 낸 황금비율은 1:1.618034인데 인체뿐만 아니라 많은 건축물과 동식물에서도 찾을 수 있다. 조금 다른 시각이지만 인체의 비례도를 통하여 우주의 질서를 반영하고 있는 인체를 수학적으로 나타낸 걸작품이라 할 수 있다.

그림2) 레오나르도 다빈치의 인체비례도

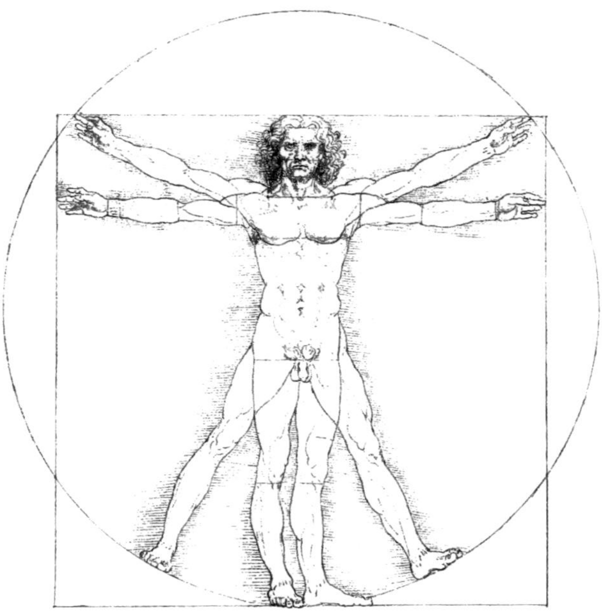

양자의학에서는 인간의 몸을 구성하는 세포 속에 있는 미세소관을 새로운 관점으로 해석하였다. 미세소관은 몸의 세포 이외에도 뇌세포에도 존재하고 있으며, 이 미세소관은 인체와 같은 상온에서는 초전도체의 역할을 할 수 있다고 한다. 초전도체란 물질의 전기저항이 완전히 사라지는 상태의 물질을 말한다. 애리조나대학의 하메로프 교수와 물리학자 펜 로즈는 이와 같은 인체의 초전도체 현상은 양자결맞음의 수준에 따라 공간에너지와 공명할 수 있다고 하며, 미세소관에서 일어나는 양자결맞음이 인간의 의식이 발생하는 곳이라 설명하였다.

동양의학에서는 인간을 소우주로 보기 때문에 인간의 생명현상도 우주현상과 함께 한다고 말한다.

동의보감 내경편에서는 이에 대해 아래와 같이 표현하였다.

- 하늘에 밤과 낮이 있고 사람은 자고 활동하는 것
- 하늘에 우레와 번개가 있듯이 사람은 기쁨과 분노의 감정이 있는 것
- 하늘에 비와 이슬이 있고 사람은 눈물, 콧물이 있는 것
- 하늘에는 음양이 있고 사람에게는 차고 뜨거움이 있는 것
- 땅에서 풀과 나무가 자라고 사람은 털이 자라는 것

동양의학에서는 인간에게 일어나는 모든 것들은 하늘의 영향을 받으며, 이 질서가 깨지면 인간은 병이 온다고 말하고 있다. 현재 인류의 대량 에너지 소비로 인하여 지구의 온난화가 발생하고 전 세계가

지구의 온난화의 위험성을 심각히 받아들이고 있으며, 그로 인해 인간의 새로운 질병들이 생겨나는 것이다.

두개골 안에 있는 나비뼈는 머리 양쪽에 걸쳐 있고, 날개를 편 나비 모양이다. 나비뼈의 기능은 서양의학적으로 단순하게 머리뼈 중앙에서 바닥을 이루고 있는 뼈이지만, 동양의학에서는 앞서 설명한 것과 같이 인간의 생명을 관장하는 중요한 의미를 가지고 있다. 캘리포니아대학교 교수이자 인지연구소 소장인 빌리야누르 라마찬드란 박사는 인간의 두뇌 속에는 종교적 경험과 관련된 회로가 있다고 말했다. 인간의 머리 안에서 천사가 날개를 펴고 있는 것으로 보이는 날개뼈를 보면 동양의학에서 말하는 인간 안에 살고 있는 신과 하늘이 소통하고 있다는 생각이 든다. 라마찬드란 박사는 신 모듈을 증명한다는 것이 아직은 요원한 일이라고 했지만 필자는 이것이 동양의학에서 말하는 신 모듈(module)이라고 생각한다.

그림3) 천사모양의 나비뼈

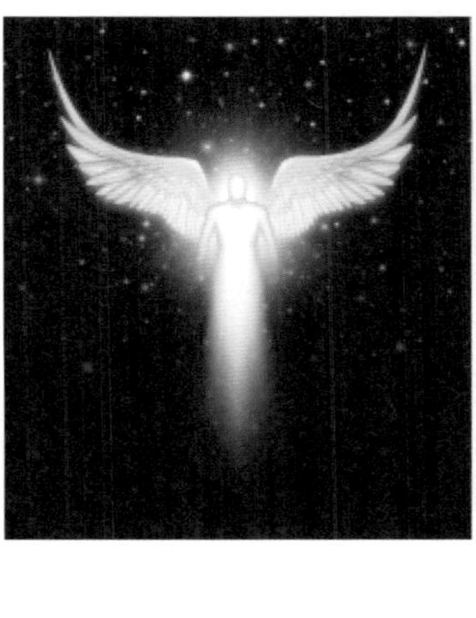

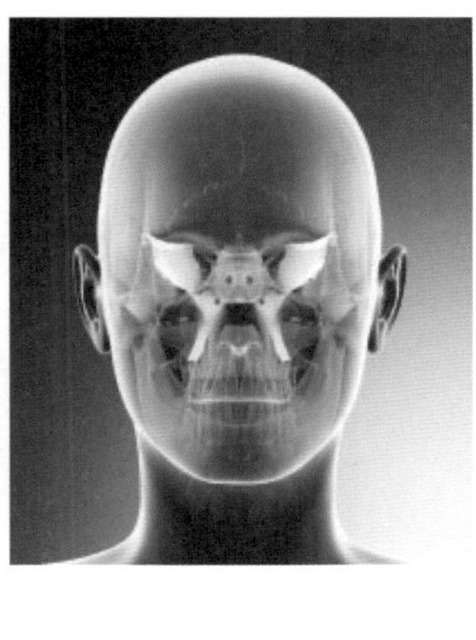

인간은 어머니의 자궁으로부터 태어난 인체의 3차원 구조에 더 높은 차원의 덧차원 의식이 생명을 이끌고 있는 특수한 구조이다. 필자는 낮은 차원의 육체와 더 높은 차원의 덧차원의 의식이 소통하기 위해서 필요한 구조가 바로 나비뼈라고 생각한다.

인간의 머리뼈는 마치 하나의 뼈처럼 보이지만 사실 23개(얼굴뼈 포함)의 뼈가 복잡하게 결합되어 있다. 나비뼈는 23개의 머리와 얼굴뼈의 가장 중심에 자리 잡고 있는 뼈로써 해부학 구조상 인체에서 가장 중요한 뼈이다.

그림4) 분해된 머리뼈

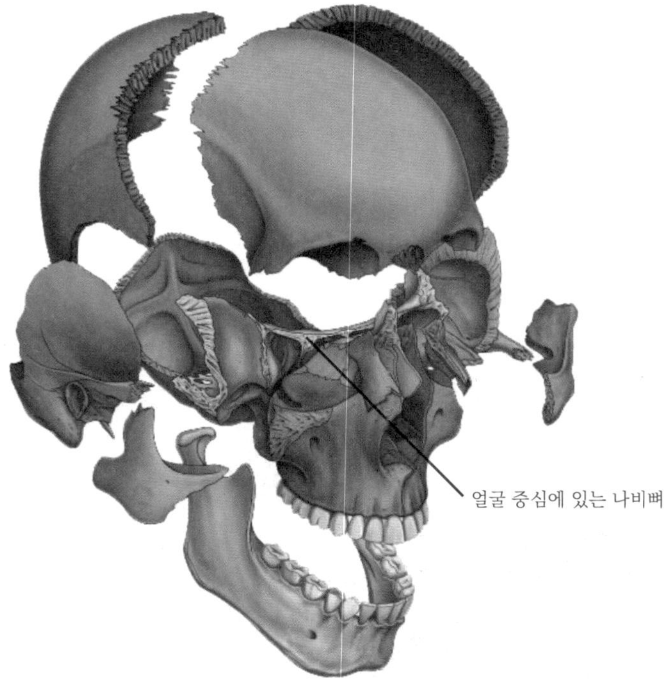

머리는 인체 중 하늘과 가장 가깝다. 그러나 우두머리가 단순히지위가 높다는 것 외에도 통솔력, 지배력을 필요로 하듯이 뇌가 들어있는 머리가 인체를 지배한다고 표현하는 것도 단순히 인체의 가장 높은 곳에 위치해서가 아니라, 뇌에서 만들어내는 다양한 정보를 토대로 인체 곳곳에 미치는 영향력이 막대하기 때문일 것이다. 특히, 뇌와 연결되어있는 여러 신체 기관들이 세상을 경험할 때마다 정보를 저장하고, 그 정보를 토대로 개인의 삶을 이끄는 중요한 알고리즘을 생성한다. 인간은 이러한 일련의 뇌에서의 정보처리과정을 통해 여러가지 감각을 결합하고, 제 기능을 잃은 감각은 새롭게 재창조 해나가며, 삶을 유지한다.

인간의 머리는 중추신경계에 속하는 뇌가 단단한 머리뼈와 척추에 갇혀 있는 구조이다. 이렇듯 폐쇄적 환경에 있는 뇌는 바깥 세상과의 소통을 위해 각 신체 기관을 통해 감각정보를 얻는다. 눈으로 본 것들, 귀로 들은 것들, 코로 냄새 맡은 것들, 입으로 내뱉은 말들, 그리고 척추에서 빠져 나가는 말초신경들과 연결되어 있는 근육들, 뇌척수막으로 연결되어 있는 자율신경계를 통한 오장육부들, 인체를 움직이고 있는 모든 구조들에서 발생한 정보가 우리 자신도 모르게 차곡차곡 뇌 안에 저장하고 있는 것이다. 특히 그 중 인체의 눈으로 들어오는 감각 채널은 몇 개의 단계를 거쳐 만들어지는데, 시각의 정보는 최고 7단계를 거쳐서 측두엽으로 전달되어 모양이나 색깔을 인지하게 된 이후, 두정엽으로 전달되어 위치나 속도 등의 정보를 종합하여 사물을 인식하게 된다.

뇌 과학의 아버지라 불리우는 루돌프 이나스는 뇌 기억의 역할을 3가지로 구분하였다. 첫 번째는 신체의 구조적 기억이라 하고, 최초 인체 생성 시 만들어지는 신경세포에 의하 기억되며, 1차 기억이라 한다. 두 번째는 태어나면서부터 기억이 저장되는 뇌 배선기억을 말하는 것으로써, 각 신경세포들이 연결하는 신경망을 통해 기억되고 2차 기억이라 한다. 세 번째는 경험학습에 의해 축적되는 기억이며, 1, 2차 기억을 바탕으로 학습과 경험으로 만들어내는 참조기억을 3차 기억이라 말한다. 이나스는 인간의 생각을 내면화된 진화의 움직임이라고 정의하였다. 인간의 뇌는 경험한 생각들을 좋은 기억으로 편집하는 기능을 가지고 있지만, 나쁜 쪽으로 유도하는 잡생각도 끊이지 않고 생긴다. 우리는 보통 뇌에 잡생각이 가득 차있는 사람을 보고 생각을 비우라고 말한다. 이 말은 과거의 생각이나 경험된 것들은 이미 장기기억으로 넘어가 저장되어 있기 때문에 비우지 않으면 새로운 것을 담기가 어렵다는것을 뜻한다. 삼부경을 쓴 저자 태백진인이 말하길 몸과 마음을 비워야 자기의 세계와 사물의 세계를 일치 시킬 수 있다고 한다. 또한, 동양의학에서는 내면의 것들을 오장육부의 감정과 일치시켜 생각하고, 칠정이 오장육부를 상하게 한다고 한다. 일곱가지의 감정(喜怒憂思悲驚恐)이 지나치면 오장육부의 기혈에 영향을 주어 병을 얻을 수 있고, 이로 인해 정서활동에 영향을 준다고 말한다.

감정으로 인해 잡생각이 많아지면 삼부경에서 태백진인이 말한 것처럼 몸과 마음을 일치 시킬 수 없다는 뜻이다.

결국 이는 현대인에게 증가하고 있는 정신적인 질병은 뇌의 특정영역과 신경전달 물질들이 작용하지만 쾌락(喜), 분노(怒), 우울(憂), 걱정(思), 슬픔(悲), 불안(驚), 공포(恐)를 일으키는 근원은 나의 마음에서 일어나는 생각 때문이다라는 것을 동양의학에서 말하고, 서양의학에서 증명해준다.

인간이 감정으로 만들어내는 정보는 자기자신조차도 무엇인지 모른다. 1000억개나 되는 신경세포가 시냅스를 어디론가를 향해 기하급수적으로 늘려가기 때문이다. 인간의 뇌 여러 영역 중 머리 중앙에 있는 두정엽은 몸과 소통하는 뇌로 알려져 있는데, 촉각이나 공간감각을 지각하는 곳이다. 아인슈타인이 일반인과 다른 뇌 부위가 바로 이 곳인데 다른 사람보다 두정엽 아래 부분이 평균치보다 15% 더 크고, 신경세포도 훨씬 조밀했다고 한다. 두정엽의 위치는 대뇌피질의 중심 고랑 바로 뒤편이며, 촉각, 공간감각 등을 지각하여 대상의 움직임에 반응하는 부위이다.

펜실베니아대의 신경과학자 앤드루 뉴버그 교수는 기도하는 사람들의 뇌를 관찰한 결과, 기도가 절정에 이르렀을 때 두정엽의 일부는 저하되고, 오히려 전두엽 오른쪽 부위의 활동이 증가되는 것을 관찰하였다. 두정엽의 기능은 지각정보조합을 이루는 곳이기에 이곳의 기능이 저하된다는 것은 나의 체감각 정보 즉, 피부의 감각, 자기감각, 운동감각의 정보입력이 중단됨을 뜻한다. 이는 나와 내가 아닌 것들의 구분이 사라지고, 자기감각이 중단됨으로써 나라는 존재에 대한 인식을 못하게 된다는 것이다.

생명의 기본단위인 세포의 가장 기본적 기능은 움직임이다. 우리 인체의 모든 기관의 단위도 세포이고 뇌도 역시 뇌세포로 이루어져 있으며 인체 전체의 세포는 60조에 달한다. 그 중 뇌는 1000억 개의 신경세포와 1조 개의 신경아교세포로 이루어져 있고, 다른 신경세포와도 연결되어 뇌 신경망이라는 특수한 구조를 이룬다. 특히, 신경세포와 신경세포간의 연결된 지점을 시냅스라 하는데 이 시냅스의 말단부위에서는 인간의 생각에 따라 서로 다른 신경전달물질을 분출한다.

대부분의 뇌 과학이론은 뇌의 실질에 집중되어 있지만 그동안 동양의학적 해부를 통해서 얻은 필자의 관점에서는 뇌를 덮고 있는 머리뼈들 간의 봉합의 유합이나 뇌의 실질을 싸고 있는 뇌척수막의 운동성에 많은 비중을 두고 있다. 평소 구조적 제한은 생리적 변화를 만들고 생리적 변화가 지속될 때 병리적으로 나타난다라는 신념을 가지고 있는 필자로써는 이러한 운동성에 제한을 주는 여러 구조적 결함을 간과 할 수 없다고 본다.

그 동안 뇌에는 림프관이 없다는 것이 정설이었으나, 2015년 노폐물이 배출되는 뇌의 통로가 새롭게 발견되었다. 200년만에 확인된 머리뼈와 뇌막을 잇는 통로는 뇌질환에 새로운 지평을 열 것이라고 한다. 필자는 이 실험을 직접하지 않았지만 평소 머리뼈 봉합면의 제한이 가져다주는 여러가지 질병에 대한 가설을 제시한 바 있다. 이는 머리뼈가 하나로 이루어졌다는 서양의학과 달리 머리뼈 봉합이 움직인다는 동양의학과 정골의학에 기반을 둔다.

그림5) 머리뼈 봉합 비교

정상 봉합 | 유합된 봉합

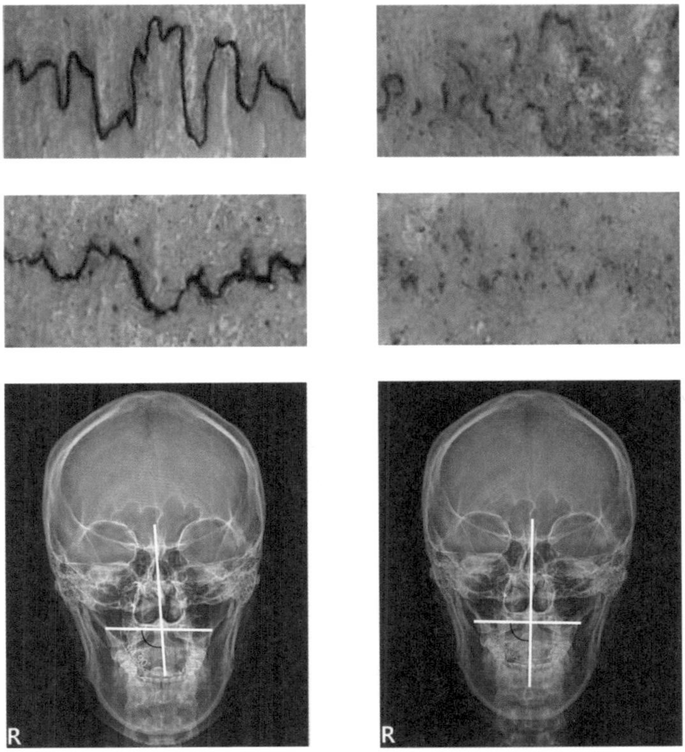

94.90° | 90.43°

몇 해 전 모 대학의 교수와 봉합면에 대한 자극이 얼굴 전체에 대한 틀의 변화를 가져 올 것인가에 대한 실험을 한 적이 있다. 그 결과 유의한 결과를 얻었으며, 이 것은 봉합면이 움직인다는 정골의학의 논리에 근거를 제시할 수 있는 실험이었다.

인간은 생명체로서 정자와 난자가 만나 수정되고 전혀 다른 개체로 거듭나면서 내적인 경험과 외적인 경험을 통해서 3차원 형태가 만들어지기 때문에 인간이 비물질적 존재에 대해 알기 위해서는 해부학이 기초가 되어야 한다. 인체구조가 형성되는 과정을 보면 세포의 내적 움직임과 외적 움직임의 결맞음의 결과라고 할 수 있다. 3차원적인 인체구조 없이 덧차원의 어떤 의식도 소유할 수 없으며, 어떤 의식도 생성되지 않는다. 인간의 무의식세계를 발견한 지그문트 프로이트는 정해진 운명 그것이 해부학이다라고 말했다. 이 말에 대해 여러 가지 해석이 있지만 인간의 발생구조를 보면 인간의 감정은 인체 내의 세포의 고유한 자율적 움직임에 의해 생성 될 수 있다는 것을 전제한다. 인간의 감정은 인격형성과 깊은 관계를 가지기 때문에 발생 시 일어나는 고유의 세포들의 내적 움직임은 자기인식에 많은 영향을 준다고 한다. 세포는 생물체를 이루는 구조 및 활동이 되는 기본단위로 하나의 세포에서 유기체의 인간이 되기까지의 과정은 우주가 생성하는 모습과도 흡사하다. 세포들은 팽창과 수축을 통하여 솟아오르거나 내려가거나 모아지고 흩어지면서 활동하고, 고유한 움직임을 만들며 이러한 세포들의 고유한 움직임들은 특정한 맥동패턴을 만든다. 스탠리 캘리먼은 이러한 세포들의 팽창과 수축의 움직임을 자기표현이며 의지라고 정의 내리고 있다. 또한, 이렇게 주고받는 방식을 소통이라고 하며, 세포가 내부의 압력을 발생시켜 외부의 압력을 밀어내는 압력의 연속적 활동이 자아개념을 형성한다고 말하고 있다.

세상이 주는 압력(중력)이나 스스로 만들어내는 압력의 변화에 적응하려면 압력에 대한 인지나 수용방식이 지속적으로 유지되어야 하며 이러한 과정들이 자아개념에 작용한다는 것이다. 움직임은 세포들의 가장 근본적인 기능이기 때문에 60개조로 이루어진 인체는 역동적인 움직임 패턴은 양자파동장과 함께 하기도 하며, 만약 양자파동장과의 결맞음에 교란이 생기면 인체의 정보를 저장하고 기억하는데 장애를 일으킬 수 있고, 이로 인해 질병이 생긴다는 것이 양자의학의 이론이다. 인체의 파동장은 두개골 리듬의 규칙에 따라 생긴다. 머리 안에서 일어나는 나비뼈의 날개짓(굴곡과 신전의 움직임)은 엄청난 파장을 불러온다. 필자는 나비뼈의 날개짓은 인간의 생명력을 추진하는데 가장 강력한 힘의 원천이라고 생각하고 있다. 나비뼈의 날개짓은 인체 모든 조직들의 일사불란한 움직임을 만들어 각자의 고유 기능이 살아 숨 쉬도록 한다. 나비뼈와 뒤통수뼈의 결합부분은 두개천골의 리듬을 만드는 핵심적 역할을 한다. 이 두 개 뼈의 결합에 비정상적 틀어짐이 발생하면 두개천골리듬에 문제가 발생하게 되어 서양의학으로 해결 되지 못하는 질병에 노출 될 수 있다.

머리는 해부학 구조로 볼 때 머리뼈와 얼굴뼈로 구성되어 있고, 머리뼈들의 움직임이 얼굴뼈에 전달된다. 서양의학에서는 머리뼈들은 뇌를 보호하기 위하여 하나로 감싸고 있는 정도로 알고 있지만 여덟 개의 머리뼈가 퍼즐조각처럼 끼어 각자의 움직임을 만들어 내고 그 움직임은 인체 모든 곳에 파동을 전달한다.

정골의학에서는 여덟 개(앞이마뼈1, 관자뼈2, 뒤통수뼈1, 벌집뼈1, 나비뼈1, 마루뼈2)의 머리뼈는 각기 다른 모양으로 서로 만나 봉합면을 이루고 각자의 고유의 움직임을 가지고 있다는 것으로 말하고 있다. 얼굴에서도 중앙에 위치한 나비뼈는 머리뼈의 중심에 위치하고 있으며, 필자는 그 모양이 천사와 비슷하여 천사뼈라고 부른다. 관자뼈를 제외한 모든 뼈는 나비뼈가 앞으로 움직이는 굴곡 동작을 할 때 반대 움직임을 만들어 낸다. 나비뼈를 중앙에 두고 위턱뼈, 관자뼈, 뒤통수뼈가 전,후,좌,우면에서 받쳐주고 있으며 나비뼈의 움직임에 따라 각각의 규칙적인 움직임을 한다. 이러한 나비뼈의 움직임을 관찰하면 머리중심바닥에 위치하는 나비뼈는 정면에서 보았을 때 날개를 펴고 날개짓을 하는 것처럼 보인다. 나비뼈의 날개짓은 머리뼈를 하나의 뼈로 인식하는 서양의학에서는 가능성 없는 소리라고 하지만 앞서 설명한 대로 동양의학에서는 원신(原神)이 살고 있는 것으로 간주하기 때문에 아주 다른 시각 차이를 가지고 있다.

사람의 머리뼈는 마치 하나의 뼈처럼 보이지만 사실 23개의 뼈가 서로 결합 되어 각기 다르지만 한 몸처럼 움직인다. 특히 필자는 해부학적으로 중요한 위치에 있는 뒤통수뼈는 눈여겨 볼 필요가 있다고 강조하고 있다. 그 이유는 뒤통수뼈는 목구멍 앞쪽까지 나와 있고, 나비뼈와 유리연골 결합면을 이루어 관절의 기능을 가지고 있다. 그리고 나비뼈와 뒤통수뼈의 경합면에는 오장육부와 연결된 장간막이 고정되고, 인체 전체의 근육라인이 고정되는 지점도 뒤통수뼈에 있기 때문이다. 머리뼈들은 서로 정교하게 맞춰진 움직임을 가진다. 이 움직임은 해부학구조 관점에서 인체 모든 조직 활동에 가장 중요하다. 왜냐하면 톱니바퀴처럼 맞물리는 머리뼈에 의해서 오장육부 모두 고유한 리듬을 가지게 되기 때문이다.

그림6) 머리뼈의 톱니바퀴 움직임

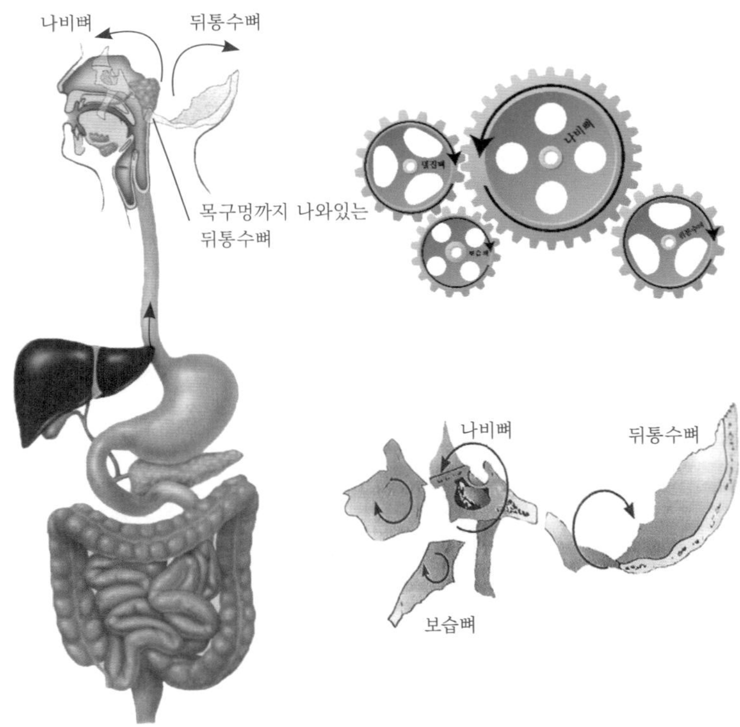

이러한 머리뼈들의 움직임을 치료적으로 접근한 사람이 윌리엄 서덜랜드(William Sutherland)라는 정골의사이다. 처음으로 인간의 몸속에 내재되어 있는 근본 생명력에 대한 연구를 위하여 감각적인 촉진과 그의 해부 생리학적인 지식을 이용하여 개념과 치료방안을 발전시켰으며, 치유의 많은 분야에 아주 큰 영향을 주었는데 대표적인 치료법이 두개천골요법(CST)이다.

필자 역시도 그랬지만 해부학 시간에 의학을 배우는 모든 사람들은 머리뼈가 움직이지 않는다고 배운다. 그러나 머리뼈가 만나는 봉합의 형태를 보면 움직임에 따라 모양새가 다른 형태를 가졌음을 알 수 있다. 봉합면이 움직이지 않는다면 굳이 다른 형태의 봉합면은 존재할 이유가 없다. 나비뼈를 중심으로 머리뼈들마다의 개별적 움직임이 다르기 때문에 거기에 맞는 봉합면이 필요한 것이다. 머리뼈의 봉합들을 움직이도록 하는 나비뼈의 날개 짓은 전문용어로 굴곡과 신전의 움직임이라고 말하며, 인체 전체의 근막에 엄청난 파장을 일으킨다. 나비뼈의 날개 짓의 고유한 리듬에 맞춰 모든 결합조직들은 운동성을 가지며 인간의 생명력을 추진한다.

나비뼈는 척추와 뇌를 연결하는 척수가 통과하는 뒷통수뼈와 결합하여 두개천골의 리듬을 만드는 중요한 역할을 한다. 보통사람들이 스트레스를 받으면 가장 빨리 감지하고 긴장하는 곳이 바로 눈과 귀, 코와 입이다. 시각, 청각, 후각, 미각, 촉각을 관장하는 이목구비는 모두 나비뼈와 연결되어 있는 감각기관이다. 해부학적으로 나비뼈는 뇌바닥의 가장 중심에 위치하기 때문에 나비뼈의 움직임에 따라 그 위에 있는 뇌 실질의 기능에 영향을 줄 수 있다. 나비뼈에 긴장이나 틀어짐이 발생하면 지탱하고 있는 뇌 전두엽과 시상하부 기능에 문제가 발생할 수 있다고 정골의학에서는 말하고 있다. 정골의사인 서덜랜드는 나비뼈의 날개짓을 생명호흡이라하고 조직과 세포 속에 존재하는 내재된 힘의 원천이라고 말했다. 그리고 인체시스템은 통합적인 기능을 하며 구조와 기능들이 상호 의존적이기 때문에 우리의 몸은 스스로 치료하고, 조절하고, 통합하여 시스템적인 기능을 한다고 하였다. 머리의 여덟 개의 뼈가 나비뼈를 기준으로 리드미컬하게 상호 의존적인 움직임(mobility)과 리듬(motility)을 이루어 호흡을 유지하며, 이 때 뇌척수막 안의 뇌척수액이 생명호흡을 실어나르는 최초의 수용자라고 명명하였다. 또한, 다른 정골의사 랜돌프 스톤은 뇌척수액이 생명 에너지 방사를 위한 액체 전달자라고 설명했다. 인간은 횡격막에 의한 호흡을 하고, 호흡 시 인체의 모든 조직이 호흡을 따라 움직이도록(mobility) 설계되어 있다. 그리고, 각 장기마다 자체적인 리듬(motility)을 가지고 있다. 필자는 이러한 시스템이 지구가 공전과 자전을 하듯, 소우주인 인간도 그에 맞는 움직임을 보유하고 있는 것이라고 생각한다. 특히, 인체는 횡격막 호흡뿐만 아니라 독자적인 머리뼈 호흡이 일어나는데, 이 때 뇌척수액은 머리 쪽으로 올라가고 꼬리 쪽으로 내려가는 도르래 움직임을 한다.

서양의학에서 뇌척수액은 고도의 정제된 물질로써, 뇌의 충격 완화를 위한 체액이며, 뇌에 영양을 주고 노폐물을 걸러내는 림프 역할과 중추신경계, 내분비계, 면역계들이 상호 소통할 수 있도록 하고, 뇌하수체에서 나오는 호르몬들을 기관까지 운반하며 화학적인 균형이 잡히도록 한다. 인체는 구조적으로나 기능적으로 단독으로 할 수 있도록 설계되지 않았다. 각자 독자적인 기능을 가지고 있지만 어떤 장기나 기관도 독자적인 체계로 작용하는 것은 없다. 각 장기나 기관이 독자적으로 움직이면 인체는 반드시 문제가 생긴다. 동양의학에서 너무 강해도 병이되고, 너두 약해도 병이 된다고 하는 것도 이와 같은 인체의 시스템에 의한 것을 뜻한다. 인체는 어느 한 곳도 소외됨 없이 긴밀하게 연결되어 있다. 인간이 기립하여 땅에 닿는 발바닥마저도 머리뼈 바닥과 근막으로 연결되어 공학적으로 설계 된 아치모양의 족궁이 보행을 할 때마다 스프링처럼 탄성을 가지고 충격 완화를 시키며 걸을 때마다 나비뼈와 뒷통수뼈를 자극하게 된다.

동의보감 내경편에서 "호흡이란 우주의 기운을 들여마시는 것이며 사람의 기혈은 밤낮없이 쉬지 않고 위아래로 돌아간다"라고 설명해 놓았는데 이것은 뇌척수막의 운동성을 표현한 것이다. 그러고 보면 인간은 본인의 의지와 상관없이 살아 숨 쉬는 한 매일 하늘을 향해 노크하고 호흡을 통해 공기를 마시면서 우리가 모르는 보이지 않는 하늘의 기를 마시며 생명을 채우는 것 같다.

생명력 기

호흡과 기

양자물리학에서는 우주의 근원은 입자가 아니라 에너지라고 하였다. 지금 우리는 증명된 것을 넘어서 생활에 양자이론을 적용한 시대에 살고 있다. 에너지란 물리학적으로는 물체가 가지고 있는 일을 하는 능력을 통틀어 이르는 말이지만, 인간에게 적용하면 인간이 활동하는 근원적 힘이란 뜻이다. 동양의학에서 최고의 책이라 말하는 황제내경에서는 하늘의 천기와 땅의 지기를 받아야만 인간이 살 수 있다고 말한다.

인간의 생명력을 표현하는데 있어 서양의학과 동양의학의 차이는 그야말로 하늘과 땅 차이만큼이나 크다. 동양의학은 생명을 나타내는 피가 스스로 혈이 도는 것이 아니라 기가 있어야 혈이 움직일 수 있다 하여 기혈이라 칭한다. 그러나 서양의학은 심장이 피를 돌린다고 말하고 있다. 물론 심장이 피를 돌리는 것은 맞지만 지구를 두 바퀴 반이나 더 돌릴 수 있는 10만km 혈관을 이 작은 심장 혼자서 돌리기에는 물리적으로 무리수가 있어 보인다.

황제내경의 오장은 심을 주인으로 한다라는 심장중심의 관점은 심장이 동시에 혈액을 골고루 분배한다는 의미를 두고 있다. 혈액은 심장-동맥-모세혈관-정맥-심장으로 순으로 순환하는데 심장이 혈액을 뿜어 낼 때마다 혈관을 따라 압력의 파동이 전달된다. 이 때 생기는 압력은 혈액이 서로 미는 효과에 의해서 발생하기 때문에 혈액이 흐르는 속도보다 훨씬 빠르게 전달된다고 한다.

10만km나 되는 혈관들은 모두 결합조직막이며, 처음부터 하나로 연결된 구조이다. 동맥은 처음부터 모세혈관에 이르기까지 하나의 줄기이며 정맥 또한 마찬가지이다. 동양의학에서 말하는 기혈의 순환경로는 경락이고, 기는 경락의 바깥을 돌며 혈은 경락 안쪽을 돈다고 정의하고 있다. 또한 기혈이 정상적으로 순행하여야만 건강하다고 말한다.

인간이 가지고 있는 기(氣)란 활동하는 힘 즉, 몸의 원동력을 일컫는다. 동양의학에서는 만물이 생겨나고 움직이는 근원적인 힘으로 기를 정의하고 있으며, 천지의 음과 양을 만든 기가 몸속에 온전하게 갖추어 있기 때문에 신중하게 사용해야 한다고 말한다.

필자는 황제내경의 소문에서 '인간은 천지의 기로써 태어난다'라는 구절이 그 어떤 것보다 동양의학의 가장 핵심요소라는 생각이 개인적으로 든다.

기(氣)란 일반적으로 눈에 보이지 않는 것으로 특별한 사람에게만 존재하는 것으로 그동안 여겨 왔다. 중국에서는 3000년 전부터 그것을 경락이라 일컬으며, 기를 운용하는 침술체계를 발전시켜 왔다. 우리나라도 독자적인 침술체계를 가지고 있다. 또한, 그 외에도 기공이라 하여 많은 이들이 호흡을 이용하여 기를 운용시키는 것에 많은 시간을 할애하고 있으며, 기공치료라 하여 인체의 곳곳의 막힌 기를 뚫어 주어 치료하는 분야도 나름 서양의학과 함께 발전되고 있다.

그리스 의학과 철학에서는 우주의 기와 정신이 인간에게 중요한 생리작용의 하나라고 판단하였다. 고대 그리스에 의학과 철학에서 사용된 프네우마(pneuma)는 영, 숨을 뜻하는 그리스어로써 정신이라는 의미도 지니고 있는 단어이다. 이에 따르면 정신의 중심부는 뇌가 인체 전체 조직을 주관한다는 관점을 가졌다. 이 외에도 다른 관점을 가진 사람들이 있는데, 이들의 관점은 정신이 심장에 있어 피와 함께 인체 전체를 돈다는 것이다. 플라톤의 제자 아리스토텔레스도 정신이 심장에 있다고 생각한 사람중 하나였다고 한다. 현재는 뇌과학의 발달로 마음은 뇌에서 시작된다는 학설이 대세를 이루고 있어 정신의 중심부는 뇌에서 비롯된다는 그리스의학과 비슷한 관점이다고 볼 수 있다. 그러나 동양의학 관점에서의 정신은 정(精)과 신(神)의 합성어로 만물의 생성하는 신령한 기운이라 말했다. 필자가 보기에 이 말은 앞서 설명한 프네우마와 같은 의미를 가졌다는 생각이 든다.

허준이 집대성한 동의보감에서는 인체의 구성을 정기신(精氣神)으로 설명하고 있다. 정기신은 물질과 비물질로 이루어진 인간을 가장 잘 표현한 말이라고 생각한다. 인간은 물질인 몸과 비물질인 영혼으로 이루어진 포유류이다. 영혼은 정신과는 구별되는 생명원리로 육체가 없어져도 독립적으로 존재하는 것이다.

동의보감에서 말한 정(精)이란 물질로 이르어진 육체를 말하고, 기(氣)와 신(神)은 비물질이다. 기(氣)는 인간을 움직이게 하는 힘이고, 신(神)은 의지이며 초월의 힘으로 설명 할 수 있다. 이 세 가지는 서로 소통하여 인간의 생명력이 작동한다고 동양의학은 바라보고 있다. 동양의학에서는 마음에 머무르는 신묘한 생명현상을 표현할 때 신(神)을 표현한다. 동의보감에서는 기(氣)란 수명을 늘려주는 약이고, 심(心)은 기(氣)를 부리는 신(神)이 되므로 만약 기(氣)를 마음대로 운행시킬 수 있다면 신선이 된다고 말했다. 심(心)은 심장의 형태를 말하는 것이 아니라 사람이 가지고 있는 마음 밭으로 이해하여 생각하면 된다. 마음 상태에 따라 감정의 변화가 일어나고 기(氣)가 차기도 하고, 기(氣)가 막히기도 하는 것을 두고 심(心)은 기를 부린다고 표현한다. 이러한 마음 밭은 기(氣)를 다룰 수 있으며, 이로 인해 신선의 세계에 들어설 수 있다고 말하고 있는 것이다.

동화속에서나 듣던 신선이란 명칭이 뜻하는 사전적 의미는 세속적인 세상에 구애되지 않고 고통이나 질병도 없으며 죽지 않는 사람을 말한다. 그렇다면 기(氣)가 수명을 늘려주는 약이 된다면 우리는 마음 밭을 어떻게 가꿀 것인지 생각해 볼 필요가 있다.

동양의학에서는 기(氣)가 온몸을 돌면서 생(生)을 유지시켜 주고, 모든 병은 다 기(氣)에서 발생하며, 모든 통증도 기(氣)로 인한다고 말한다. 또 사람이 기(氣) 속에서 사는 것은 물고기가 물속에서 사는 것과 비유하며 물이 탁하면 물고기가 살 수 없듯이 사람도 기가 흐리면 살 수 없다고 말한다. 그래서 동양의학에서는 경락이라는 길에 침술을 대입시켜 기(氣)를 다스린다. 경락의 길은 과학적인 근거를 찾아가고 있으나 경락이라는 것은 산 사람에게만 존재하는 것이기에 그 근거를 찾기가 쉽지만은 않은 것으로 본다. 경락은 인체 내의 경맥과 낙맥을 아울러서 일컫는 용어를 말하는데, 기혈을 운행하고 조절하는 통로를 일컫는 말이다. 대부분의 동양의학의 침술은 이러한 통로를 소통시켜 오장육부로 가는 흐름을 원활히 시켜서 병을 치료하는 방법을 취하고 있다. 인체에는 12경맥이 있는데 이 경맥은 모두 기(氣)를 낳는 근원이라고 말할 수 있다. 기(氣)를 낳는다는 것은 오장육부의 근본이라는 뜻이기도 하며, 각자의 오장육부의 기운들이 서로 보완하고 길항하며 인체의 시스템을 유지 시켜주는 것이라고 볼 수 있다. 생명 자체가 생물학과 물리학의 융합이라고 설명한 제임스 오스만의 이론이 이러한 동양의학의 이론을 잘 설명해주고 있는 듯 하다.

사람의 생명은 호흡과 관계하고, 호흡은 기(氣)와 뗄 수 없는 관계이다. 사람이 숨을 내쉴 때 나가는 기(氣)는 양을 여는 작용으로 보고, 숨을 들이 쉴 때 기(氣)가 들어오는 것을 음을 담는 작용으로 여겨 인체의 음양을 하늘과 땅의 기운이 사람과 통한다고 여긴 것이다. 동양의학에서는 인간은 자체적인 호흡으로 사는 것이 아니라 하늘의 기운과 땅의 기운을 받아 삶을 살아가는 것이라고 강조한다. 숨을 내쉬는 것은 묵은 기를 내보내는 것이며, 숨을 들이쉬는 것은 새로운 기를 보충하는 것과 같다.

현대인들이 건강을 위하여 탄소동화작용이 강한 숲을 찾아 묵은 기를 내보내고, 신선한 공기를 마시러 산에 등반하는 것은 훌륭한 양생법중 하나이다.

폐는 기를 저장하는 곳으로써 활기찬 생명력에 직접적으로 관여하기 때문에 기운이 없는 사람들을 보고 페기가 없다고 한다. 동양의학에서는 우주의 기운에 따라 인체가 손상 받을 가능성도 있다고 한다. 이는 온몸을 돌면서 생명을 유지시켜주는 것이 기이고, 천지만물과 감응하는 매개체로 보기 때문이다. 동양의학에서는 육기라 하여 여섯 개의 외부의 기운이 인체와 상응하기 때문에 바람이 기를 상하게 하면 통증이 오고 찬 기운이 기를 상하게 하면 오한이 오고 더운 기운이 기를 상하게 하면 열이 나고 습한 기운이 기를 상하게 하면 부종이 오고 건조한 기운이 기를 상하게 하면 대소변이 막힌다라고 한다.

인체를 경락을 통해 오장육부에 기를 보내고, 오장육부의 활동을 돕는다는 것을 바탕으로 치료하는 것이 동양의학이다. 아인슈타인의 상대성이론을 통해 보이지 않는 기와 물질인 오장육부가 어떻게 감응하고 현상이 일어나는지를 설명할 수 있다.

인체가 가진 몸통의 구조는 마름모 꼴로 되어 있다. 몸통의 상부인 흉곽입구도 마름모 꼴이며, 골반이 있는 몸통의 하부도 마름모 꼴로 되어 있다. 그러므로 얼굴이 하늘을 보았을 때, 입구멍과 항문구멍은 이 마름모꼴을 관통하여 하나의 관으로 연결되어 있다. 마름모꼴의 구조는 앞, 뒤면의 중심과 좌, 우 중심을 잡을 수 있는 구조로 호흡과 관련이 깊다. 인간의 육체는 살아 있는 동안 완벽한 중심을 잡을 수 없고, 생명이 끝나는 날까지 중심을 잡기 위하여 노력해야 하는 구조를 가진 존재이다.

그림7) 몸통의 구조

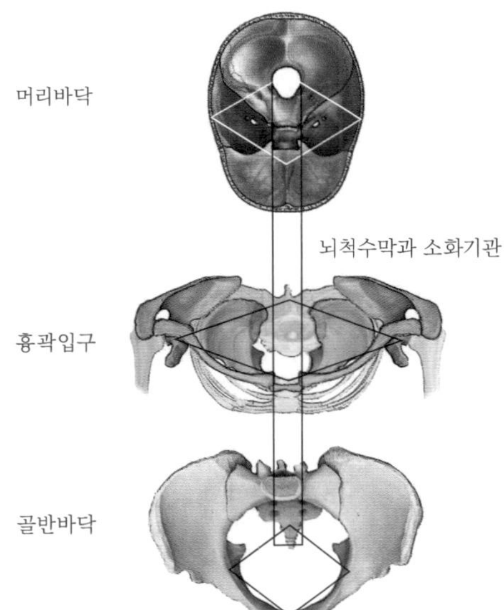

살아있는 관점에서 오장육부를 해부학적으로 관찰하면, 오장육부는 모두 척추면에 붙어 있으며, 뇌 바닥에 고정되어 마치 매달린 것처럼 되어 있다. 이러한 해부학적 구조를 가지고 있다보니 오장육부가 안전하게 움직일 수 있도록 내장기 인대라는 구조물이 장기의 움직임에 맞게 각 장기마다 여러 개 붙어있다. 각각의 내장기 인대들은 서로 돕거나 서로 길항하는 움직임을 만든다. 동양의학에서는 이러한 규칙적 오장육부의 운동성을 상생과 상극이라는 개념으로 표현하고 있으며, 이를 이용하여 침술을 사용하기도 한다. 이 것의 질서가 깨졌을 때 인체는 병리현상이 발생하기 때문에 질서를 바로 잡아주면 인체의 생리작용이 정상적으로 운행 된다는 것이 동양의학의 이론이다.

그림8) 내장기인대

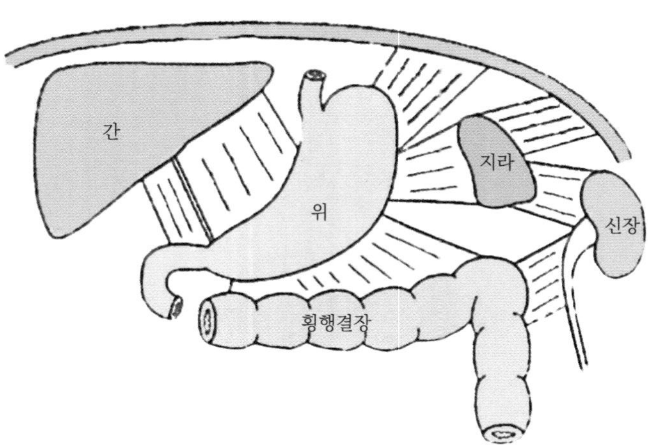

우리가 알고 있는 근골격계 관절에서는 뼈와 뼈가 만나 안전하게 움직일 수 있도록 인대가 고정되어 있다. 내장기관절도 근골격계 관절과 같은 기능을 수행한다. 이러한 내장기관절의 기능은 동양의학의 상생 법칙과 상극의 법칙을 설명하기 위해서 반드시 필요하다.

발목관절이 어긋나면 통증이 생기니 병원에 달려가는 것은 누구나 아는 사실이다. 그러나 내장기관절이 어긋나면 증상이 가라 앉을 때까지 그냥 기다리거나 약을 복용하는 것이 일반적이다. 근골격계의 인대가 관절의 움직임을 안정적으로 움직일 수 있도록 잡아주는 역할을 하듯이 오장육부에 있는 내장기인대 또한 각 장기들이 잘 움직일 수 있도록 잡아주는 역할을 한다.

동양에서는 일찍이 몸을 다스리는 양생법인 기공으로 몸을 다스렸다. 기공은 말 그대로 기에 공을 들인다의 뜻으로 인체 안에 흐르고 기를 조절하는 운동이라 말 할 수 있다.

기공운동은 우주의 질서에 맞게 호흡과 함께 소우주인 인체를 움직여 세포조직들의 손상을 덜 주기 위한 경락운동이다. 현대인이 알고 있는 서양운동들 대부분은 인체에 적지 않게 손상이 가는 운동들이다. 예를 들어 골프에서 한쪽으로 드라이브 샷을 하다보면 양쪽 어깨를 잡아주는 광배근의 좌우균형이 깨지게 된다. 동양의학은 호흡과 몸의 구조들의 균형을 중요하게 여기는가 하면 서양운동은 기능적 운동에 초점이 맞춰져 있는 차이점이 있다. 기공운동을 하면 인체의 심층근막까지 자극을 주는 효과가 있고, 몸의 균형을 잡아주는데도 도움이 된다. 인간의 겉모습은 좌우대칭으로 이루어져 있지만 몸 안의 내장기관은 좌우대칭으로 이루어져 있지 않다. 따라서 공전과 자전을 통해 계속 움직이는 지구 위에 살아가는 인간은 누구나 불균형이 될 수밖에 없다.

뇌를 싸고 있는 뇌척수막은 양쪽 팔다리로 가는 31쌍의 척수신경이 양쪽으로 똑같이 뻗어 있다. 특히 뇌척수막 앞쪽으로 오장육부를 지배하는 자율신경이 같이 지나가기 때문에 팔다리의 균형이 잘 맞아야 오장육부의 균형도 잘 맞아 기능을 제대로 수행 할 수 있다. 그래서 우리나라에서는 팔다리의 경혈만 가지고도 전신을 치료하는 침법이 중국보다 훨씬 발달 되어 있다. 이것은 인체의 관절가동범위를 침법에 적용한 것으로 대단히 과학적으로 풀어낸 침법이라 볼 수 있다.

인체의 관절의 운동성은 전후로 움직이는 굴곡, 신전, 안과 밖으로 회전하는 내회전, 외회전, 수평으로 움직이는 내전과 외전이라는 세 개의 운동성이 기본이 된다. 경락은 12개로 구성되어 있다. 발에 위치한 음경 3개 양경 3개 팔에 위치한 음경 3개 양경 3개이며, 인간의 운동축과 연관성을 가지고 있다. 특히 경락은 죽은 사람에게는 사라지고 산 사람에게만 나타난다. 필자는 인체의 3개의 운동축과 경락에는 연관성이 있다고 생각한다. 이러한 인체 내에서의 움직임을 바탕으로 동양의학에서는 12경맥을 기를 낳는 근원으로 여긴다. 또한 다양한 연구결과에 따르면 경락이 살아있는 인간에게만 존재하는데, 이에 따라 필자는 인체의 움직이는 축과 12경맥이 매우 연관성이 깊다고 생각한다.

인체는 결합조직의 결정체로 볼 수 있는데 근육을 싸고 있는 근막, 혈관을 싸고 있는 혈관막, 신경을 싸고 있는 신경막이 모두 결합조직으로 이루어져 있다.

1987년 일산화질소가 생체신호전달물질이란 것을 밝힌 영국의 과학자 살바도르 몬카다 박사는 일산화질소가 근육의 혈액순환을 조절하는 것을 발견하였다. 혈관을 청소하는 역할을 하는 일산화질소는 체내에서 만들어지는데, 상피세포가 아미노산의 한 종류인 아르기닌을 분해하면 일산화질소가 만들어진다. 그러나 몸이 약해지거나 노화가 와서 근막이 굳으면 아르기닌 분해 능력이 저하되어 일산화질소 생성능력도 떨어지게 된다. 일산화질소는 혈관을 확장하는 기능을 하고, 신경의 생체 내 신호전달체계에서 없어서는 안될 물질이다. 일산화질소가 많이 생성되게 하기 위해서는 몸의 편안한 상태의 근막이완이 중요하고 스트레스를 줄여야 한다. 스트레스는 인체의 근육에 긴장도를 높이고, 피로물질들이 조직 내에 쌓이게 만든다. 이로 인해 굳어 있는 결합조직들은 노폐물을 배출하는데 어려움이 따르기 때문에 일산화질소의 생성능력이 저하된다. 앞서 말한 것과 같이 일산화질소는 전신의 모든 조직에 정보전달력을 가지고 있다. 필자는 동양의학에서 말하는 호흡법을 통해 일산화질소의 생성을 높일 수 있다고 생각한다. 동양의학에서는 예로부터 숨만 잘 쉬어도 모든 병을 치료할 수 있다고 한다. 현대에 와서도 건강을 위하여 호흡 수련을 수행하고, 질병을 치료하려는 사람들이 점점 늘어나고 있다.

일산화질소는 공기 중에 노출되면 증발하기 때문에 요즈음에는 캡슐에 싼 일산화질소도 개발되어 환자의 치료에 적용하는 것으로 나와 있다고 한다. 실제로 일산화질소가 부족하게 되면 심뇌혈관계질환이 오기 쉽다. 혈관의 내피세포에서 생성하는 일산화질소 같은 경우, 일산화질소의 양이 감소하게 되면 혈관계의 염증을 유발하거나 고혈압을 일으키기도 한다. 동양의학에서는 호흡 수련을 기를 보충한다고도 말한다. 이것을 현대적으로 해석하면 일산화질소를 생성한다는 말과 같다. 이뿐만 아니라 연구 결과에 따르면 일산화질소는 암세포의 성장에 필요한 ATP의 생성을 저하시켜 암세포의 성장을 억제하는 역할을 하고, 암세포의 자살을 유도하는 카스파제효소도 활성화한다고 한다. 괴사나 염증의 치료에 필수적인 단백질분해효소인 카스파제 효소는 일명 세포사멸 또는 세포자살이라 일컫는데 인체 내에서 세포사멸이 되지 않을 때 암이나 자가면역질환들이 생길 수 있다. 또한 카스파제 효소는 면역계에서 림프구를 성숙시키는데 중요한 역할을 한다.

호흡이란 인체의 모든 흐름을 정렬하는 것과 더불어 에너지를 만드는 인체의 운동이다. 호흡 시 인체의 몸통 안에 있는 모든 장기는 횡격막의 운동과 더불어 같이 운동을 하여 에너지가 생성한다. 그동안 생체 에너지에 관련된 것들은 서양의학에서는 과학적이지 않다는 이유로 냉소적이었는데 지금은 인체의 모든 세포가 전기, 자석 또는 빛과 소리에 반응한다는 것은 과학적으로 증명 되어 있다. 이에 따르면 휴대전화의 전자파에도 인체는 영향을 받으며, 자기장이 강한 곳에서도 인체는 영향을 크게 받는다. 인체는 느끼지 못하고 있지만 인체의 흐름에 방해되는 요소들 속에서 현대인들은 살고 있는 것이다. 인체의 세포들의 움직임은 점점 미세한 진동으로 커져가고 인체의 조직들은 마치 호수 가운데 돌맹이를 던졌을 때 처럼 진동이 몸 전체에 퍼져 나가게 된다. 국소적으로 문제가 생긴 조직들은 이러한 진동에 변화가 오며, 그로 인해 인체에서 특정 파장이 발생하고, 이러한 부위를 기공치료를 하는 사람들은 미세한 변화를 감지하여 병소를 찾아내기도 한다. 실제로 결합조직의 연결체로 되어 있는 인체는 결합조직이 딱딱하게 굳어버리면 모세혈관의 흐름이 막히게 되고, 이로써 그곳에는 세포막의 변형이 오기 때문에 외부적으로 미세한 변화의 기류를 찾아낼 수 있다.

호흡에는 태아 시기 부터 엄마 뱃속에서 시작하는 두개골 호흡이 있고, 출산 시 부터 시작하는 횡격막 호흡이 있다. 뇌척수막의 운동성은 두개골 호흡을 말하는 것으로 이 두 종류 호흡의 균형은 곧 생명이다. 호흡이란 기가 들고 나는 것으로, 깨끗한 기를 들여 마시고 탁기를 내보내는 작용이다. 성인 남성의 1분당 호흡수는 14-15회정도 된다고 한다. 동양의학에서는 수명은 호흡과 관계한다고 말하는데 인간의 수명이 한계가 있듯이 숨 쉬는 양도 정해져 있다.

성인남자 기준 계산해보면 하루 숨쉬는 횟수는 대략 21,600번을 하게 되는데 화가 나거나 조급한 마음을 가지게되면 숨 쉬는 횟수가 늘어나고, 이는 그만큼 수명이 단축된다는 말과 같다. 동양의학에서 숨을 천천히 쉬면 수명이 연장된다는 말은 그만큼 마음가짐이 중요하다는 얘기로 귀결된다. 그리하여 동양의학에서는 일곱 개의 감정(喜怒憂思悲驚恐)이 균형을 잃으면 기가 상하여 질병이 온다고 하였던 것이다.

그림9) 킬리안 사진기로 찍은 기의 흐름

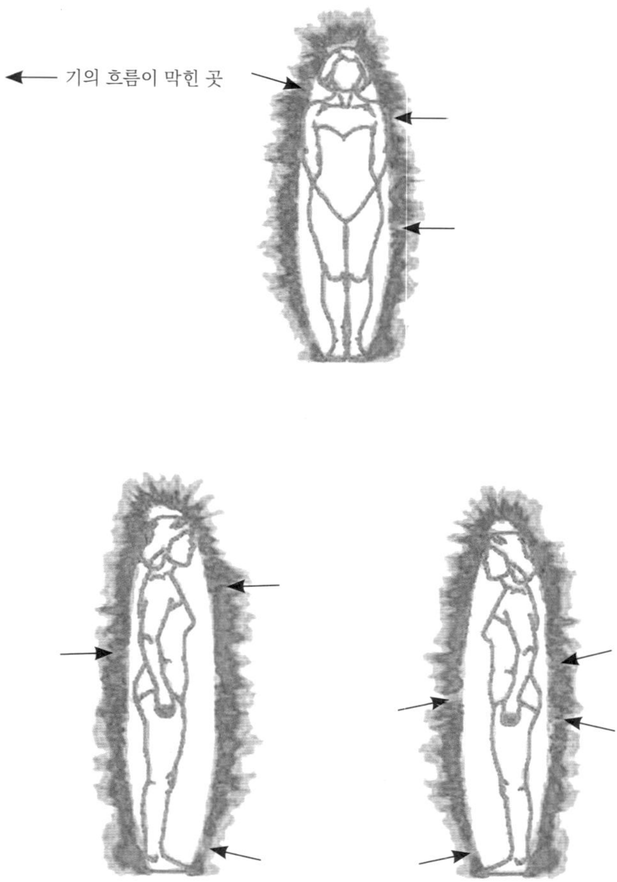

뇌 사용설명서

우울한 뇌

인간의 뇌는 상호작용을 주고받는 정교한 신경세포들의 네트워크인 신경회로로 가득 차 있다. 신경회로마다 각기 다른 성향들을 가지고 있고, 감정에 따라 나타나는 회로는 각기 다르지만 서로 연결되어 소통하는 것이 우리의 뇌 구조이다. 뇌 안에서는 서로 다르지만 슬픔의 영역과 기쁨의 영역이 회로를 연결하며, 감정을 만들어낸다. 우울한 뇌가 따로 있는 것이 아니라 누구나 가지고 있는 뇌의 신경회로 끝에서 생성되는 물질들이 만들어낸 감정에 따라 달라지는 것이다. 인간의 사회에서는 간혹 마음의 병이 있다는 말을 한다. 이것은 현실적으로 뇌의 작용에 의해서 나타나는 병이다. 우울은 누구에게나 있는 것이며 자기가 초월하느냐 하지 못하느냐의 차이가 있을 뿐이다.

우울증의 원인을 서양의학에서는 뇌의 신경전달물질에서 찾고 있다. 우울증이란 단어에서 울이란 글자는 한자어로 답답할 울(鬱)자이다. 필자는 우울증이 인간과 인간 사이의 소통 부재에서 오는 것이라고 생각한다. 그 대표적인 예로 주부들이 주로 많이 호소하는 우울증을 보면 남편과 소통이 잘 되지 않아 발생한다. 친구와의 소통부재, 직장에서의 소통부재 등 어떤 형태로든지 삶에서 오는 소통부재로 인한 것이다. 그래서 우울증을 웃음으로 치료하라고 하는 것이다. 인간은 사회적 동물이기에 교류 단절로 인해 고독해지면 병이 온다. 조선 후기 실학자로 꼽히는 연암 박지원이 실존 인물과의 일화를 바탕으로 집필한 민옹전이란 소설속의 대목을 보면

"박지원이 18세에 병으로 누워 음악, 서화, 골동등을 가까이 하고 때로는 손님을 청하여 해학과 고담을 들으며 마음을 위안하고자 하였다. 그러나 우울한 증세는 풀 길이 없었다"라는 대목이 나온다.

우울증은 현대인의 병이 아니고 옛날 소설 속에서도 표현되었듯이 인간이 있었던 곳 어디나 있었던 것이다.

동양의학에서는 서양의학과는 다르게 우울증의 원인이 폐에 있다고 한다. 폐는 다른 이름으로 우울의 장기라고도 불린다. 서양의학은 뇌에서 찾고 동양의학은 폐라 말하니 같은 인체를 바라봄에도 너무 큰 차이가 있어 혼란이 올 수 밖에 없다고 생각한다. 그러나 서양의학에서도 초기 우울한 사람에게 운동하고 햇빛을 쏘이라고 권하는 것을 보면 동양의학에서 말하는 폐의 장기가 우울증을 연관 시키는 것이 무리는 아니다.

동양의학에서 폐는 여러 장기의 청기와 탁기가 드나드는 곳으로 백(魄)을 저장한다고 표현한다. 백(魄)은 한자어로 넋 백자인데 넋은 사람의 마음이나 정신을 뜻한다. 멍한 사람을 보고 넋이 나갔네라고 표현하듯 동양의학적 관점으로 우울증을 풀어보자면 자기의 정신과 마음을 붙잡고 있지 못한 상태라 말 할 수 있다.

과학자들의 끊임없는 연구로 인하여 광유전학이라는 기술이 개발되었다. 광학과 유전학을 결합한 기술로 빛을 이용하여 생체조직의 세포들을 조절한다고 한다. 광유전학의 연구에 따르면 뇌신경 세포들의 신경 활동을 선택적으로 조절하면 인간이 가지고 있는 감정까지도 조절할 수 있으며, 이를 통해 우울증이나 조현병 등의 질병이 치료 될 수 있다는 고무적인 발표를 하였다. 정서신경학에서는 우울증은 단일장애가 아니라 네 가지의 서로 다른 감정으로 이루어진 증상이라고 밝히고, 우울증 환자에 따라 약이 더 좋을 수도 있는 사람이 있고 심리적인 치료가 더 좋을 수 있는 사람이 있어 어느 것이 더 적합한지 파악하여 치료율을 높일 수 있다고 한다.

일반적으로 우울증을 판단하고 있는 감정의 기준은 대부분 의욕저하, 기운이 떨어지고, 만사가 귀찮고, 감정에 기복이 심해지는 현상을 뜻한다. 이러한 증상이 오면 자가진단으로도 우울증 진단을 내리는 사람들이 많다. 그러나 좀 더 감정적으로 깊이 파고들면 죽고 싶다라는 말을 되풀이 하고, 자신이 아무 쓸모없는 사람으로 진단하기 시작한다. 실제로 우울증은 다른 뇌질환과 달리 진단할 수 있는 장비없이 증상만으로 진단을 한다.

우울증의 신경학적 원인은 앞서 정서신경학에서 발표했듯이 훨씬 복잡하다고 한다. 신경말단에서 분비되는 신경전달물질들도 딱히 이 것 때문이라고 진단하기 어려울 정도로 다양한 호르몬들이 관여하기 때문이다.

우울증의 원인으로 빼놓지 않고 지목되는 호르몬이 노르에피네프린, 도파민, 세로토닌의 불균형이다. 그러나 그 외에도 여러 신경물질들이 작용하는 것으로 알려져 있다. 우울증을 일으킨다고 알려진 이 호르몬들은 공황장애, 불안장애, PTSD(외상후스트레스장애)의 발생에도 관여하는 호르몬들이다.

대부분의 항우울제는 세로토닌 흡수단백질을 차단하는 약제가 사용된다. 그러나 항우울제만으로 근본적인 우울증이 나을 수 있는지는 많은 의문이 든다. 해부학적으로 뇌의 영역을 살펴보자면 전두엽에 있는 전전두피질과 변연계가 우울증을 일으키는 주범이라고 서양의학에서는 말한다. 전전두피질-변연계는 감정상태를 조절하는 뇌의 기관이다. 이 말은 전전두피질과 변연계의 편도체, 해마, 시상하부, 대상피질 모두 우울증에 연관되었다는 것이다. 필자는 이에 따라 통합된 감정을 하나의 약으로 조절하기에는 무리수가 있다는 것을 말하고 싶다. 결국 인간은 사회적 동물이기 때문에 다른 사람과의 관계가 먼저 회복 되어야 우울증에서 벗어날 수 있다.

걱정하는 뇌

어니 J. 젤린스키 쓴 '느리게 사는 즐거움'에서는 "우리가 하는 걱정거리의 40%는 절대 일어나지 않을 사건들에 대한 것이고, 30%는 이미 일어난 사건들, 22%는 사소한 사건들, 4%는 우리가 바꿀 수 없는 사건들에 대한 것들이다. 나머지 4%만이 우리가 대처해야 야만 하는 사건이고, 96%의 걱정거리가 쓸데없는 것이다"라고 말하고 있다. 즉, 걱정거리를 생각하는 것은 뇌의 신경회로를 쓸데없이 낭비하고 있다고 보면 된다. 아무리 상담이나 전문가를 통해 설명을 하여도 대부분의 사람들은 걱정을 모두 안고 산다. 걱정하는 내용의 약간의 차이가 있지만 걱정의 원인을 찾아보면 보편적으로 사소한 것들이 대부분이다. 걱정은 불안에서 시작되는 것이기에 자기 힘으로 해결될 수 없는 일들이 앞에 닥칠 때 자신도 모르게 걱정을 갖게 된다.

앞서 감정상태를 조절하는 뇌의 기관은 전전두피질이라고 설명하였다. 뇌의 구조 측면에서 우리가 갖는 생각들은 모두 전전두피질에서 발생하고 걱정도 역시 이 곳에서 일어난다. 그러나 불안한 감정은 변연계의 편도체, 해마, 시상하부가 관여한다. 걱정의 상태가 반복되고, 오래 지속되면 우울증이나 불안장애 강박증으로 넘어가게 된다. 뇌 안의 작은 공간에 자리잡았던 걱정은 점점 확장되어 우울이나 불안, 강박의 공간까지 만들게 된 것이다.

동양의학에서 우울의 감정과 연결된 폐는 근심 걱정을 일으키는 장기로도 보았다. 예전에 자주 사용되던 어휘에는 화가 날 때 '부아가 치민다'라는 말을 한다. 여기에 사용되는 '부아'가 폐를 뜻하는 순수 우리말이다. 폐가 숨이 찰 정도로 화가 위로 오른다는 것을 뜻한다. 숨을 쉬는 인간은 폐 속에 오염물질이 항상 쌓인다. 특히 요즘처럼 숨 쉬는 환경이 열악한 환경에서 미세먼지는 더욱 폐에 오염물질을 쌓이게 한다. 이러한 오염물질을 기도에 있는 털들이 체내에서 분비되는 점액을 이용해 목구멍으로 상시 배출한다. 숨을 잘 쉬어야만 이러한 오염물질이 몸 안에 쌓이지 않게 된다.

많은 사람들이 매운 것을 먹고 스트레스 풀린다고 말한다. 동양의학에서는 폐는 오행중 금(金)장부로 보는데 매운맛이 금기를 자양한다고 한다. 현재 매운맛이 지나칠 정도로 젊은 사람들에게 유행하는 것은 필자가 보기에는 폐의 기운을 자양하기 위한 본능적 몸의 신호가 아닌가 생각된다.

공기 중 산소를 얻어 공급하고 이산화탄소는 몸 밖으로 내보내는 기능을 하는 폐의 호흡이 원활히 진행 될 때, 오염물질이 몸 안에서 남아 있지 않게 된다. 이를 보면 동양의학에서 호흡 수련만으로도 병이 나을 수 있다고 말한 이유가 충분하다는 생각이 든다.

서양의학과 달리 동양의학에서는 감정들을 뇌에 두지 않고 오장육부에 배속시켰다. 이 것은 모든 내장기들을 감싸고 있는 막이 해부학적으로 모두 뇌바닥면에 고정되기 때문에 호흡의 영향을 받는다는 것을 이미 알았던 것이다.

필자는 걱정과 불안은 항상 같이 따르지만 '우울할 땐 뇌과학'의 저자 앨릭스 코브가 "걱정은 잠재적 문제에 대해 생각하는 것이고 불안은 잠재적 문제를 느끼는 것"이라고 정의한 것처럼 잠재적 문제에 대한 생각의 회로를 바꾸면 걱정과 불안이 모두 해결 될 수 있다고 생각한다.

앨릭스 코브는 저서 '우울할 땐 뇌 과학'에서 '걱정이 불안에서 오는 것이라면 불안의 뿌리는 공포에서 시작된다'고 하였고, 불안과 공포의 차이를 잠재적 위험과 실제적 위험의 차이라고 설명한다. 이는 공포는 실제 현상이 발현되었을 때 인간에게 일어나는 반응인 것이다. 네빌고다드는 '부활'에서 생각을 구체적으로 만들어 현실화 시키라고 강조한다. 즉, 실제로 일어나지 않은 일들을 불안해하면 그 일은 실체화 된다. 이로 인해 불안이 현실이 되어 진짜 공포를 가져 올 수 있는 삶으로 만들게 된다. 생각을 통해 뇌의 걱정과 불안에 해당하는 신경회로 네트워크를 형성하고, 그 두 마음간의 유대관계는 더욱 공고해져 뇌에서 걱정과 불안의 용량을 더욱 키우게 되기 때문이다. 인간 대부분은 실제 벌어진 일보다 앞으로 일을 걱정하면서 마음의 고통을 겪는다.

한숨은 사전적 의미로 '근심이나 설움이 있을 때 길게 몰아서 내쉬는 숨'이라 정의한다. 어른들은 습관처럼 한숨을 잘 쉬는 사람들을 보고 복 달아난다고 야단을 치는 경우도 있다. 또한, 많은 사람들이 누군가 한숨을 쉬면 걱정거리가 있냐고 묻곤 한다. 실제로 걱정거리가 있으면 한숨이 쉬어지는 경우도 있다. 하지만 한숨은 크게 들여 마시는 호흡의 동작이다. 숨을 들여 마시는 동작은 횡격막을 아래 방향으로 인위적으로 내리는 동작이다. 이 때 간이 횡격막 아래에서 같이 움직이는데, 이 경우 오장육부의 규칙적인 리듬이 흐트러 질 수 있어 동양의학에서 말하는 몸의 병을 일으키는 외부 기운인 사기가 침범이 될 수 있다고 말한다.

인간의 뇌는 어떻게 사용하는 가에 따라 천지차이로 그 사람의 인격적 가치나 삶의 가치가 만들어 진다. 마하트마 간디는 할 수 있다는 믿음을 가지면 처음에는 그런 능력이 없을 지라도 결국에는 할 수 있는 능력을 갖추게 된다고 말했고, 코리 텐 붐은 걱정은 내일의 슬픔을 덜어 주는 것이 아니라 오늘의 힘을 앗아 갈 뿐이라고 했다.

뇌의 주인공은 자기자신이다. 필자는 지나온 자신의 삶을 불행히 여기는 것보다 미래의 발을 내 딛는 걸음으로 사용한다면, 간디가 말한 것처럼 성공의 문을 이미 열고 들어 선 것이라 생각한다.

쾌락의 뇌

현재 우리가 살고 있는 이 시대는 쾌락 과잉의 시대라고 해도 무방하다. 스마트폰은 도파민을 나르는 전달자라고도 할 정도로 도파민이라는 용어가 보편적으로 사용하는 단어가 된 지도 꽤나 오랜 시간이 흘렀다.

인간의 뇌 내에서 생산되는 마약물질은 20여종이나 된다. 뇌 내 마약물질의 작용은 진통과 쾌감이다. 뇌 내 마약물질은 진통과 쾌감을 위해 생성되지만, 정작 인간은 이로 인해 중독이라는 고통을 안고 살게 된다.

의료행위에서 약으로 사용하고 있는 모르핀은 양귀비 꽃에서 추출한 것으로써 엔돌핀 유사체이다. 진짜 엔돌핀은 체내에서 자체 생산되는 것이고, 엔돌핀 유사체는 외인성으로 양귀비꽃에서 추출한 아편으로 불리는 것이다. 아편을 정제하고 가공해서 만든 헤로인은 바이엘이라는 제약회사가 제조 시 강력한 진통 효과를 보고 모든 약의 영웅이라는 뜻을 담아 히어로(hero)에서 따온 이름을 붙였다 하니 아이러니가 아닐 수 없다. 원래 헤로인은 모르핀의 폐해가 커서 대체약품으로 개발되었던 것으로 처음에는 일반의약품으로 어린아이도 복용했다고 한다.

마약물질이 인간에게 공포로 여겨지게 되는 것은 그 강력한 중독성 때문일 것이다. 마약물질은 단순히 정신적 의존만 가져오는 것이 아니고 신체적 의존까지 가져오기 때문에 무서운 것이다.

마음과 정신활동에 착란이 일어나도록 하는 것이 마약물질이다. 그러나 이러한 물질이 아니어도 일반인들이 사용하는 담배나 술도 마약물질과 다를 바가 없다. 담배는 니코틴의 중독을 만들기도 하지만 인체 내에서 각성제와 같은 역할도 한다. 또 술은 만성 알콜중독자의 경우 인체내에서 마약물질이 형성된다고 하니 알콜중독은 결국 마약중독과 같은 것이 된다.

그러나 인간에게 좋은 영향을 주는 중독증상도 존재한다. 바로 사랑이라고 불리우는 감정적인 중독증상을 말한다. 사랑은 인간에게 가장 강력한 중독 중 하나이고, 여러가지 형태가 있다. 사랑의 여러 형태 중 에로스(eros)는 타고난 성적 본능을 말하고, 좁고 강력하지만 그 한계가 명확한 반면, 아가페(agape)는 넓고 강력하지만 영원하여 생명이 끝나도 흔적이 남는다. 유한의 사랑에 중독 될 것인가 무한의 사랑에 중독 될 것인가는 여러븐의 선택에 달려있다.

우리가 흔하게 자주 듣는 정신력이라는 달은 인간에게만 해당되는 것이 아니고 동물에게도 존재한다. 생명력과 같은 단어이지만 인간에게 사용 될 때는 가공할 만한 힘을 발휘한다.

유명 드라마 미생에서는 정신력은 체력에서 온다고 하였다. 이와 같이 정신력은 단순히 의지만으로 구성되는 것이 아니라 신체적인 요소와도 연결되어 있다. 많은 사람들이 정신력만 있으면 모든 것이 가능하다고 하는 경우가 있다. 여기에 사용되는 정신력은 근성에 그 뜻을 두고 하는 말이다. 그러나 정신력은 뇌의 활동 중 하나이고 뇌가 필요로 하는 포도당이 저하되면 인간이 가지고 있는 정신력은 금방 바닥이 나고 만다. 현대 심리학에서는 정신력을 심리적 강인성으로 표현하고, 스트레스에 잘 견디는 기질적 성격의 특성으로 표현하고 있지만 그럼에도 불구하고 뇌에서 당분이 떨어지면 정신력도 무용지물이 된다는 것은 변치 않는 사실이다. 인간의 정신력이 아무리 뛰어나도 포도당이라는 물질 앞에 맥없이 무너지는 그런 나약한 존재라는 것도 부인 할 수 가 없다.

인간은 태어난지 3개월부터 불쾌함과 쾌함을 느낀다고 한다. 5개월이 지나면 불쾌함이 분노로 표출된다고 하니 아주 일찍부터 감정의 뇌가 자극된다는 것을 알 수 있다.

도파민네이션의 저자 애나 렘키는 쾌락은 고통과 쌍둥이라고 표현하였다. 인체는 쾌락이라는 감정을 경험할 때 도파민이 분비된다. 렘키는 도파민의 분비를 수평저울에 비유하였는데 더 큰 쾌락을 얻으려 할수록 수평저울이 쾌락 쪽으로 기울 때 인체는 자기조정 메커니즘이 작동된다고 하였다. 쾌락 쪽으로 기울었던 저울이 반작용으로 수평이 되고나면, 반대로 쾌락쪽에서 얻은 만큼 고통쪽으로 수평저울이 기운다는 것이다. 이러한 뇌의 작용으로 쾌락을 추구하면 추구할수록 쾌락을 느끼는 지속시간이 짧아지고, 이전보다 큰 쾌락을 찾게 된다. 이렇게 추구한 쾌락에는 반드시 동등한 고통이 따른다. 또한, 쾌락은 인간에게 주어진 인내라는 고통을 이겨내는 힘을 취약하게 만든다.

지금의 시대는 쾌락의 과잉 시대에 있다. 쾌락의 과잉은 현대인의 피로에 지친 현대인의 삶에서 그 원인을 찾을 수 있다. 디지털 도파민이라고 부른 휴대폰은 이미 중독을 초월 한 상태까지 와 있다. 인간의 뇌 속에 존재하는 도파민이 인간을 조종하고 있는 것 같다는 생각이 든다. 인간의 쾌감호르몬인 도파민은 부족하면 감정이 둔감해지고 도파민이 많이 나오면 감정은 풍부해진다.

인간의 뇌는 본능을 이용해 생존만을 위한 뇌가 아니라 진리를 추구하며 살아가는 뇌로 만들어졌다. 모든 인간은 각각 나름대로 진리를 찾아서 자신의 한계를 뛰어 넘을 수 있도록 설계되어 있는 뇌로 태어 났다는 것을 명심해야 한다.

인간이 본능적으로 생존만을 위한 삶을 살아간다면 인간의 몸은 스트레스 상황에서 분비되는 코티졸이라는 스트레스 호르몬에 의해 모든 세포들이 독소로 가득 차있는 환경을 만들고, 자기 몸을 스스로 질병으로 떠밀게 된다.

감정이 가지고 있는 양면성은 우리에게 독이 되기도 하고 약이 되기도 한다. 예를 들어 도파민은 우리에게 쾌락을 제공하는 물질이지만, 도파민이 부족한 경우에는 우울증이나 불안장애와 같은 신경학적 문제가 발생한다. 즉 도파민이라는 하나의 물질에서 쾌락과 우울이라는 양면적 연관성이 발생하는 것이다. 이 사이의 적정한 도파민을 유지하게 되면 우리는 강력한 동기부여를 가지게 되고, 성취를 이룰 수 있는 조건을 가지게 된다. 쾌락과 우울 사이에 한쪽으로 치우치지 않고, 뇌의 주인으로써 주체적으로 도파민을 조절할 때 우리의 행동을 조정할 수 있는 강력한 동기부여 수단을 가지게 되는 것이다. 이를 이용하여 미국 스탠퍼드대학 연구팀에서 뇌의 측핵을 자극하여 인간에게 동기부여 및 강렬한 성취 욕구를 일으키는 연구를 진행중이라고 한다. 이 연구가 성공한다면 인간의 물질중독이나 행위중독자가 치료 될 수 있는 가능성이 있다고 한다.

생각을 현실로 바꾸는 뇌

어린아이의 뇌는 유연성이 뛰어나다. 뇌의 일부분을 잘라내도 없어진 뇌의 본래 기능을 회복 할 수 있도록 회로망을 만들어 사용한다. 나이가 들어 갈수록 뇌의 기능이 고정되기 때문에 나이가 들수록 고착화 된 생각에 대한 주장이 강해지고, 이를 보고 젊은 세대는 꼰대라고 부르는 것이다. 생각이 고착화 되는 것은 그만큼 뇌가 늙었다고 할 수 있다.

현재의 뇌과학에서는 뇌는 어떤 환경에 노출되어 있는가에 따라 변한다고 말한다. 뇌의 신경가소성은 뇌에 새로운 자극이 가해지면 뇌의 신경망에 변화를 일으키는 것을 말한다.

단단한 뼈 속에 들어 있는 뇌는 부드러운 두부처럼 말랑말랑한데 그 주변을 결합조직으로 되어있는 연막이 감싸고 있다. 뇌를 감싸고 있는 결합조직막은 딱딱해 질 수 있다.

인체에서 가장 큰 장기는 결합조직이라고 해도 어색하지 않을 만큼 인체 모든 장기에는 그에 해당하는 결합조직이 존재한다. 동양의학에서 숨 쉬는 것을 강조하고 숨 쉬는 방법도 중요하다고 여긴 것 또한 바로 이 때문이다. 이렇게 인체에 있는 결합조직은 멈춰 있으면 딱딱해지고 적당한 자극을 받으면 부드러워 진다.

동양의학에서는 숨을 쉬는 것을 천기를 마시는 것이라고 생각하는 것은 여러 가지로 깊은 의미가 숨겨져 있다. 인간은 결합조직으로 이루어져있기 때문에 자극을 받으면 부드러워 진다. 우리의 인체 안에 위치한 혈관, 신경 모두 결합조직이다.

뇌를 구성하고 있는 뇌신경세포나 교세포, 혈관세포들의 활발한 활동은 뇌의 가소성을 높이는 데는 도움이 될 수 있으며, 뇌를 싸고 있는 결합조직이 굳지 않도록 만든다. 뇌의 가소성은 학습능력과 매우 관계가 깊다. 새로운 것을 학습할 때 한번 배우고 나면 이후 비슷한 정보를 학습할 때 더 수월한 것은 바로 이 때문이다. 그러나 나이가 든 사람의 뇌는 가소성이 줄어들어 새로운 정보를 받아들이는 것이 쉽지 않게 된다. 그래서 나이가 든 이후 새로운 공부를 시작한다는 것은 그야말로 대단한 도전이며, 도전 그 자체로도 칭송 받을 일이다. 이스라엘 와이즈만 연구소의 발표에 의하면 여러 종류의 신경세포들이 역할을 세분화하는 방식으로 각각 뇌의 가소성에 기여하고 있다고 한다. 뇌 신경세포의 효율성을 높이면 머리가 좋아질 수 있고, 어떻게 사용되어지는가에 따라 뇌의 기능은 달라진다고 볼 수 있다. 또한, 뇌신경세포도 잘 사용하지 않으면 인체의 다른 구조처럼 퇴행하지만 뇌신경세포 회로를 효율적으로 사용하면 지속적으로 뇌를 발달 시킬 수 있다고 한다. 뇌신경세포의 효율적인 활용을 위해서는 지속적인 뇌의 사용보다는 적당한 휴식이 필요하다.

단순한 암기는 대뇌변연계의 활동이고, 창의적인 생각은 대뇌피질의 활동이기 때문에 암산을 잘하는 것이 무조건 공부를 잘하는 것이 아닌 것은 이와 같은 다양한 뇌의 기능 때문이다.

신경학자들의 연구에 의하면 실제 몸을 움직일 때와 상상으로 움직일 때의 뇌활동을 비교하니 똑같은 뇌의 영역을 활성화시켰다고 한다. 우리가 생각하는 것 만으로도 뇌세포의 활성화를 일으킬 수 있다는 것이며, 근육운동을 하는 생각만으로도 눈에 보이는 가시적 효과를 가져 올 수 있다는 것이다. 생각을 통해 실제 모습을 상상하는 것을 심적시연(mental rehearsal)이라 하는데, 일명 정신적 연습이라고 생각하면 된다. 심적시연은 생각만으로 뇌를 바꾸고, 뇌가 몸을 조절할 수 있는데 이는 스포츠 선수들이 많이 활용하는 방법이다. 특히 수영선수 마이클 펠프스의 훈련방법으로 많이 알려져 있다. 심적시연은 뇌에 새로운 회로를 개설하는 것이며, 최근 신경과학 분야에서 연구하고 있는 분야이다. 중요한 것은 심적시연의 연구에 따르면 생각을 하는 것만으로도 뇌세포의 활동성에 변화를 줄 수 있다는 것이다. 스스로 생각하고 마음속에 품은 부분을 어떻게 실현 할 것인가는 끊임없는 상상력의 훈련을 통해 자신의 뇌를 바꿔 뇌 안에 훈련하고자하는 영역을 먼저 구축해야 한다. 다이어트에 실패하는 사람이 많은 이유가 스스로의 뇌 안의 구조를 바꾸지 않고 약물이나 트레이너에게 의존만을 하기에 실패 하는 것이다. 자신의 날씬한 모습을 심적시연으로 뇌를 바꾼 다음 다이어트의 계획을 세우는 것이 실패를 줄일 수 있는 방법이다.

뚱뚱한 몸에 적응되어 있는 뇌에 새로운 회로를 먼저 만들어야 하는 것이다. 비만인 사람이 가지고 있는 반복적인 먹는 습관은 뇌에 이미 학습되어져 있기 때문에 통제능력을 상실한 경우가 많다. 뇌가 통제하는 능력을 상실하고 학습된 패턴만을 반복한다면 행동에 대한 결정을 짓는 능력도 상실하기 때문에 습관적인 행동패턴을 따르게 되어 배가 고프지 않아도 음식을 섭취하게 된다.

뇌의 신경세포를 생성하는 능력은 나이로 인한 영향보다 각자가 겪는 경험이나 자극의 변화에 따라 달라진다는 것이 최근 연구로 밝혀졌다. 습관적으로 살아왔던 뇌의 회로를 차단하고 새로운 인식의 전환을 통해 신경세포가 새롭게 신경회로를 연결하는 것이 뇌의 가소성이다. 주변에서 누군가가 변화하였다 또는 거듭났다고 하는 말은 그동안 습관적인 삶에서 벗어나 새롭게 뇌 안에 의지의 영역을 구축하여 의지가 행동으로 실천될 때 들을 수 있는 말이다. 뇌의 가소성을 바탕으로 두뇌훈련이라는 프로그램이 개발되어 사용되고 있다.

인간은 누구나 유한한 삶을 산다. 현대인들은 사는 동안 누구나 치매나 파킨슨 등의 질병이 걸릴지도 모른다는 불안감을 가지고 있다. 현대인들이 가장 관심 있는 분야이기도 한 두뇌건강이라는 말이 친숙하게 들리는 시대에 있다는 것은 머리문제 질환이 그만큼 흔하다는 반증이다. 이러한 시대일 수록 개인이 자신의 뇌를 어떻게 사용하는 가에 따라서 인격적 가치나 삶의 가치가 매우 큰 차이로 벌어진다.

사람의 뇌 안에서 어떤 상황이 위험한지 아닌지의 여부를 결정하는데 중요한 역할을 하는 전두엽은 동기부여를 주어 주의집중을 하게 하고, 계획을 세우거나 결심을 하는 등의 목표 지향적인 행위를 주관하기도 하며, 인간성과 도덕성을 관장한다. 따라서, 전두엽이 손상을 받거나 망가지면 계획을 세우고 복잡한 행동을 하거나 아이디어를 구상하는 일이 불가능해질 뿐만 아니라, 새로운 환경에 적응하지 못하고 비합리적인 자극에 예민해지게 된다. 또한, 기억력이나 사고력을 주관하며, 다른 신체 감각기관에서 수집되는 정보를 조정 및 행동하는 부위로 의욕이나 창조력과도 연관된 기능을 하는 곳이다. 또한, 동기부여에 따라 몰입도가 변화하여 집중력이 발달하는 것도 뇌의 전두엽 부분이다. 미래 지향적인 사람이 되기 위하여 전두엽의 개발은 어린아이나 나이 든 사람이나 어느 세대이든지 인간에게 필요하다.

깨어 있는 뇌

우리의 뇌는 깨어 있는 동안 2초에 한번씩 뭔가를 결정한다고 한다. 이러한 두뇌의 정보처리능력을 감당하기 위해 1조바이트나 되는 데이터 저장능력을 가지고 있다고 한다.

그러나 본능의 뇌인 변연계는 인간답게 사는 것을 관장하는 대뇌피질의 전두엽의 통제를 받는다. 뇌의 신경세포는 1000억개이고 연결된 시냅스는 수백조 개라고 한다. 두뇌의 성장은 25세까지 성장하나 30세부터 감퇴하기 시작하여 40세 이후부터는 뇌 신경세포의 노화가 진행되며, 하루 10만개정도가 소멸되어 나이가 들수록 노화된 신경세포 수는 늘어간다. 연구에 의하면 두뇌의 노화는 오장육부나 다른 곳의 기관들의 노화와 밀접한 관련이 있다는 결론을 얻었다고 한다. 동양의학에서 오장육부를 뇌의 감정활동에 배치 시켜 놓은 이유를 누구나 인정 할 때도 멀지 않은 듯 여겨진다.

두뇌건강에서 유전자보다 더 크게 차지하는 것은 생활방식이다. 건강한 두뇌를 유지하기 위해서는 몸 전체가 건강해야 한다. 텍사스대학교에서 연구한 자료에 의하면 신체활동과 관련된 생활방식이 뇌 노화를 늦출 수 있다고 한다. 30세부터 시작되는 뇌의 노화는 이제 나이와 상관없이 젊은 뇌를 지킬 수 있다는 결론도 추론 해 볼 수 있다. 몸 전체의 건강을 유지하기 위해서는 몸의 구석구석을 돌고 있는 혈관을 염두에 두지 않을 수 없다. 특히 현대인의 모든
병의 원인을 체내 염증수치를 원인으로 꼽고 있다. 잠이 부족해도 음식을 잘 못 먹어도 스트레스를 받아도 모두 염증 수치가 상승한다. 인간이 평생 해야 할 그리고 겪어야 할 이러한 과정들이 모두 염증 수치를 유발한다는 것이다. 혈관 속의 염증 수치는 뇌의 노화를 촉진한다. 특히 음주나 흡연은 염증수치를 올리는 것 뿐만 아니라 뇌의 신경세포의 소멸을 더 촉진하는 것으로 익히 알려져 있다.

인간은 음주나 흡연을 하면 어떤 결과가 온다는 것을 알면서도 그 길을 가고 있는 것이다. 이러한 생활 습관은 기억을 퇴행시키는데 막대한 영향을 끼치기 때문에 노년기가 아니더라도 건망증이 심각하다면 자기 자신의 생활습관을 한번 점검할 필요가 있다.

켄터기대학교의 피터닐슨(Peter Nelson) 교수의 연구에 의하면

기억력저하를 가진 사람들에게서 공통적으로 단백질이 변형되어 대뇌변연계 뇌세포에 쌓여 있는 조직소견을 보인다고 하였다. 퇴행성 뇌질환인 알츠하이머 병은 베타아밀로이드의 축적에 의해 유발되는데, 특히 기억을 관장하는 해마나 편도체에 뇌병증이 집중된다. 그러나 나이를 먹을수록 무조건 뇌가 퇴행하는 것이 아니라 정신적으로 성장한다는 희망적인 연구도 있다.

필자는 앞서 말한 것 처럼 미래 지향적인 사람이 되기 위하여 전두엽의 개발은 어린아이나 나이 든 사람이나 어느 세대이든지 인간에게 필요하다고 생각한다. 인간이 다른 포유류와 다른 것은 변화시킬 수 있는 뇌를 가지고 태어난 것이다. 뇌의 활성화를 통해 본능을 뛰어 넘을 수 있는 것이 다른 포유류와 다른 점이라 할 수 있다.

나이가 어린 사람은 자신의 삶을 어떻게 만들어 가는지 중요하고 나이가 든 사람은 육체의 시간이 점점 줄어드는데 대한 가치 있는 삶을 어떻게 만들어 나갈 것인지가 중요하다.

인간의 뇌는 살아가면서 실수를 통해 뇌가 학습해 나간다는 것을 인식 할 필요가 있다. 일반적으로 부모 자식 간의 유전적인 것은 모습뿐만 아니라 성격, 성향, 습관 등 닮고 싶지 않은 부분도 닮는다. 그러나 더 획기적인 사실은 우리가 새로운 회로를 만들어 나갈 때 유전자에 그 경험이 기록 된다는 것이다. 이를 통해 우리는 스스로 변화하려고 한다면 유전자 정보까지 바꿀 수 있다는 것을 알 수있다. 조디스펜자의 저서 '꿈을 이룬 사람들의 뇌'에서는 생각의 변화가 생물학적 변화로 연결 될 수 있음을 강조하고 있다.

서양의학에서는 우리 몸의 활동을 관장하는 중심장기를 뇌라고 말하며 장기들의 각기 다른 기능이나 감각기능 운동기능 그리고 생각하고 말하고 판단하는 것들은 모두 뇌의 신경회로 기능들과 연관된다. 대뇌의 30%를 차지하고 있는 전두엽은 언어능력이나 집중력, 사고의 유연성의 기능을 가지고 있다. 융통성이 없다는 것은 변화에 적절하게 대응하지 못하는 것이기 때문에 전두엽부분의 뇌의 가소성을 증가시키는 것이 필요하다. 특히 일의 형편에 따라 적절하게 처리하지 못하는 사람을 융통성이 없는 사람, 고지식한 사람이라고 하는데 유연하게 대처하는 능력이 떨어지는 사람은 뇌의 전두엽부분의 신경회로를 증가시키는 훈련이 필요하다고 여겨진다.

스트레스와 중추신경계, 자율신경계, 내분비계, 면역계 사이의 관계를 연구하는 학문분야인 정신신경면역학에서는 생각에 따라 뇌에서 분비하는 신경전달물질이 다르다고 한다. 파킨슨병을 일으키는 것으로 알려진 도파민은 우리가 쾌감을 느낄 때 나오는 뇌의 호르몬이며, 동기부여호르몬이라는 애칭도 가지고 있다. 그래서 한 행위가 재미있으면 동기부여가 되어 스스로 그 행위를 즐기게 된다고 한다.

우리가 분노하게 되면 뇌 안에서는 노르아드레날린이라는 호르몬이 분비되고, 스트레스를 받으면 코티졸이 분비된다. 이렇듯 뇌는 일어나는 감정에 따라 각각의 호르몬이 분비되어 몸에 영향을 미친다. 비물질인 생각과 마음상태에 따라 물질로 이루어진 몸이 반응하고 거기에 따라 몸의 상태가 영향을 받는다. 우리의 뇌는 끊임없이 새로운 것을 받아들여질 준비가 된 장기이다. 마음이나 생각을 바꾸어 뇌를 새롭게 만드는 것이 가능하다. 인간의 삶은 육체가 지배하는 것이 아니고 마음이나 생각이라는 비물질 요소들이 그 사람의 삶을 이끌어 나간다.

하지만 인간의 뇌는 새로운 정보를 장기기억 되도록 반복적으로 행동하지 않으면, 뇌에 저장된 옛습관이 다시 지배하게 된다. 인간에게는 누구에게나 현실의 삶을 타파할 수 있는 힘을 가지고 있다. 지금의 나에게 익숙한 뇌를 계속 고집한다면 나이가 든 사람은 뇌가 그 상태로 머물러 뇌의 퇴행으로 오는 질병을 맞이 할 것이고, 젊은 사람은 새로운 것에 도전 없이 그냥 이대로 의미 없는 삶을 지내게 될 것이다.

인간은 개인의 차이가 있지만 자연회복력이라는 아주 귀한 선물을 가지고 태어났다. 자연회복력은 개인차가 크게 작용되지만 뇌의 긍정적 사고와 된다라는 강한 믿음이 있을 때 자연회복력은 약효과를 내는 특징이 있다고 한다. 또한, 인간은 비물질인 의식이 육체를 지배하고 있기 때문에 인간이 가지고 있는 내적인 힘이 인간의 생명을 유지하게 만드는 것이다.

인간이 가지고 있는 생각은 육체는 물론 삶도 변화시키는 강력한 힘을 지니고 있다. 인간의 생각은 뇌의 신경세포의 운동이라 말해도 틀리지 않다. 생각을 통해서 신경세포와 신경세포가 연결되어 또 다른 것을 창출시키기 때문이다. 인간이 가지고 있는 정신을 정의하기를 육체나 물질에 대립되는 영혼이나 마음이라고 하는데 뇌과학

분야에서는 대뇌에서 발생한다고 한다. 대뇌가 작동을 멈추면 정신도 소멸하고 대뇌에 이상이 생기면 정신병이 오기 때문에 서양의학적 관점에서는 그럴수도 있겠다는 생각이 든다.

동양의학에서는 인간의 몸은 마음과 하나로 이루어져 있으나 대부분의 사람들은 몸과 마음을 하나로 살지 못하고 있다. 몸과 마음이 하나가 된다면 인간은 무한한 능력을 발휘할 수 있을 것이다. 우리는 몸이 지배적으로 살아가는 사람을 본능적인 사람이라고 하고 마음이 지배적으로 사는 사람을 감정적인 사람이라고 말한다. 이 두 가지로만 인간이 이루어졌다면 인간을 동양의학에서 말하는 소우주로 표현 될 수 없다. 이 두 가지 이외에 인간에게만 주어진 더 큰 비물질 적인 요소는 우주와 통할 수 있는 대뇌피질의 강력한 힘을 말한다. 우리는 하찮은 존재가 아님을 인식할 때, 시공간과 통하는 존재라는 것을 알 때, 우리에게는 무한한 힘이 있다는 것을 알게 되었을 때, 어깨에 자신감이 들어 갈 것이다. 그래서 평상시 자기의 뇌를 잘 길들여야 하는 것이다. 뇌는 인체의 모든 것들을 명령을 전달하여 실행하는 기능을 가지고 있지만 자기 자신이 만들어낸 습관은 뇌에 고정 된 회로를 만들어 반복 된 행동으로 나오기 때문이다.

습관화된 회로를 새로운 회로를 만들 때 그에 따른 어려움이 있다. 사실 좋은 일이든 나쁜 일이든 모든 일들의 발생 원인은 자기 자신 때문이라는 것을 뇌가 말해준다. 우연히 당신의 1%의 멘탈을 바꾸면 당신의 삶이 99% 바뀐다라는 광고문구의 글을 본 적이 있다. 인간이 가지고 있는 비물질적인 요소인 생각만으로 눈에 보이는 물질세계의 현실을 바꿀 수 있다는 것은 매우 놀라운 소식이다. 헵의 학습이론에 따르면 강한 뇌의 신경회로가 약한 신경회로를 도와 도움 받은 뇌신경 회로가 강하게 되는 것을 말한다. 인간이 가지고 있는 뇌에서 자기가 어느 방면에 강한 신경회로가 있는지 어느 면에서 약한 회로가 있는지 알고 약한 회로와 연합하여 함께 활성화된다는 이론이다.

인간은 본래 약한 자와 함께 하여 서로가 힘이 되어 주는 존재로 만들어졌다는 것을 뇌가 알려준다.

뇌 지도

뇌는 바다에 떠있다

지금은 사라진 공룡은 몸무게가 수천kg 나가는데 비해 공룡의 뇌의 무게는 70g정도 밖에 나가지 않는다고 추정 한다. 인간의 뇌는 출생할 때는 400g의 무게를 가지고 미성숙하게 태어나지만 성인이 되어서는 대략 50-100kg 사이의 몸무게에 1300g에서 1500g 정도이니 인간의 뇌는 비율적으로 엄청난 크기인 것이다.

뇌는 딱딱한 머리뼈 안에 부드러운 뇌의 실질이 들어 있으며 세 개의 막으로 들러 싸여 있으며 그 사이에 뇌척수액이라는 약 알칼리성의 무색투명한 액체가 들어 있다. 뇌척수액은 하루 500ml가 생성되며 뇌와 척추를 타고 마치 바다의 밀물과 썰물처럼 뇌와 척수를 한 바퀴 돈다. 뇌의 실질적인 무게가 1500g이지만 우리가 느끼는 뇌의 무게는 25g~50g정도 밖에 느끼지 못한다.

그 이유는 뇌가 뇌척수액에 떠 있어 부력이 작용하기 때문이다. 또한, 뇌의 무게는 뇌에 있는 혈관이나 예민한 뇌의 구조물들이 눌리지 않도록 설계되어 있다.

뇌와 척수를 순환하는 뇌척수액의 양은 150ml인데 항상 일정한 양을 유지하고 있다. 뇌척수막의 움직임은 뇌척수액이 순환하면서 뇌세포간의 물질이 고르게 분포하도록 하며 호르몬을 나르기도 하고 노폐물을 거르기도 한다.

인간이 살고 있는 지구에 존재하는 물의 97%가 바닷물이고 밀물과 썰물이 규칙적으로 일어난다. 밀물과 썰물은 하루 두 번 일어나고 일어나는 원인은 지구 밖에서 지구를 끊임없이 당기는 달과 태양의 인력과 원심력 때문이다. 그리고 뇌척수액의 움직임을 보면 인체도 지구와 호흡을 통하여 함께 한다는 것을 알 수 있다. 뇌척수액은 하루 네 번 교환한다. 밀물과 썰물처럼 아랫 방향으로 흘러갔다가 위 방향으로 흐르는데 생명이 다하는 날까지 반복적으로 움직이고 죽으면 멈추게 된다.

동양에서는 태양의 움직임에 따라 1년을 24개로 나누어 정한 날들을 24절기라 부른다. 사람에게는 24개의 척추가 있으며 그 곳에는 24개의 유혈들이 있다. 유혈들은 각 해당하는 오장육부의 기가 유입되는 곳이다. 뇌척수막의 순환은 이 유혈들에게 배속된 각 장부들의 기가 잘 유입 될 수 있도록 큰 역할을 하는 움직임을 가진다. 단순하게 외부 충격으로부터 뇌를 보호하기 위한 장치인 것 만은 아니다.

정골의학의사 셔덜랜드(Sutherland)는 생명의 호흡은 인간의 몸 안에 내재되어 있는 기본 생명의 힘으로부터 기원한 것이라 생각했다. 또한 생명의 힘은 생체전기의 원리이며, 이것은 인간 몸 안에서 생리학적으로 통합된 치료 기능을 가지고 이러한 생명원리에 영향을 미치는 것은 뇌척수액이라고 생각했다. 정골의학에서 시행하는 두개천골요법은 뇌척수액으로 생명호흡의 힘을 전달하는 것이 치료법의 핵심이며 힘이 뇌척수액에 전달되면 뇌척수액은 파동이 일어난다. 이 파동으로 인해 뇌척수액이 뇌에 있는 신경세포들의 염증이 생기지 않도록 하고, 노폐물도 청소해준다. 뇌척수액은 뇌에서 출발하여 척추를 타고 돌다가 다시 뇌로 들어오는 순환 시스템을 가졌다. 우리가 잘 때도 일할 때도 뇌척수액은 아래, 위로 한바퀴 돌면서 신경조직들을 청소해준다. 낮에는 신경세포의 활동을 돕고 잘 때는 신경세포들의 혈액이 빠져나가면 뇌척수액이 들어와 노폐물을 씻어낸다. 이렇게 뇌에 쌓인 독성물질들을 배출하기 때문에 뇌의 퇴행도 막을 수 있다. 나이가 들거나 머리뼈의 제한이 있는 사람들은 뇌척수액의 흐름이 좋지 않을 수 있다. 동양의학에서는 뇌를 수해라고 한다. 수해가 넉넉하면 몸이 건강하고 장수한다라고 하며, 수해가 부족하면 어지럽고 이명이 생기고 머리가 무겁다고 말한다. 그리고 뇌에서부터 아래로 미골에 이르기까지는 모두 정수가 오르내리는 길이라 표현하였으니 현재 뇌척수액의 흐르는 모습을 재현한 듯 설명해 놓았다.

뇌의 에너지 소비량

근육의 무게가 자기의 몸무게의 50% 정도 차지한다면, 뇌의 무게는 2% 정도 차지한다. 뇌의 무게는 몸전체 몸무게의 2%정도 차지하지만 몸전체의 20%에 해당하는 에너지를 사용한다. 과도한 집중이나 스트레스 시 피로감을 느끼는 것은 뇌에서 그만큼의 에너지 소비를 많이 하기 때문이다.

인체는 기본적으로 3대 영양소를 골고루 사용하는데, 뇌에서는 탄수화물의 포도당을 주요 에너지원으로 사용한다. 탄수화물은 우리 몸에 필수 영양소이지만 너무 과다하여 문제되는 경우가 있다. 이를 두고 탄수화물 중독이라 한다. 탄수화물의 단맛에 중독되면 혈당이 올라가기 때문에 대사증후군으로 발전하게 된다. 탄수화물을 에너지로 사용하고 남은 포도당이 지방으로 바뀌어 몸에 쌓이는 것이 문제가 되는 것이다. 뇌는 포도당을 분해하여 에너지로 사용한다. 식물은 광합성을 통해 포도당을 만들지만 동물은 탄수화물이 소화흡수되면서 분해되어 남는 물질이다. 인체에서는 오직 뇌와 적혈구만이 포도당을 에너지 원으로 사용한다. 포도당 없이는 뇌가 활동할 수 없기에 인간의 삶에서 포도당은 없어서는 안된다. 식물들은 광합성을 통하여 뿌리에서 빨아올린 물과 공기 중의 이산화탄소를 이용하여 탄수화물을 저장한다. 인간은 광합성을 하지 못하기 때문에 광합성을 하는 식물들을 먹어 탄수화물을 섭취하는 것이다.

적혈구에게 하루동안 필요한 포도당의 양은 약 40g이고, 몸무게의 2% 밖에 차지하지 않는 뇌가 필요로 하는 혈액량은 몸 전체의 20%나 된다. 지구상의 모든 생물은 산소 없이 살 수 없다. 특히, 인간은 뇌 안의 천 억개가 넘는 뇌세포가 활동하기 위해서 많은 산소를 필요로 한다. 우리가 호흡을 통해서 들어오는 전체 산소량 중 1/4을 1500g의 뇌가 소비한다. 산소가 공급되지 않으면 뇌세포는 1-2분 안에 손상 된다. 뇌의 충분한 산소공급은 네트워크로 연결된 뇌신경세포가 활발히 교류하는 중요한 공급원이기도 하다. 그래서 현대인들이 가진 질서 없는 생활습관은 하루에 자연히 사멸되는 뇌신경세포의 숫자보다 그 이상을 죽일 수 도 있다.

인간의 뇌세포는 물질대사와 관계가 있는 신경세포와 신경세포를 고정하는 역할을 하는 교세포로 이루어져 있다. 신경과학자들의 연구에 의하면 인간의 뇌가 매일 3만 5천 가지의 의사결정을 내린다고 한다. 굳이 업무적으로 뇌를 사용하지 않아도 끊임없이 뇌에서 포도당을 필요로로 하는 이유이다. 인간이 필요한 포도당은 하루 평균 120g이다. 따라서 뇌를 사용할 때는 더 많은 포도당을 필요로 한다.

산소가 공간 인지능력에 미치는 영향에 대한 건국대 정순철교수팀의 연구에 따르면 산소를 공급했을 때 4가의 뇌영역 부분에서 모두 뇌활성화 면적이 넓어지는 것이 나타났다고 하였다.

나이가 들어 갈수록 육체는 둔해지지만, 오히려 뇌는 더 산만해진다. 그 동안 살아온 많은 생각으로 가득 차 있기 때문이다. 계절마다 옷장 서랍을 정리하는 것처럼 우리의 뇌도 가끔씩 정리할 필요성이 있다. 젊어서는 열심히 사는 것에 치중하였다면, 나이가 들어갈수록 가치있는 삶에 대하여 생각하고 삶으로써 뇌를 정리하는 시간이 필요한 것이다.

뇌의 에너지는 생각이라는 것을 통해 소비된다. 치매가 걸릴까 두려워 말고 가치 있는 삶을 계획하다 보면 노폐물을 많이 생산해내는 뇌의 에너지 소비가 아니라 신경세포가 늘어나는 뇌의 에너지 소비로 삶이 바뀌게 될 것이다.

1000억개의 신경세포

뇌는 신경세포의 덩어리로 인간을 조절 통제하는 중요한 기관이다. 뇌의 활동을 주관하는 것은 뉴런이라고 불리는 신경세포이다. 신경세포 끝의 수상돌기라 불리는 곳은 다른 신경세포와 맞닿아 시냅스를 이루고, 전기신호를 주고받을 수 있으며, 화학물질을 통해 정보를 전달한다. 한 개의 신경세포는 수천 또는 수만개의 신경세포와 정보를 주고 받는다. 뇌에는 대략 1000억개의 신경세포가 있고, 한 개의 신경세포는 수천개의 신경세포와 시냅스를 연결하고 이들이 만들어 내는 정보를 주고 받는다. 이러한 방대한 뇌의 기능은 인간이라는 이름만으로도 위대하다는 것을 보여준다.

인간은 1000억개의 신경세포를 가지고 있고, 뇌를 어떻게 사용하느냐에 따라 신경세포의 구성은 그 방향성이 완전히 달라지게 된다. 뇌의 신경세포는 자극이 많이 들어오면 뉴런끼리 회로 구성을 위해서 필요한 시냅스가 늘어나게 된다. 자극이 가해지면 신경전달물질들을 방출하고, 이 물질은 다른 신경세포에 신호를 보낸다. 시냅스에서 전기신호가 화학신호로 바뀌는데, 이 때 신경전달물질이 관여하게 된다. 신경전달물질이 없다면 정보전달도 되지 않는다. 우리가 복용하는 진통제나 수면제 등의 약물이 모두 시냅스에 작용 되어 잠을 자게 되고 통증을 완화 시켜주는 것처럼 신경전달물질도 인체에 시냅스를 통해 작용한다. 뇌에는 40여 종류의 신경전달물질이 있는데 이 물질이 없다면 인간은 뇌가 어떤 정보도 수용하지 못하게 된다. 현재의 뇌과학은 신경전달물질들에 의해 인간의 정신을 조절할 수 있다는 관점을 가지고 있다. 동양의학에서는 일곱 개의 감정을 7정이라 하여 각 감정들이 오장에 배속되어 있고, 그 장기들이 좋지 않을 때 부정적인 감정들도 동반하며, 이는 병을 더욱 가중 시키기 때문에 양생법이라는 것을 지켜야 병을 다스릴 수 있다고 강조 한다. 표면적으로는 동양의학과 서양의학이 다르지만 내면적으로 일어나는 감정이 질병과 관계가 있다는 공통점이 있다. 분노를 전달하는 신경전달물질이나 쾌감과 행복을 전달하는 신경전달물질들이 우리 뇌 속에 함께 존재한다는 것은 자기 감정을 어떻게 조절해야 하는지 알려준다. 감정을 다스린다는 것은 자기의 뇌 신경세포의 시냅스를 쓸모 있는 곳으로 연결할지 쓸모없는 곳으로 연결할지는 뇌를 사용하는 자가 결정한다는 뜻이다. 그래서 동양의학에서는 7가지의 감정을 잘 다스리라고 지속적으로 표현하고 있다. 인간의 뇌를 구성하는 끊임없이 정보를 교환하는 1000억개의 신경세포는 기능에 따라 구분되는 영역에서 각각의 임무를 충실히 수행하며 시냅스의 긴밀한 정보교환을 통하여 인간을 한 차원 높게 만들어 주고 있다.

뇌의 신경세포 뿐만 아니라 인체의 모든 신경세포 들은 서로 긴밀한 상호협동을 해야만 자기 기능을 할 수 있는 구조이다. 뇌에서는 매일 새로운 세포가 새로 태어나서 기존의 신경세포에 연결되기도 전에 사멸된다고 한다. 인간의 뇌신경세포가 사용방식에 따라 변형된다는 것이 이미 연구 된 지금, 사용자의 감정이나 긍정적 생각이 뇌에 미치는 영향은 그 사람의 삶까지도 영향을 줄 수 있다.

1990년대에 뇌에서 신경 줄기세포가 발견되며, 그 동안의 뇌의 신경세포는 점점 사멸한다는 학설을 뒤집고 성인도 새로운 신경세포가 증가한다는 것을 찾아냈다. 최근에는 특별한 기능을 가진 신경세포가 계속 발견되고 있는데 KIST 연구팀에 의하면 간뇌에 있는 신경세포 덩어리에서 소유욕을 조절한다는 것을 발표하기도 했다. 뇌의 연구는 앞으로도 계속 새롭게 발견될 것이고, 뇌의 활용방안 연구는 보다 더 구체화 될 것이다.

필자는 지금의 시대에 자기 자신의 뇌 확장을 하지 못하고 혹여 자신이 정한 의식의 틀에 갇혀 한계에 부딪혀 살고 있는 모든 사람들이 한시라도 빨리 틀을 깨고, 뇌를 변화시켜 박차고 나오길 바란다.

좌뇌와 우뇌

1981년 노벨상을 받은 로저 스페리는 처음으로 우뇌와 좌뇌의 기능 차이가 존재하고, 어느 뇌가 더 지배적인가에 따라 성격이나, 행동, 생각을 결정 한다고 발표하였다.

그는 좌뇌형 인간을 이성적인 사람 또는 디지털형으로 표현하고 우뇌형은 감성적인 사람 또는 아날로그형이라고 표현하였다. 일반적으로 좌뇌형은 언어기능이 발달하고 논리적 성향이 강하고 추리적 사고를 담당하면서 몸은 오른쪽을 지배한다.

그림10) 좌뇌와 우뇌

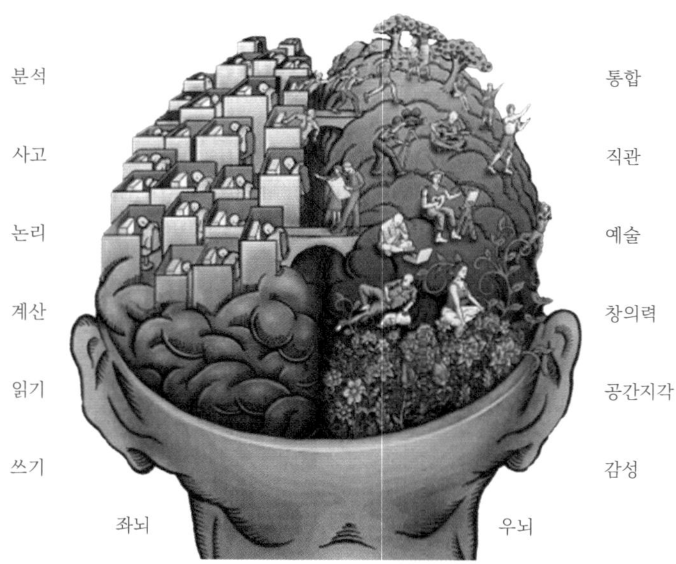

그에 반해 우뇌는 예술적이고 감성적이며 공간적 사고를 담당하고 몸의 왼쪽을 지배한다. 그러나 로저 스페리가 발표한지 42년이 지난 지금은 더 세세한 영역의 뇌지도가 만들어지고 있으며, 좌뇌와 우뇌의 기능이 다른것은 맞지만 각 개인이 좌뇌형인지 우뇌형인지를 구분하기에는 뇌의 기능이 단순하지 않다. 연구에 의하면 언어영역은 좌뇌의 기능이지만, 어떤 사람은 좌뇌에서, 어떤 사람은 우뇌에서 언어를 처리하는 사람들이 나온 것을 보면 뇌를 어떻게 사용하는가에 따라서 달라지는 것이라 할 수 있다. 좌뇌는 세세한 부분에 관여하는 것에 앞서고, 우뇌는 전체를 파악하는데 기능이 앞선다. 전체를 판단하는 우뇌와 세세한 부분을 판단하는 좌뇌의 조화가 어우러져야 뇌를 충분히 활용한다고 말하는 것이다.

동양의학에서는 일찍이 건측 치료라는 침법을 사용하고 있는데 아픈 부위가 아닌 반대 측 부위에 침을 놓는 기법을 말한다. 황제내경에서 좌측에 시침하여 우측을 치료하는 사람을 침을 잘 놓는 사람이라고 지칭하고 있다. 동양의학에서는 이미 좌측과 우측이 통한다는 것을 치료에 사용하고 있는 사례를 확인할 수 있다.

인체는 보행 시 오른발의 전진에 좌측 팔이 대응하기 때문에 좌, 우의 불균형은 아주 쉽게 온다. 동양의학의 망진법에 따르면 왼쪽 다리가 길면 하초의 병을 앓기 쉽고, 오른쪽 다리가 길면 상초의 병을 앓기 쉽다고 한다. 발바닥에서부터 연결되는 근막들은 머리뼈에 고정된다. 서양의학에서도 양생법으로 건강하려면 많이 걸으라고하는 의사들의 말을 많이 들었을 것이다. 그러나 사실 좌, 우의 균형이 맞지 않은 상태에서 많이 걸으면 오히려 병이 악화 될 수도 있다는 것을 알아야 한다. 언젠가부터 코어 근육을 강화하는 것이 유행처럼 번졌는데 이는 건강을 유지하는데 도움이 되는 운동이다. 동양의 운동 중 균형을 중시하고 경락을 운용하여 훈련하는 태극권에는 코어근육 강화운동과 같은 개념인 참장공이란 운동법이 있다. 참장공은 팔을 수평으로 들고 무릎을 약간 구부린 자세를 유지하다 보면 팔이 무게를 감당하지 못할 정도로 아프게 된다. 그러나 복횡근과 골반저근육에 힘을 주고 지탱하면 몇 분을 지나도 팔의 무게를 느끼지 못할 정도로 몸이 안정화되는 수련법 중 하나이다. 결국 코어 근육을 강화한다는 것은 몸의 좌, 우 균형을 맞추는 것이며 좌뇌가 지배하는 우측 팔다리와 우뇌가 지배하는 좌측 팔다리의 균형을 맞추는 운동인 것이다.

지금은 뇌과학 분야의 발달로 인하여 로저 스페리가 말한 좌뇌와 우뇌로 유형을 정하는 것이 무색한 시대에 와 있다. 동양의학에서는 좌, 우 병에 대한 구분들이 꽤 많이 서술 되는 것을 볼 수 있다. 예를 들어 좌측에 이명이 오면 담경락(양쪽 측면에 있는 경맥)에 의한 것이라고 하고, 우측에 이명이 오면 신장경맥에 병이 있다고 하고, 양쪽 귀에 이명이 오면 위경맥에 문제가 있어 온다고 진단한다. 그런데 이러한 원인을 쫒아가 분석해 보면 모두 그 경맥이 가는 길의 불균형에 원인이 있음을 알 수 있다. 필자 또한 좌측에 이명이 발생하였고, 책을 보지 못할 정도로 심했는데 병원을 가 보니 우측 담경맥에 뇌종양이 있었다.

동양의학에서는 중풍의 경우에도 좌, 우의 원인을 다르게 인식하여 치료법도 다르게 제시하였다. 왼쪽을 쓰지 못하면 혈을 보하라고 했으며, 오른쪽을 쓰지 못하면 기를 보하라고 하였다. 이를 보면 동양의학은 인체에 대한 접근이 균형에 맞춰져 있다. 특히 기와 혈에 대한 표현으로는 혈과 기는 짝이라하고, 기가 돌면 혈도 따라 돈다고 하였으며, 기가 한번 쉬면 혈도 그만큼 운행되지 못한다고 표현하였다.

좌뇌가 하는 일과 우뇌가 하는 일은 분명히 차이가 있으나 좌뇌형인지 우뇌형인지는 육체의 구조에 제한점을 뛰어 넘으면 된다. 인간의 비대칭은 출생 전부터 시작하여 출생 후 손을 빠는 시기부터구분되기 시작한다. 오른쪽 손가락만 빠는 아이가 있고 왼쪽 손가락만 빠는 아이가 있다. 심지어 뒤집기를 하는 시기에 관찰해 보면 오른쪽만 돌아서 뒤집기를 하는 아이가 있고 왼쪽으로만 뒤집기를 하는 아이도 있다. 이런 패턴이 지속 될 경우 한쪽 뇌가 우세하게 활성화 될 수 있다.

여자 뇌와 남자 뇌

뇌를 반으로 쪼개보면 대뇌 아래 특이한 곡선이 나타나는데 이곳이 뇌량이라 한다. 뇌들보 라고도 하는 이곳은 좌우 대뇌반구를 연결하는 신경다발이다. 기능이 다른 좌뇌와 우뇌를 교통하는 역할을 한다. 뇌량은 인간에게 특히 발달되어 있다. 좌, 우 기능이 다른 뇌를 연결하여 다리 역할을 하는 뇌량은 남성의 뇌량과 여성의 뇌량에 구조가 차이가 있다.

그림11) 남성과 여성의 뇌량

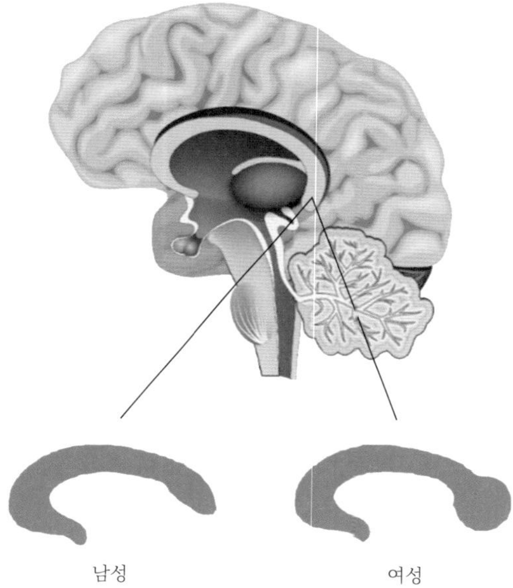

남성보다 여성들이 멀타태스킹이 잘되는 이유는 뇌량 차이라고 보는 시각이 많다. 실제 연구에 의하면 남성의 뇌는 좌측 뇌에서만 반응이 일어나고 여성은 좌반구와 우반구의 정보가 서로 교류하는 것이 발견되었다고 한다.

일반적으로 여성들에 비해 남성들이 눈치가 없다는 핀잔을 더 많이 듣는 편이기는 하다. 눈치없이 아내 자랑 한다거나 눈치없이 아내 핀잔을 계속하거나 하는 행동을 해서 주변에서 눈치 없다는 소리를 많이 듣는 것도 남성들이 많다. 물론 여성들도 눈치 없이 행동하는 경우가 있지만 보편적으로 남성이 많은 편이다.

뇌량은 해부학적으로 남녀 차이가 분명한 곳이다. 여성들의 뇌량은 끝이 둥글고 두꺼우나 남성들의 남성들의 경우는 얇고 끝이 뾰족한 것을 볼 수 있다. 남성은 여성보다 뇌의 무게도 많이 나가고 크기도 더 크고 뇌량도 남성들이 여성들보다 더 크다고 한다. 드라마를 여성들이 더 좋아하는 이유도 뇌량 때문이라고 보는 시각도 많은데 이는 신경다발로 이루어진 뇌량이 좌뇌와 우뇌를 단순히 잇는 것이 아니고 감성도 관여하기 때문이다.

여성들은 남성들보다 좌뇌와 우뇌의 협업 관계가 더 잘되기 때문에 멀티스태킹이 남성들보다 더 우위에 있다. 대신 남성들은 한꺼번에 여러 가지 일을 하지 못하지만 한가지 일에 집중하는 강도가 여성보다 훨씬 우위에 있다. 아마도 세계적인 음악가나 철학자중 여자가 흔치 않은 것은 혹시 뇌량의 형태 차이 아닐까 조심스럽게 생각해본다.

동양의학에서는 여성의 병을 남성의 병보다 열배는 치료하기 어렵다고 말한다. 그 이유에는 여성의 병은 감정이 쌓여 병이 되는 경우가 많기 때문이라고 설명하고 있다. 그 만큼 동양의학에서는 감정으로 인하여 오는 병을 크게 생각한다는 것이다.

본능의 뇌

본능의 뇌는 뇌간 부위를 말하는데, 본능적으로 자기보전과 동족보전을 위하여 행동하는 피충류의 뇌라고도 하며, 생존의 뇌라고도 한다. 파충류의 뇌가 인간의 뇌줄기에 해당하는 형태와 기능을 가지고 있다하여 붙여진 이름으로 해부학적 위치는 뒤통수와 척수를 연결하는 부위에 있고, 뇌줄기라고도 한다.

그림12) 본능의 뇌

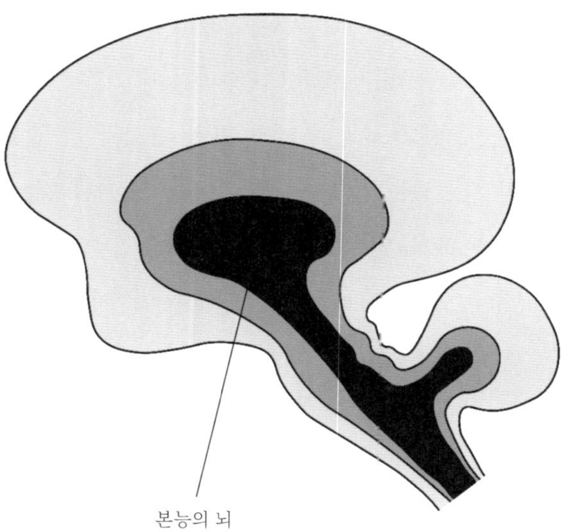

인간의 뇌에서 뇌간은 중뇌, 교뇌, 연수이고 소뇌와 함께 본능의 뇌라고 말한다. 본능의 뇌, 생존의 뇌라고 말하는 것은 호흡, 심장 박동, 혈압 등 생존하는데 기본적으로 필요한 것들을 조절하는 곳이기 때문에 붙여진 이름이다. 그래서 이곳이 손상되면 뇌사상태에 빠지게 되거나 우리가 병원 중환자실에서 많이 보는 자기 스스로 호흡을 할 수 없는 상태가 된다. 인간은 최종 사망 원인이 뇌사인가 심장사인가에 따라 죽음 후 맞이하는 상황이 완전히 다르다. 장기 기증의 경우 심장사로 죽음을 맞이한 사람은 각막밖에 제공 할 수 없지만 뇌사로 죽음을 맞이한 사람은 심장, 신장, 간, 폐를 다른 사람에게 이식할 수 있어 많은 것을 주고 갈 수 있다.

우리가 일반적으로 알고 있는 뇌사와 식물인간을 같은 개념으로 혼동하는 경우가 많은데 엄연히 뇌사와 식물인간은 의학적으로 다른 개념이다. 뇌사는 뇌줄기가 손상되어 일어나는 것이고 식물인간은 뇌줄기가 손상을 입지 않고 뇌의 망상활성화계와 대뇌피질부가 손상을 입으면 의식이 없어지기 때문에 인간만이 가지고 있는 고유한 의식을 표출 할 수 없게 되는 것이다. 그래서 인간이 의식 없이 사는 삶 즉 깨어있지 않은 삶을 사는 사람을 식물인간에 비유하는 것이다. 뇌사는 다시 깨어 날 수 없지만 식물인간은 몇십년 누워 있다가도 깨어날 가능성이 있기 때문이다. 살아있는데도 식물인간처럼 사는 사람은 자기의 뇌를 다시 깨어나게 하는 방법을 지금 이 순간부터 생각해야 한다.

중뇌는 시각정보를 다른 감각과 통합하여 처리하는 곳이다. 우리가 눈으로 본 모든 것들은 여기서부터 반사가 시작된다. 이곳에는 제 3번 뇌신경인 눈을 돌리는데 작용하는 동안신경이 있고, 제 4번 뇌신경인 활차신경의 핵이 위치하기 때문에 안구운동에 중요한 역할을 한다. 파충류가 먹이를 포착할 때 눈동자를 굴리는 것처럼 인간도 본능적 욕구 충족을 위한 행동을 하기 전에 눈동자를 굴리며 주변을 살핀다. 하지만 물질이 풍부한 사람도 진정한 행복감을 느끼지 못하는 경우가 간혹 있는 것을 보면, 인간은 본능의 뇌로만 사는 것이 아니라 다른 행복감을 추구하는 조건이 있다고 본다. 인간은 가치 있는 삶에 행복감을 느끼는 존재이기 때문이다. 인간을 제외한 동물들이 먹이감을 보면 눈을 돌려 낙아 채듯 인간의 뇌도 목표가 나타나면 뇌가 적극적으로 활동한다. 먹이, 물질 등 일차원적 목표를 향해 달려나가는 본능의 뇌에 국한되지 말고, 보다 고차원의 뇌를 사용하는 방향으로 뇌신경의 네트워크를 형성해야 한다.

인간의 귀에 들어 온 신호는 본능의 뇌를 거쳐 대뇌로 보내진다. 이 말은 소리가 단순히 음향이 아니라 대뇌에 보내져 판단의 기준이 되는것을 뜻한다. 즉 진짜 나에게 필요한 소리를 분별하기 위해 본능의 뇌로만 생각하지 말고 보다 고차원적인 사고를 가져야 한다.

중뇌의 흑질이라는 부위는 도파민을 생성하는 신경세포가 위치한다. 필자는 임상에서 뒤통수뼈의 움직임이 제한적인 사람들에게 파킨슨이 올 수 있는 확률이 높다고 조언하는데 그 이유가 뒤통수뼈의 움직임 제한은 이 흑질 부위의 도파민 신경세포의 결함을 일으킬 수 있다고 생각하기 때문이다. 그러나 대부분의 환자는 검사상에 진단이 나와야 그때서야 경각심을 가지는데 특히 파킨슨의 경우 진단이 나왔을 때는 이미 늦었다는 것도 잊어서는 안된다.

인체는 구조적 제한이 있는 곳은 병소가 따르기 마련이다. 특히 뇌는 단단한 뼈로 둘러싸여 있기에 구조적으로 제한이 있는 곳을 간과하기 쉽다. 필자는 뇌 단층 사진을 볼 때 가장 먼저 구조의 틀과 균형을 본다. 단층촬영은 수평으로 잘라서 나오기 때문에 특히 머리뼈들의 균형을 보기가 좋다. 필자가 뇌종양으로 MRI를 찍었을 때에도 수술을 담당하신 의사는 병소부위의 종양에 대한 말은 하였으나 중심뼈인 나비뼈가 틀어진 것은 말해 주지 않았다. 파킨슨 환자도 마찬가지이다. 뒤통수뼈가 어떤 이유로 움직임에 제한되어 있으면 제한되어 있는 부위의 뇌신경세포들의 퇴행이 올 수 있다는 것을 알고, 자신의 몸에 대해 주체적으로 관여하여 가장 몸에 적합한 치료를 선택해야 한다.

교뇌는 제5번 뇌신경인 삼차신경과 제6번 뇌신경인 외전신경, 제7번 뇌신경인 안면신경, 제8번 뇌신경인 내이신경의 핵이 위치하는 곳으로 이 신경들이 나타내는 각각의 기능을 수행하는 곳이다. 또 이곳은 대뇌, 뇌간, 척수의 정보를 소뇌로 전달하기 때문에 신체의 운동을 조절하게 된다. 생명을 유지하는 가장 기본이 되는 것 중 하나인 호흡을 조절하는 호흡조절중추가 바로 이곳에 위치한다.

그림13) 뇌간과 뇌신경

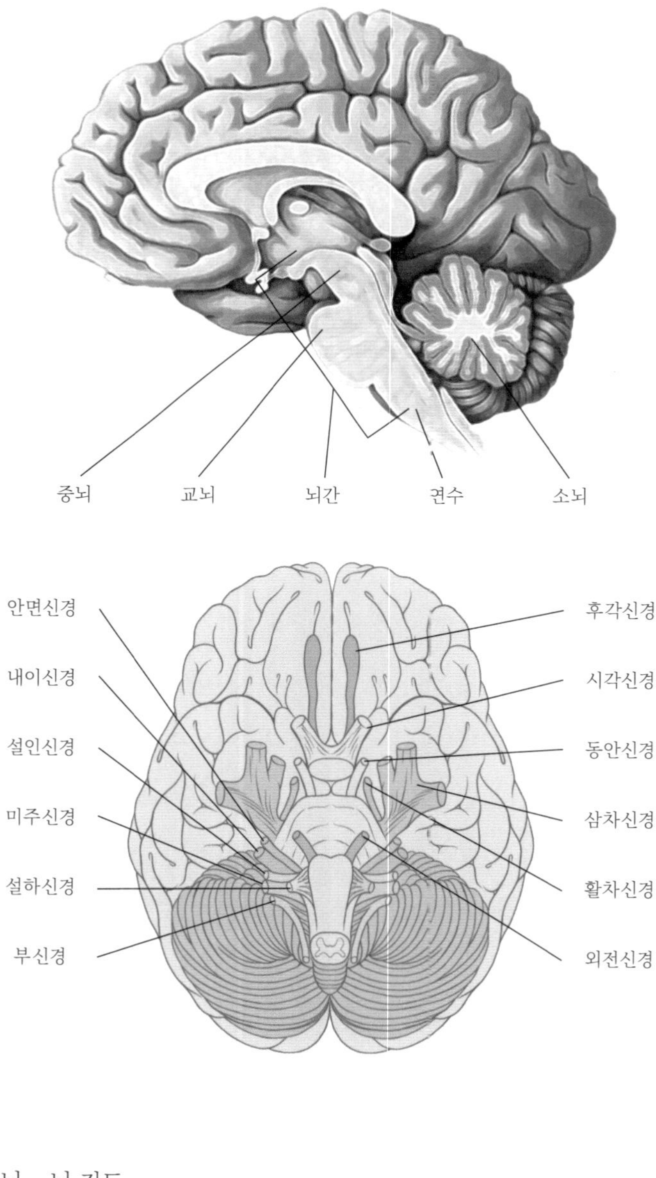
중뇌
교뇌
뇌간
연수
소뇌
안면신경
내이신경
설인신경
미주신경
설하신경
부신경
후각신경
시각신경
동안신경
삼차신경
활차신경
외전신경

연수는 9번 뇌신경인 설인신경이 있고 제10번 뇌신경인 미주신경, 제11번 뇌신경인 부신경, 제12번 뇌신경인 설하신경의 핵이 위치하는 곳이다. 연수에는 심혈관의 기능과 호흡리듬을 조절하는 중추가 위치하고 있고 내장감각정보가 있어 내부장기부터 나타나는 정보를 중추로 보내는 기능을 수행하고 있다.

감정의 뇌

감정의 뇌는 인간의 뇌 중 변연계부위를 말하며 포유류의 뇌라고 말한다. 대뇌피질과 뇌줄기 사이에 위치하는 변연계는 포유류에서 가장 발달되어 있다하여 포유류의 뇌라고 말한다.

변연계는 해마와 편도핵, 시상, 시상하부, 뇌하수체의 구조물이 있다. 변연계는 의식적인 기능과 무의식적인 기능, 지적인 기능 또 감정의 상태를 조절 할 수 있고, 학습, 기억을 저장 할 수 있는 기능을 담당하는 부위이다.

해마는 기억과 연관된 신체 기관이다. 기억이란 간직한 것을 떠올리는 것 즉, 뇌신경세포가 과거의 어떤 순간을 다시 연결하는 것이다. 인간은 모든 것을 감각을 통해서 받아들이고, 그 자극이 새로울 때 뇌로 가는 신호도 더 강해진다고 한다.

그림14) 감정의 뇌

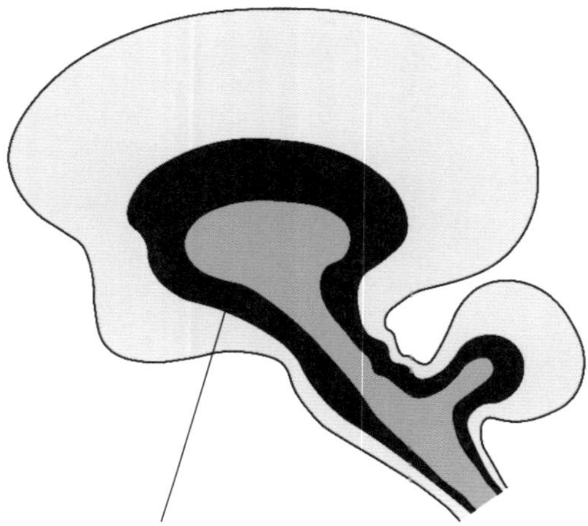

사람마다 반복하는 생각의 패턴이 있다. 돈을 생각하는 사람, 쾌락을 찾아 헤매는 사람, 복수를 생각하는 사람 등 각자 자기만의 어떤 생각에 사로 잡혀 있다. 이러한 반복적인 생각은 사고의 습관을 만들고, 습관화 된 사고로 인해 신경망이 한번 길을 터놓으면 생각, 행동, 감정 등이 반복적으로 그 신경회로를 사용할 것이고, 그로 인해 그 신경회로는 뇌에 깊이 각인 되어 본인이 인지하지도 못한 채로 활성화된다. 그래서 우리는 뇌의 사용자가 자기자신이라는 것을 깊이 새기고, 자신의 뇌에 어떤 신경회로의 길을 닦을 것인가에 대한 깊은 고찰이 필요하다. 그러므로 우리는 스스로 만든 반복적인 일상의 신경회로가 뇌에 기억으로 저장되어 스위치만 누르면 현상화 된다는 것을 잊지 말아야 한다.

해마는 측두엽 안쪽에 위치하여 1cm정도 지름에 길이가 5cm정도 되는 곤봉의 형태를 가지고 있다. 해마의 주된 기능은 학습과 같은 의식적이고 오래 된 것을 보관하는 장소로 알려져 있다. 또한, 감정행동에도 일부 작용하며, 시상하부의 기능을 조절하는 역할도 한다. 해마가 손상되면 새롭게 받아들이는 정보를 기억할 수 없게 되어, 단기기억을 장기기억으로 전환 및 저장하지 못한다.

기억은 정보의 유형에 따라 서술기억과 절차기억으로 분류할 수 있다. 서술기억은 학습을 통해서 정보를 저장 한 후 의식적으로 다시 불러내는 기억을 말한다. 절차기억은 반복 학습을 통해 무의식적으로 저장되어 다시 불러낼 필요가 없이 몸이 기억하는 것을 말한다. 단기기억에는 용량의 한계가 따른다. 따라서 단기기억은 반복을 거듭해야만 서술기억으로 저장되어 언제나 의식적으로 꺼내 사용 할 수 있게 된다. 또한, 우리가 경험하는 정보는 해마 단독으로 저장되는 것이 아니고 눈, 코, 입, 귀, 피부감각과 연합하여 기억으로 저장된다. 해마는 반복적으로 사용하는 것은 물론 미래에 사용할 가능성이 있는 정보는 장기기억으로 저장한다고 한다. 그리고 새로운 것을 추구할 때 활발해진다고 한다. 사람마다 차이는 있지만 단어의 경우 약 7개가 단기기억의 한계라고 한다. 일반적으로 단기기억이 소멸되는 시간은 18초가 마지노선이며, 그 안에라도 장기기억으로 넘겨 저장되면 언제나 사용할 수 있는 기억의 저장이 된다. 특히 청소년들의 경우 반복학습을 통해 장기기억으로 저장해야만 언제나 꺼내서 사용 할 수 있게 되어 학습효과가 좋아지는 비법이 된다.

그림15) 대뇌 변연계 구조

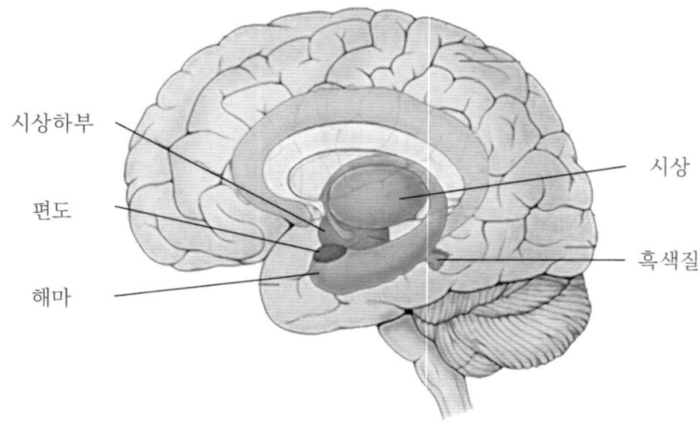

편도체(amygdala)는 마치 아몬드처럼 생겼다고 하여 이름이 붙었다. 작은 구형의 아몬드 모양으로, 변연계의 가장 깊은 곳에 위치하고, 공포, 분도 등 감정과 관련된 학습과정에 매우 중요한 역할을 한다. 해마와 같이 기억에 관련되어 있지만, 해마와는 정서에 관한 기억이나 정서적 학습기억에 관여한다는 차이가 있다. 해마는 의식적인 기억을 저장하고, 편도체는 이와 달리 무의식의 기억을 저장한다. 그래서 편도체에 어떤 기억이 강하게 각인되면 그때부터는 의지로 조절이 어렵게 된다.

인간의 편도체에 손상이 오면 감정을 인식하는데 장애가 발생한다. 특히 여러가지의 감정 중 분노와 공포에 대한 인식을 하지 못한다. 연구에 의하면 무서운 얼굴을 볼 때 편도체의 반응이 활성화된다고 한다. 반대로 사나운 동물의 편도체를 제거하니 낯선 사람이 만져도 얌전해지는 연구결과가 나왔다고 한다. 또 다른 연구결과에 의하면 편도체의 크기는 사회적 관계와 연관성이 있어 큰 편도체를 가진 사람은 더 복잡한 사회적 관계를 맺고 있으며, 더 많은 정서지능을 갖고 있고, 다른 사람들이 물리적으로 가까이 있을 때 더 활성화 된다고 한다. 그리고 정서적 기억이 저장되는 곳이기 때문에 누군가를 좋아하면 유쾌한 감정이 기억 되어 다시 그 감정을 느끼려고 반복하여 그 기억을 꺼내 행동으로 옮기게 된다고 한다.

최근 사회적으로 이슈가 되고 있는 사이코패스는 반사회적 인격장애증을 가진 사람들을 말한다. '정신의'라는 뜻의 접두어 'psycho'와 '-의 결핍 또는 이상'을 뜻하는 접미어 '-path'가 결합된 단어이며, 어원을 따져보면 마음이 결핍된 질병이라는 의미가 된다. 영국의 회사 경영자 6명중 1명이 정신적으로 반사회적 인격장애가 있다는 통계가 나왔을 정도로 사이코패스는 우리 곁에 흔하게 존재할 수 있다.

사이코패스의 편도체에서는 감정적인 처리 방법이 일반인과 매우 다르다. 정상적인 편도체는 어떤 정서의 형태든지 자극이 가해지면 활발해지지만 사이코패스의 경우는 타인이 고통스러워하거나 괴로워해도 별 감정에 변화가 없다. 행복, 슬픔, 공포, 분노라는 원초적 감정 중추에 병이 든 것이다. 그러나 과학자들의 연구에 의하면 행복, 슬픔, 공포, 분노의 감정을 장기기억으로 저장 할 때 편도체는 어떤 신경세포도 사용하지 않는다는 것을 발견하였다. 그래서 이러한 네 가지의 감정부위가 편도체의 어느 부위인지는 아직 정확히 발견되지 않았다고 한다.

보통 타인의 감정을 판단할 때에는 얼굴의 표정이 그 기준이 되는데, 이 때 얼굴에 나타나는 감정에 반응하는 것이 편도체이다. 관자엽 깊숙이 들어 있는 편도체가 얼굴에 나타나는 감정에 반응하는 것이다.

요즈음에는 기분 나쁜 소리를 했다고 사람에게 상해를 가하는 일이 뉴스에 심심치 않게 들린다. 필자는 이런 극단적 현상을 개선하기 위해서는 약물치료가 아닌 관자엽에 대한 접근 방식을 새롭게 가지면 유사한 감정표현에 의한 사건사고에 도움이 되지 않을까 하는 생각이 든다. 필자가 생각하기에는 최근의 사람들은 코로나로 인해 몇 년 동안 마스크를 착용하는 시간이 지속되어 귀에 고무밴드로 관자뼈가 움직이지 못하도록 고정한 상태로 시간을 보내게 되었고, 이로 인해 관자엽 움직임에 제한이 생겨 감정적 악영향을 미치고 있는 것으로 보인다. 관자뼈의 정상적인 운동성에 변화가 생겨 관자엽 즉 관자뼈 아래의 뇌세포들이 영향을 받은 것이다.

시상하부는 뇌 전체의 1% 밖에 되지 않고 시상 아래에 위치한다. 아주 작지만 항상성 중추로서 인간에게 중요한 구조이다. 시상하부는 감정표출은 물론 체온조절이나 배고픔, 갈증 등 다양한 행동들을 조절하고 있다. 자율신경계를 조절하는 중추로 알려져 있는데, 대표적으로 포만감 조절, 섭식 조절, 혈압조절, 위액 분비 조절 기능이 있다. 시상하부에 앞쪽이 자극 받으면 위액이 분비되고, 이는 위산 과다의 원인이 된다. 뒤쪽 시상하부가 자극받으면 혈압 상승하고, 안쪽 시상하부가 자극받으면 음식물 섭취를 억제하게 되며,

바깥쪽 시상하부가 자극받으면 식욕이 증진된다. 시상하부는 나비뼈 있는 곳에 위치하기 때문에 나비뼈의 비틀림에 의해 의도치 않은 자극을 받을 수 있다.

변연계를 감정-반응두뇌라 불리는 것은 두뇌로 들어오는 정보를 강력하게 반응하기 때문이다. 이곳에 강력한 반응이 온다면 통제하기가 쉽지 않다. 조절되지 못하는 충동은 변연계의 고삐가 풀린 상태에서 발생하는 행동 패턴이기 때문이다. 인간의 몸에서 발생하는 모든 정보는 거의 시상을 거쳐 뇌로 전달된다.

때로 우리가 충동적으로 유사 행동을 하는 경우는 습관적이라고 말한다. 고치지 못하는 습관 또는 행동을 말할 때 '유전이야'라고 말하곤 하는데, 인간은 정신적으로나 육체적으로 물려받은 발현되지 않은 모든 DNA유전자를 새롭게 가공할 수 있는 가능성이 누구에게나 있다는 것을 잊으면 안된다.

DNA는 대부분 생명체의 유전정보를 담고 있는 화학물질의 일종을 말하는데 인간의 DNA유전자는 1.5%만 발현하고 나머지 98.5%는 유전정보를 가지고 있지 않아 발현되지 않는다고 한다. 우리가 부모님의 모습을 닮는 것도 이 DNA의 힘이다. 인간의 뇌를 볼 때 뇌의 어떤 채널을 열고 사는 가에 따라 뇌의 신경세포 네트워크도 달라지고 활성화되는 부분이 모두 다르기 때문에 단순히 눈에 보이는 1.5%의 발현된 유전자에 목매일 필요 없이 아직 발현되지 않은 유전자를 새롭게 가공하는 것이 더 건강한 삶을 위한 길이라고 필자는 생각한다.

생각의 뇌

필자는 인간의 특별함이 자기 자신의 정체성에 대해 인식하는 것에서 온다고 생각한다. 수많은 포유동물 중 오직 인간에게만 존재하는 의식체계는 대뇌피질에서 만들어진다. 개인마다 의식의 깊이 차이가 있지만 인간이라면 살아 있는 한 의식의 깊이에 관계없이 모두 느끼며 살아간다. 인간이 의식이 없다는 것을 식물인간으로 표현한다. 식물인간이 되었다는 것은 뇌줄기의 기능은 살아 자발호흡은 가능하지만 대뇌에서의 문제로 인해 의식하지 못하는 것 즉, 숨은 쉬나 자기의 정체성을 인식하지 못하는 것을 말한다.

그림16) 생각의 뇌

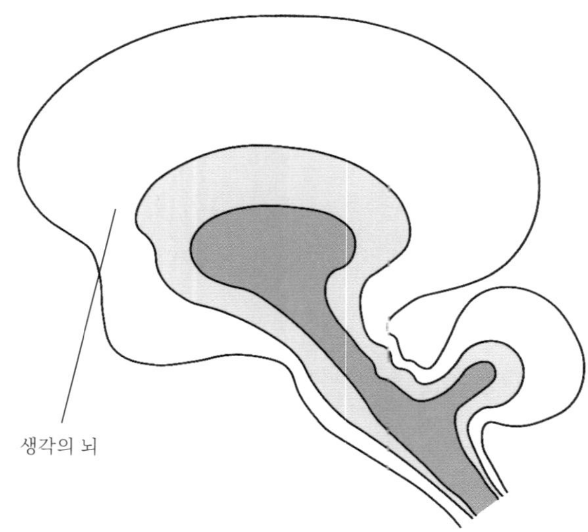

생각의 뇌는 이성의 뇌라 불리며, 인간을 깨어 있도록 만드는 인간 뇌라고 표현하기도 한다. 인지기능을 담당하는 대뇌피질이 인간이 인간답게 살 수 있도록 관장하는 부위이기에 붙여진 명칭이다.

뇌가 최초 발생하는 순간부터 대뇌피질은 다른 동물과 다르게 성장한다. 인간을 포함한 모든 동물은 출생 전 뇌의 뉴런이 매우 빠르게 성장한다. 그러나 출생 후 인간을 제외한 동물은 뇌의 성장이 멈추고, 인간은 출생 이후에도 약 2년간 빠르게 성장한다. 게다가 인간은 죽을 때 까지 뇌 신경세포의 변화가 일어난다.

인간의 뇌는 생물계의 최고의 예술품이라고 말할 만큼 정교하다. 이처럼 정교한 뇌가 어머니의 배 속에서 만들어지는 시간은 고작 5주정도이다.

인간이 다른 포유류와 가장 다른점은 바로 뇌이다. 특히 인간은 몸체 대비 뇌의 크기가 일반 포유류에 비해 6배나 크다. 또한 뇌의 활동으로 인해 인간답게 살 수 있게 만드는 고차원적인 뇌를 가지고 있다. 이성적 사고나 생각의 의지를 반영하는 것들이 다른 포유류가 가진 뇌와 다른 점이다.

인간은 1개의 수정란에서 시작하여 60개조의 세포로 분화한다. 인간의 몸을 유지하는 세포들은 마치 인간의 삶과 같이 죽고, 다시 새롭게 태어나면서 항상 비슷한 수의 세포를 유지하고 있다. 또한, 사람의 수명은 모두 다르며, 생리학적 인간의 수명인 150살까지 살기 위해서는 매일 죽어가는 10만개의 뇌신경세포를 어떻게 관리하느냐가 매우 중요하다.

대뇌피질을 넓게 편다면 신문지 반 장정도의 크기이고, 단단한 머리뼈 안에서 주름진 모습을 하고 있다. 대뇌피질의 주름은 표면에 접해 1/3을 차지하는 돌출 된 '이랑'과 전체 면적의 2/3를 차지하고 주름져 안으로 들어간 '고랑'으로 불린다. 대뇌피질은 두께가 2-4mm정도 되는데 부위에 따라 기능이 다른 것이 특징이고, 기능적으로 크게 감각영역과 운동영역이 있으며, 이 두 곳을 연결하는 연합영역으로 나뉜다. 대뇌피질은 홈에 따라 앞부분의 전두엽, 뒷부분의 후두엽, 양쪽 측면의 측두엽, 중앙부위의 두정엽으로 나뉜다. 전두엽은 대뇌의 40%를 차지하고, 창조성과 의욕에 관련된 일을 한다. 후두엽은 시각중추가 있어 가장 먼저 뇌에 외부의 정보가 접하는 곳이기도 하다. 눈에서 들어오는 모양이나 움직임의 정보가 먼저 후두엽으로 들어와 모양은 측두엽으로 움직임은 두정엽으로 보낸다.

그림17) 대뇌피질

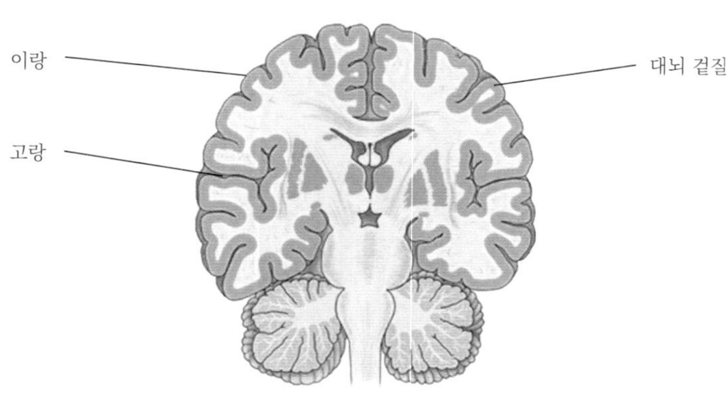

두정엽은 외부로부터 오는 감각 정보를 통합하고, 공간인식을 관여 하는 곳이다. 우리의 손이나 발, 몸 전체의 피부를 통해 몸의 위치에 대한 정보를 탐지 할 수 있어 체감각 영역이라 부른다. 특히 외부환경으로부터 들어오는 정보가 많은 곳으로, 그 정보를 운동감각을 조절하는 영역으로 보내게 된다. 우리가 타인과 나를 경계 지을 수 있는 것도 피부감각을 통해서 전달되는 정보를 두정엽에서 구분하기 때문이다. 흔히 나를 비운다는 말은 나를 자각하지 말라는 말과 같은 의미를 가진다. 나를 자각하지 않을 때 인간의 고유영역인 대뇌피질이 의식을 더 큰 세계로 안내한다.

그림18) 대뇌 영역

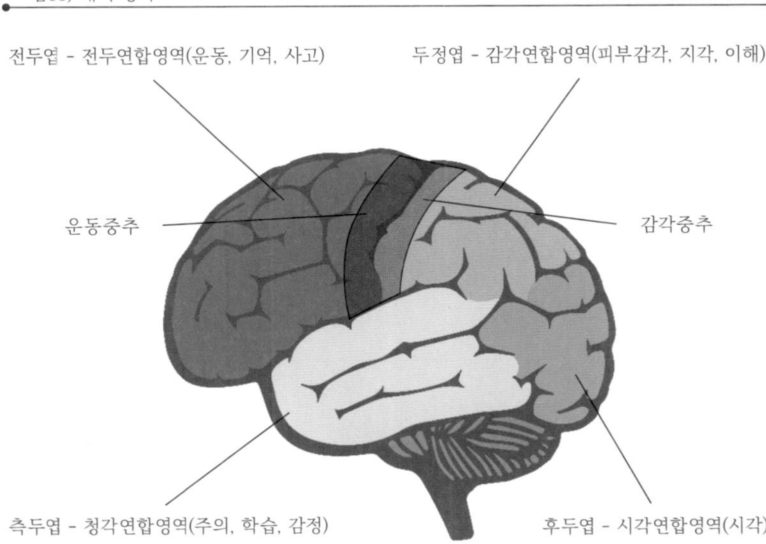

측두엽은 청각 조절중추가 있으며, 인지기능과 기억기능을 가지고 있다. 청각 인지 뿐 아니라 시각으로 들어온 모양을 인지하는 것도 측두엽에서 처리한다. 듣는다는 것은 소리를 단지 소리를 듣는 것이 아니라 소리를 이해하는 것이다. 언어 속에 상대방의 생각과 마음이 담겨 있기 때문에 그 소리를 올바르게 해독해야만 오류가 생기지 않는다. 우리의 뇌는 소리의 의미도 판단하지만 소리의 형태에 따라서 처리하는 부위가 다르다. 음악치료라는 것이 이제는 전문분야로 자리 잡았지만 동양의학에서는 예전부터 오행과 궁(宮) 상(商) 각(角) 치(徵) 우(羽)라는 오음을 오장육부에 배속시켜 오장육부를 소리로 치료하였다.

단지 동양 뿐아니라 그리스 철학자들도 음악은 육체와 영혼을 치료 할 수 있다고 하였다. 이처럼 동, 서양 모두 뇌에 대한 연구가 밝혀지기도 전에 음이 뇌에 작용하는 것들을 인식하였다. 동양의 오음과 서양의 음을 비교하여 율수가 같은 것끼리 비교하면 아래와 같다.

표1) 동양의 오음과 서양의 음률 비교

오음	궁	상	각	치	우
율수	81	72	64	54	48
'도' 기준 피타고라스 음률	도	레	미	솔	라

동양의학에서의 음에 따른 내장기배속은 아래와 같다.

표2) 동양의 오음과 오행과 훈민정음 대응 비교

오음	궁	상	각	치	우
오행	土	金	木	火	水
오장	비장	폐	간장	심장	신장
입의 모양	순음	아음	치음	설음	후음
훈민정음	ㅁ, ㅂ, ㅍ, ㅃ	ㄱ, ㅋ, ㄲ	ㅅ, ㅈ, ㅊ, ㅉ, ㅆ	ㄴ, ㄷ, ㅌ, ㄸ	ㅇ, ㅎ

대한민국의 위대한 유산 훈민정음도 우주 만물의 생성원리인 음양오행에 기초를 두고 만든 소리이다. 그에 따라 우리가 가진 이름 또한 구성이 모두 오음으로 이루어져 있기에 어떤 이름은 소리가 조화롭게 들리고 어떤 이름은 소리가 조화롭지 못하게 들린다. 우리의 뇌가 소리마다 처리하는 부위가 다르고, 이로 인해 소리를 처리하는 뇌의 반응이 모두 다르기 때문이다.

후두엽은 시각의 중추가 있는 곳이다. 시각으로 들어온 정보를 처리하는 과정은 꽤나 복잡하다. 눈으로 들어온 정보는 6개로 구분된다. 후두엽에서는 빛 처리영역, 모양 처리영역, 움직임 처리영역, 위치 처리영역, 색깔 처리영역, 밝기 처리영역으로 나뉘어 들어온 정보에 따라 전달하는 기관이 측두엽인지 두정엽인지 결정하는 역할을 한다. 이러한 일련의 과정을 통해 우리는 무엇을 보았는지 인식하게 된다. 그래서 시각적 경험이 있는 후천적 시각 장애인들은 무언가 볼 수 있는 꿈을 꿀 수 있으나, 선천적인 시각 장애인 들은 뇌에 저장된 시각의 정보가 없기 때문에 화면보다 소리 위주의 꿈을 꾼다고 한다.

전두엽은 의식을 인식하는 중추로 자기인식이 이루어지는 부위이다. 이 또한 인간이 가장 인간답게 살 수 있도록 만드는 영역이다.

전두엽의 기능을 알게 되면 누구나 전두엽을 소중하고 귀중하게 여길 것이다. 인간은 무엇인가에 집중할 때 몸이 움직이지 않는다. 이는 전두엽이 집중 시 차분하게 몰입할 수 있는 환경을 만들어 주는 것이다. 이러한 연유로 인해 자녀를 둔 부모들 특히 수험생이 있는 대한민국의 부모님들이 발달시키고 싶은 뇌 부위이다. 이미 많은 제품, 상품 등에서 전두엽 활성화를 위한 방법을 여러 가지 마케팅으로 활용하고 있다.

만약 인간에게 전두엽이 없다면 인간은 꿈도 없이 다른 포유류처럼 하루하루 살아가기 급급한 본능에 충실한 포유류가 될 것이다. 차원 높은 생각을 하고, 그 생각을 실현 시킬 수 있는 전두엽이 있기 때문에 가치 있는 삶을 소망하며 실현할 수 있는 것이다.

갓 태어난 어린아이들은 대천문이라는 숨구멍을 가지고 있다. 이 숨구멍이 닫혀 이후에 관상봉합이 된다. 이 숨구멍은 생후12개월부터 닫히기 시작하여 2년이면 완전히 닫혀 두정골과 전두골이 만나 관상봉합을 만든다. 이 봉합이 너무 일찍 닫히거나 너무 늦게 닫히면 아이가 성장하는데 문제가 따른다. 숨구멍은 엄마의 산도를 빠져 나올 때 두개골에 유연함을 제공해주고 뇌가 성장할 수 있도록 머리뼈의 공간 확보에 중요한 역할을 하는 곳이다.

그림19) 대천문과 소천문

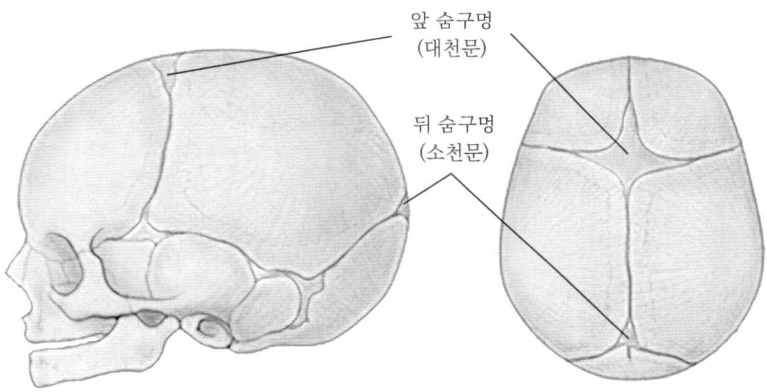

현재 ADHD의 원인이 명확히 밝혀지지 않았지만 ADHD환자에게서 전전두엽 피질 영역의 활성도가 떨어지는 것으로 보고 되었다. 또 폐쇄성 수면무호흡증이 있는 환자 중 최대 95%가 ADHD증상이 있다는 보고도 있는 것으로 보아 뇌의 실질뿐 아니라 관상봉합에 대해서도 관심을 가져야 한다.

현대에 이르러서는 강박성 장애를 가진 사람들이 점점 늘어나고 있다. 다수의 연구에 따르면 뇌 스캔 시 강박성을 가진 사람의 경우

안와전두피질부분에서 활성화가 나타났다고 한다. 전두엽의 안와전두피질은 대뇌피질 중 의식정서와 연관되어 있다. 강박장애는 안와전두피질의 신경회로의 과잉작동에 따른 것이다. 사실 필자도 어느정도의 강박성 장애를 가지고 있다. 오히려 필자는 이러한 강박을 삶에 도움되는 방향으로 활용하였다. 필자는 다른 일에는 관심이 없고 한가지에만 집착하는 증상을 가졌는데 이 집착을 동양의학적 해부학을 해석하는 것 모두 쏟아부었다. 물론 특정 음식을 한달내내 먹어야 하고, 시간의 숫자가 00을 딱 맞춰야 하는 강박도 있지만 이 모든 강박 현상들이 타인과 사회생활 하는 데는 큰 불편함을 초래하지는 않았다. 인간이 일어나는 모든 충동은 내면으로 들어가 보면 결국 욕구와 관련되고, 이것이 표면화 될 때 행동으로 나타난다고 한다. 현대사회는 자기 뇌의 고위중추를 사용하여 인식에 다른 절제를 하지 않는 사람이 더 많기 때문에 누가 환자인지 구분하기가 매우 어려운 상황이다.

CHAPTER 2

얼굴

내가 가치 있는 발견을 했다면

다른 능력보다

참을성 있게 관찰한 덕분이다.

- 아이작 뉴턴 -

얼굴의 내면지도

우리는 매일 자기의 얼굴과 마주 대하며 무엇을 보는가. 우리는 자기의 앞면 얼굴을 보지만 무의식적으로 생각하고 있는 자기 자신의 머릿속을 보고 있다. 마주 대하는 것은 얼굴이지만 우리는 늘 자신의 내면을 들여다보고 있는 것이다. 거울을 보면서 이목구비의 불균형적인 요소나 피부의 처짐 또는 새롭게 돋아난 뾰루지의 정체에 더 눈이 가는 것이 사실이다. 하지만 우리는 단순히 얼굴의 현상만을 바라보는 것이 아니라 알게 모르게 보이지 않는 자기 내면의 얼굴을 보고 있다. 필자는 이것을 정신적 응시라고 말한다.

로마의 철학자 키케로는 '얼굴은 정신의 문이며 그 초상이다'라고 했으며, 얼굴에서 나타나는 감정과 표정은 뗄 수 없는 관계임을 강조하고 있다.

인간의 얼굴은 양 쪽의 44개의 표정근육으로 6000개의 표정을 만들 수 있다고 한다. 이렇게 많은 근육으로 무수한 표정을 만들어 세계 어느 곳에서나 언어가 통하지 않아도 바디랭귀지(body language)로 소통이 가능하게 한다. 인간의 얼굴에 있는 근육은 다른 동물들보다도 훨씬 디테일하다. 크게 저작근과 표정근으로 분류하는데 표정근육은 좌측 22개 우측 22개로 이루어져 피부에 고정되어 있다. 표정근육은 감정에 따라 뇌의 지령을 받아 순간순간의 변화무쌍한 표정을 만들어 낸다. 얼굴의 작은 움직임만으로도 우리는 상대방의 감정을 읽을 수 있다는 것이다.

얼굴의 표정근육 중 눈을 둘러싸고 있는 눈둘레근은 진짜 미소에서만 사용된다. 억지로 웃을 때는 입꼬리당김근을 주로 사용하고 눈둘레근을 사용하지 않는다.

송나라 때 마의(麻衣)선생의 가르침을 집필한 마의상법(麻衣相法)은 관상학의 가장 기본이 되는 책이다. 이 책에 의하면 부끄러운 일을 겪으면 얼굴이 붉어지고, 좋은 일이 생기면 얼굴에 생기가 넘치게 되고, 화가 나면 얼굴이 잔뜩 짜증스러워 지는 것은 무형의 마음이 유형의 상으로 나타나는 것이라고 하였다. 무형의 마음이란 그 기분에 따라 변하는 오장육부의 움직임이며, 오장육부의 움직임은 얼굴뼈의 움직임에 영향을 미쳐 유형의 상으로 나타나게 된다.

관상이란 시간이 지나면 만들어지는 얼굴의 모양새를 보고 내면을 읽는 것으로, 겉으로 드러난 생김새를 가지고 내면의 성격과 기질을 파악하는 유사과학의 일종으로 알려져 있다. 그러나 얼굴을 보고 성격과 특징을 파악하는 것은 고대 그리스 시대부터 시작된 아주 전통적인 분석개념이다.

누구도 하지 못한 방대한 주제에 대한 연구를 진행하였던 그리스 철학자 아리스토텔레스의 관상학에서 관상이란 '정신 안에서 자연적으로 생겨나는 정신적 속성'이라 하였다.

스위스 신학자 요한 카스파 라바터는 신체를 통해 영혼을 측정하기 위한 방법을 모색하였고, 프랑스에서는 형태심리학이라는 이름으로 알려져 있으며, 프랑스 의사 루이코만은 인체 내에서 생명력이 작용하는 것이 얼굴의 모양과 형태를 낳는다고 말했다. 오스트리아 철학자 루드비히 비트겐슈타인은 얼굴은 몸의 영혼이라고 하였다. 또한, 동양에서는 명리학보다 위는 관상이요 관상보다 위인 것은 심상이라고 하였다. 자기 내면에서 일어나는 마음이 만들어 내는 것이 얼굴이며, 얼굴에 특정한 상을 만든다는 것이 핵심이다. 이 말은 세상에 나올 때는 부모님이 만들어 준 얼굴이지만 그 다음부터는 자신이 얼굴을 만들어 간다고 했던 링컨대통령의 말과도 상통하는 말이다. 즉, 인간이 스스로 가지는 사고나 감정, 의지 및 자아와 자신에 대하여 갖는 태도나 신념으로 나타나는 자아의식은 얼굴과 밀접하게 관련되어 나타난다.

인상학(Physiognomik)이란 외모의 구성, 특히 얼굴의 모습을 그 사람의 심성(心性)과 연결해 연구하는 학문이다. 특히 일상생활에서 형성된 정신적, 심리적 상태가 외부로 나타난 모습을 근거로 개인의 성격, 체질, 건강, 사회적 관계를 추론하는 학문을 말한다.

쉽게 말해 사람의 마음을 얼굴을 통하여 보는 학문으로 얼굴에 사람의 마음이 반영되어 얼굴의 각 부위에 그 사람의 성격과 사고방식이 깃들여지고 그에 따라 특정 생김새가 만들어 지는 것을 연구하는 학문이다.

인간의 얼굴에 조화롭게 있는 눈, 코, 입은 한번 태어난 그대로 있는 것이 아니라 삶이 변하는 것과 같이 형태가 변하게 되어 있다.

선천적 DNA는 오장육부의 생김새, 뼈의 형태, 근육의 형태, 결합조직에 내장되어 있는 정보 등 이러한 본래 가지고 태어나는 것을 말하며 후천적 DNA는 가지고 태어난 오장육부에 담겨진 비물질적인 요소을 말한다. 여기서 비물질적인 요소는 환경에 의해 개선될 수 있는 부분을 말한다.

'얼굴은 상징이 모인 조각보'라고 표현하는 것은 눈에 보이는 정보가 아닌 얼굴 뒤에 숨어 있는 또 하나의 내면, 즉 얼굴에 나타나는 여러 가지 감정을 표현한 것이다. 동양의학에서 얼굴을 볼 때 눈, 코, 입 생김새보다 마음의 상을 보는 것을 중히 여긴 것은 내면의 얼굴을 가리키는 것으로 마음의 상이 질병과 밀접한 관련을 갖기 때문이다.

사람의 얼굴은 머리뼈 여덟 개와 열다섯 개의 얼굴뼈가 퍼즐처럼 끼워 맞춰져 있다. 인체를 해부해 보면 얼굴에서 8개의 머리뼈가 비중 있게 차지하고 얼굴뼈는 허무하게 느껴질 정도로 차지하는 비중이 적다.

MIT미디어연구소 펜틀랜드 팀장에 의하면 얼굴은 100개의 조각으로 이루어진 모자이크라 했다. 이 것을 발판으로 인간이 가지고 있는 인식능력보다 더 세분화 된 얼굴인식이 가능하게 되어 이 기술로 신분증을 확인하는 소프트웨어가 사용중이라고 한다.

얼굴에는 상대방에게 기쁨과 행복감을 주는 미소를 나타내는 근육이 있는가 하면 인상을 찌푸릴 때 작용하는 근육도 있다. 웃는 얼굴에 침 뱉지 못한다라는 속담에서처럼 웃는 근육을 많이 사용하는 것이 보기에도 좋다. 특히 입 주위 둘레에 많은 근육들이 연결되어 있어 긍정적 언어를 많이 사용하면 얼굴의 표정을 전체적으로 밝게 만들어 호감 주는 얼굴로 바뀐다. 인체의 다른 곳과 달리 인간의 얼굴은 그대로 노출되는 곳이다. 물론 여성들의 경우는 화장으로 포장할 수는 있지만 화장으로도 가려지지 않는 것이 표정이다. 표정에는 생김새와는 무관하게 상대방이 호감을 느끼거나 비호감을 느낄 수 있도록 만드는 마법이 숨겨져 있다. 화를 반복적으로 많이 내면 화내는 표정근육이 발달 할 수 밖에 없고, 결합조직으로 이루어진 연부조직은 고착화 된 채로 근육이 굳어 상대에게 특정 인상을 심어 줄 수 있다. 외적인 조건이 아무리 좋아도 좋은 성품이 수반되지 않을 때 호감이 가지 않는 이유가 여기에 있다.

얼굴은 타인에게 자신의 정보를 제공해 주는 곳으로 감정의 내부영역이 외부세계로 표현 되는 곳이다. 우리는 상대방의 얼굴에서 슬프거나 기쁘거나 화나는 표정을 본능적으로 읽는다. 얼굴을 보면서 우리의 눈은 상대방의 내면을 읽고 있다. 우리는 상대방의 눈, 코, 입을 보고 있지만 동시에 얼굴 뒤에 있는 그 사람의 내면을 보고 있는 것이다. 얼굴을 보는 전문가가 아니더라도 우리는 상대방을 보고 순하거나, 사납거나, 똑똑하게 생겼다는 것을 순간적으로 파악한다. 인간사회에서 소통의 수단이 언어 뿐이라고 생각할 수 있다. 하지만 드러내지 않아도 말과 함께 소통하는 것이 얼굴이다. 각자가 타인의 이미지를 결정짓는 것은 얼글의 생김새와 함께 자신도 모르게 판단하는 보이지 않는 내면의 얼굴이다. 시각정보로 확인할 수 있는 상대 얼굴의 생김새는 뇌에서의 판단기준이 더해져서 상대방의 내면의 얼굴을 관찰하게 된다. 따라서 얼굴은 인간의 내면의 세계를 외부세계에 보여주는 곳이라 정의 내릴 수 있다. 얼굴이 말한다라는 말이 있다. 내면의 마음을 그대로 얼굴에 표현하는 것을 말한다. 인간의 감정은 생리학적으로 자율신경을 통해 오장육부의 변화와 뇌에서 나오는 신경전달물질들의 변화 속에 만들어진다. 동양의학에서는 오장육부마다 감정을 배속시켜 감정에 따라 오정육부의 기능에 영향을 미친다고 말한다. 이런 관점을 통해 얼굴의 구역을 보고 구조는 물론 어느 장기가 문제인지까지 파악하는 망진법이 탄생하였다. 이 망진법은 수 천년이 지난 지금도 사라지지 않고 사용되고 있다.

얼굴을 연구하는 학자들은 상대방에게 호감을 주는 얼굴의 비율이 있다고 한다. 한때 황금비율의 연예인이 검색어 1위를 할 정도로 광풍이 불었던 적이 있다. 이제 황금비율은 비단 건축가나 예술가들에게만 필요한 용어가 아니라 미디어가 발달함에 따라 대중들의 시선이 장시간 머물게 되는 연예인의 얼글에도 적용할 수 있다.

AI를 통해 생성된 미인들의 얼굴은 완벽한 황금비율로 만들어지기 때문에 앞으로는 오히려 완벽한 황금비율이 아닌 자연스러운 인간의 얼굴이 더 인기가 있지 않을까 예측해본다. AI를 통해 생성된 얼굴은 인간과 같이 눈, 코, 입을 가지고 있고, 비율은 더 시각적으로 뛰어날 수 있지만, 내면의 세계가 없기 때문이다.

서양의학은 인체를 물질로 인식하지만 동양의학에서는 인체를 물질보다 비물질적인 요소에 더 비중을 두고 바라보는 관점이 있다. 특히 얼굴은 물질적인 부분과 비물질적인 요소의 정보가 함께 인식되어 타인을 판단하는 창구가 된다. 얼굴 위에 얼굴이 있다는 것을 누구나 알고 있다. 속 얼굴과 겉 얼굴로 표현하고, 대화 속에 상대방을 두고 가면을 벗겨야 한다거나, 진짜 얼굴을 알고 싶다거나 하는 흔한 표현들은 여기서 비롯된 것이다.

우리에게 첫인상은 사회생활에서 상당히 중요한 부분이다. 첫인상이 나쁘면 사회생활에서 알게 모르게 손해를 볼 수 있다. 왜냐하면 첫인상은 그 사람에 대한 고정관념으로 자리 잡기 쉽기 때문이다. 첫인상은 0.3초라는 짧은 시간에 호감, 비호감으로 정해지고, 3초 안에 디테일이 결정된다. 첫인상이 결정되기까지 뇌에서는 여러 단계를 거쳐 정보를 저장한다. 우리는 상대방을 관찰 시 1초 만에 30가지 이상의 정보를 1차 시각 뇌로 전달한다. 첫 번째 과정은 눈으로 선입견 없이 보고, 두 번째 과정은 감성으로 느낀 다음, 세 번째 과정은 눈, 코, 입에서 나타나는 비물질적인 표정을 읽고, 네 번째 과정은 그 사람의 목소리나 언어적 표현 말의 억양 등을 청각정보로 받아들이고, 다섯 번째 과정으로 최종 판단하여 상대방에 대한 결정을 내리는 것으로 뇌는 첫인상이 이런 사람이다 하고 인식한다. 첫인상을 결정 짓는 데는 여러 모순이 따르기도 한다. 왜냐하면 시각신경이 빠져나오는 나비뼈가 완벽한 균형 잡힌 사람이 없기 때문이다. 우측 시각 뇌가 우세하거나 좌측 시각 뇌가 우세한지에 따라 상대방의 우측 얼굴을 보고 판단하거나 좌측 얼굴을 보고 판단하기 때문에 같은 사람에 대한 첫인상의 결정은 바라보는 사람마다 차이가 있다. 상대방이 우뇌를 사용하여 얼굴을 보는지 좌뇌를 사용하여 얼굴을 보는지에 따라 나의 얼굴이 다르게 인식된다는 뜻이다. 하지만 첫인상의 결정에서 공통점도 존재한다. 바로 좌, 우 편차가 크게 차이나는 비대칭얼굴은 그 만큼의 첫인상에서 마이너스 요소가 된다는 것이다.

그림20) 얼굴 중심의 나비뼈

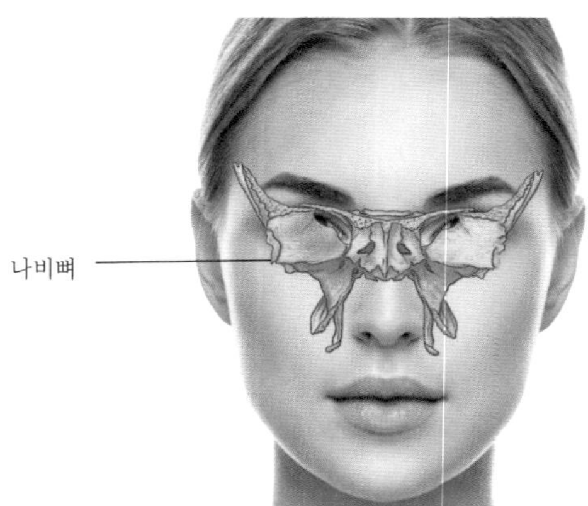

인간의 얼굴은 대칭구조로 이루어져 있지만 얼굴을 지배하고 있는 뇌의 활동영역이 다르다 보니 한쪽으로 치우치는 경우가 일반적으로 많다. 좌측 뇌는 말의 기능과 관계하는 입과 혀를 통제하고 우측 뇌는 안면인식과 공간 및 시각기능과 관계하는 눈과 귀를 통제한다. 수많은 연구에 의해 대칭성이 뛰어난 얼굴이 더 건강하게 보이는 것은 이미 입증된 사실이다. 대칭성이 높은 얼굴은 머리뼈와 얼굴뼈의 움직임이 균형 잡힌 것이기 때문에 건강할 수 밖에 없다. 실제로 미시건주립대학교에서 대칭성 검사와 정신적 또는 신체적 질병과의 연관성을 연구한 결과 건강에 미치는 영향에 대해 유의한 연구결과를 얻었다.

인간은 개인 차이는 있지만 상대방의 얼굴뼈를 관통하여 내부를 들여다보는 능력이 누구에게나 있다. 전문 사진작가들이 촬영하는 인물사진을 보면 예쁘게 나오는 사진이 좋은 평가를 받는 것이 아니라 사진 속에 나오는 인물의 감정이 사진 속에 담길 때 좋은 사진이라고 평가받는 것처럼 인간의 얼굴에서 읽을 수 있는 내면의 얼굴은 여러 가지 측면에서 인간의 사회활동에 중요한 부분이 될 것이다.

필자는 얼굴이 뇌에서 일어나는 모든 정보들이 축적되어 쌓여진 결과물이라 생각한다. 우리가 지층이 퇴적된 상태를 보고 사건 발생 시기나 상황을 파악하듯이 인간의 얼굴도 그 사람이 살아오면서 생각하고 마음을 가졌던 부분들이 퇴적되어 나타나는 것이다. 즉 얼굴은 자신이 살아오면서 만들어 낸 내적 퇴적물이 쌓여 외부로 표출되는 곳이라 할 수 있다. 이에 따라 인간은 나이가 들면서 얼굴이 변한다. 얼굴의 구조도 변하고 얼굴 뒤에 숨은 내면 또한 변한다. 많은 사람들이 얼굴을 볼 때 노화가 두드러진 부분을 보고 나이를 판단하니 남의 시선을 의식하는 사람들은 보기가 불편할 정도로 주름을 없애는 데 집착하는 모습을 보인다. 그러나 필자는 마냥 젊게 보이는 마법을 찾기보다는 더 우아하고 멋있게 나이들어가는 과정이 얼굴에 자연스럽게 표현되는 것에서 진정한 아름다움이 있다고 생각한다. '성괴(성형괴물)'라는 단어에서 알 수 있듯이, 외과적인 방법을 통해 인위적으로 젊어 보이는 것이 시간이 지나면 지날수록 뭔가 어색하고 마주대하기가 불편한 것은 비단 필자만 느끼는 것이 아닐 것이다. 사람은 본래 사고를 하고, 그 사고에 따른 행동을 하며, 이러한 행동을 반복하여 습관을 만든다. 습관은 성격 형성에 많은 영향을 끼치고 그 성격에 따라 삶이 만들어 진다. 이렇게 사고를 통해 만들어진 각자의 삶이 우리도 모르게 얼굴에 퇴적물처럼 쌓여 가는 것이기에 인위적으로 속이게 되면 그 어색함이 이루 말할 수 없다.

마음을 바꾸면 삶이 바뀐다고 한다. 그러나 인간의 마음을 바꾸는 것이 쉬운 일은 아니다. 마음의 근원을 모르니 마음 바꾸기가 쉽지 않은 것이다. 마음이란 사전적으로 정의를 내리면 사람이 본래부터 지닌 성격이나 품성을 뜻한다.

인간의 마음은 다양한 형태로 우리의 삶에 작용한다. 뇌의 잠재능력이라고 표현하는 뇌의 영역을 사용할 수 있다면 인간의 삶에 미치는 영향은 너무도 달라 질 것이다. 하지만 아쉽게도 사람들의 관심은 눈에 보이는 것에만 집중하고 있다. 사회생활의 실패와 성공은 다양한 마음을 가진 사람들의 마음을 얼마나 수용할 수 있는지에 따라 달라질 수 있다. 따라서 필자가 생각하기에는 어떤 일이 잘 안 되어도 누군가를 탓하기보다 무엇에 이끌려 선택한 자신의 마음을 돌아본다면 적어도 반복된 실패는 만들지 않을 것으로 생각된다.

인간은 서로를 바라보며 판단을 결정 할 때가 많다. 특히 불확실한 상황일수록 타인의 행동을 보고 판단한다. 순간적으로 상대방의 얼굴의 미세한 얼굴 근육의 움직임을 보고 상대방의 현재 상황을 파악하며 판단에 대한 결정을 하기 때문에 얼굴에 표정을 만드는 표정근육을 불필요하게 많이 만들어 상대방에게 굳이 부정적인 판단 기준을 제공할 필요가 없는 것이다.

사람들의 마음을 감옥에서 해방시켜 주었다라는 묘비명을 갖고 싶어 하는 스탠퍼드 대학의 심리학과 필립 짐바르도 교수의 연구에 의하면 상대방과 의사소통이 어려워지면 별것 아닌 일상적인 대화조차도 수군거리는 것처럼 듣는다고 한다.

인간은 상대방의 얼굴을 똑바로 마주대하고, 눈을 마주치고, 상대의 내면과 대화를 하는 것을 두고 진심이 통했다라고 말한다.

'기본적 귀인 오류'라는 사회심리학 핵심 개념을 만든 심리학자 리 로스는 대부분의 사람들은 자신에게는 성격보다 상황을 강조하고 타인에게는 성격이나, 태도, 가치관 등 내부적인 요소에서 원인을 찾는다고 한다. 곧 이 말은 내 문제는 세상 탓이고 남의 문제는 그 사람 성격이나 태도 때문이라는 생각한다는 것이다. 이러한 오류를 심리학 용어로 ‘기본적 귀인 오류’라고 하는데 리 로스는 동양인보다도 오히려 개인적 성향이 강한 서양인이 이 오류가 더 많다고 말한다. 어떤 행동을 타인이 했을 때 무조건 비난보다는 그 행동이 나오게 된 상황적 요인을 찾아보는 것이 좀 더 성숙한 사람의 행동이 아닐까 생각한다. 또한, 대부분의 인간은 ‘나는 내가 잘 안다’라는 생각을 가지고 있다. 이러한 생각은 자기중심적 사고의 부산물일 뿐이며 심리학 용어로는 ‘통제의 착각’이라고 말한다. 외부 환경을 자신이 통제할 수 있다고 믿는 일종의 착각을 말하는 것으로, 지극히 자기 자신에 대하여 낙관적인 결과가 올 것이라고 믿는 현상이다. 쉽게말해, 돈을 잃고도 계속해서 도박을 하는 사람들의 심리를 말한다.

심리학에서는 인간의 행동과 정신과정, 영혼에 대한 것을 다루고 있다. 특히 얼굴은 상대방의 심리가 매우 효과적으로 나타나는 곳이기도 하다. 인간의 얼굴을 보고 여러가지 정보를 읽을 수 있는 것은 과학적 연구가 아니더라도 알 수 있다. 대표적으로 대화 중에 눈을 좌우로 움직이는 사람은 머릿속에 대화 이외의 다른 생각을 하는 사람이라고 판단하는 것이 있다. 또한 동양에서는 눈썹과 눈썹 사이의 인당을 슬기로운 눈이란 뜻으로 혜안(慧眼)이라고도 하고 제3의 눈이라 하는데 물질이 아닌 것을 보는 눈으로 여긴다.

인간은 몸과 마음이 서로 감응하여 반응을 나타난다. 인간은 누구나 각자 선천적으로 물려받은 정보와 후천적으로 만들어진 정보가 육체적 생명이 다할 때까지 서로 감응하여 자기의 삶을 이끌어 간다. 인간의 해부학구조를 보면 마치 몸과 마음이 감응하여 어떤 반응이 나타날 수 있도록 설계되어 있다. 인체의 중심축에서 가장 중요한 위치에 있는 나비뼈에 뇌를 싸고 있는 뇌척수막과 머리부터 항문까지 하나로 되어 있는 두 개의 관이 부착되어 있다.

그림21) 두 개의 관

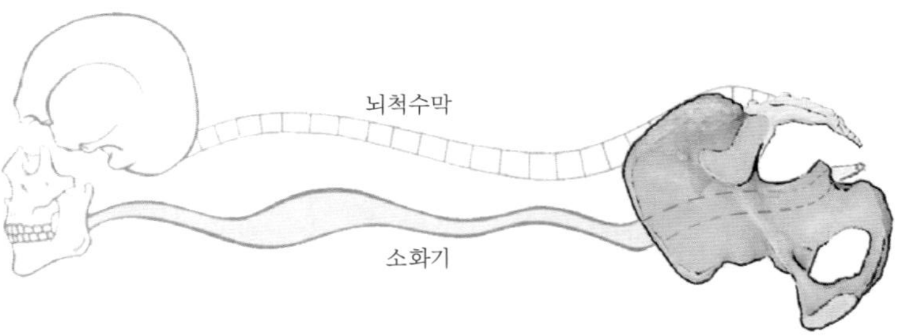

필자는 이와 같은 근거를 가지고 엉치뼈와 골반이 얼굴에 변화를 만든다는 가설을 세웠다. 두 개의 관은 얼굴의 틀을 만들고, 내면의 얼굴을 만드는 중요한 곳으로써 이목구비에 변화를 만든다. 또한 조각난 얼굴뼈는 개별적으로 각자의 움직임을 가지고 있다. 조각난 얼굴뼈들이 퍼즐처럼 끼워 맞춰 지면서, 두 개의 관의 움직임이 얼굴에 영향을 미친다는 관점을 이해 한다면 자연스러운 미인은 물론 노화가 더디 되는 젊은 얼굴로 성형된다는 비밀을 누구나 알아 차릴 것이다.

좋은 인상을 가진 사람은 상대방이 누구든 우호적인 반응을 이끌어 낸다. 사람마다 호감을 느끼는 기준은 모두 다르지만 호감을 느낀다는 것은 뇌의 편도체에서 좋은 감정으로 기억되고 있다는 것이다. 이 말은 단순히 시각적으로 미인을 말하는 것이 아니다. 우리는 주변에서 누가 봐도 이목구비가 예쁘지만 인상이 별로라고 말하는 사람들을 종종 보았을 것이다. 이것은 단순히 시각적 정보만을 가지고 판단하는 것이 아니라 얼굴 뒤에 숨겨진 속의 얼굴을 보고 판단한 것이다. 스스로 중요하게 여기는 부분이 차지하는 비중에 따라 누구나 다른 판단기준을 가지고 있는 것이다.

동양의학에서는 얼굴을 분석하는데 망진법을 사용하였다. 망진은 해부학적 구조를 통해 얼굴에 나오는 반응을 집계해 놓은 것이라고 보면 된다.

동양의학에서는 오장에 감정을 배속시키기도 하였다. 이를 통해 뱃속에 있는 장기가 병들었을 때 이 문제들이 얼굴에 나타나는 망진법을 찾아 내서 수천년이 지나도 사용하고 있다. 해부학적으로도 인체의 오장육부는 얼굴뼈 안으로 연결되어 있어 얼굴의 모든 정보가 인체의 모든 정보를 말해 준다. 단지 우리가 알아차리지 못할 뿐이다. 폐의 통로는 코, 간의 통로는 눈, 신장 통로는 귀, 심장의 통로는 얼굴, 비장의 통로는 입이라 하여 이곳으로 표출되는 것을 보고 그 장기의 문제점을 파악한 것이다. 또한, 머리뼈를 통해 직접적 근막으로 연결되는 오장육부는 머리뼈에 의해서도 오장육부의 리듬에 영향을 주는 요인이 된다. 반대로 오장육부에 의해서도 머리뼈에 직접적인 움직임을 줄 수 있다. 따라서 오장육부의 문제점이 발생하면 얼굴로 나타나게 되는 것이다.

인간이 죽을 때까지 어떤 상황이 오더라도 멈추지 못하는 것이 호흡이다. 호흡에는 선천적 호흡과 후천적 호흡의 두 종류가 있다. 먼저 우리가 보통 알고 있는 횡격막 호흡은 후천적 호흡에 속한다. 엄마 뱃속에서 이 세상에 첫 발 디딜 때, 즉 출생 시 처음으로 하는 호흡이기 때문이다. 횡격막 호흡은 오장육부를 마사지 하는 기능을 한다. 횡격막은 오장육부를 감싸고 있는 장간막들의 움직임에 부드러움을 유지할 수 있도록 큰 역할을 하는 장기이다. 다음으로 선천적 호흡은 엄마 뱃속에서부터, 즉 출생 전부터 머리뼈에서 일어나는 호흡을 말한다. 우리 몸의 모든 장기들은 발생 시 갑자기 나타나는 것이 아니라 대부분 어머니의 뱃속에서 머리뼈가 먼저 생성되고, 이후 이를 기준으로 고유한 리듬으로 머리뼈가 호흡하고, 호흡의 리듬에 따라 회전하면서 서서히 만들어진다. 출생 전부터 고유한 리듬을 가지고 머리뼈가 회전하면서 오장육부가 생성되는 것이다. 이렇게 인간의 머리뼈에 오장육부가 매달려 있는 구조는 곧 인간은 머리-오장육부-감정이 서로에게 지대한 영향을 끼치는 구조인 것이고, 이에 따라 우리는 스스로의 얼굴을 어떻게 만들어 나갈것인가에 대하여 깊이 고찰해야 한다.

눈 사용설명서

보는 눈과 느끼는 눈

인간의 눈은 인체 그 어느 기관보다도 완벽하게 만들어졌다고 평가받는다. 독일 화가 노쇠한 남자의 얼굴을 그린 파울클레는 한쪽 눈은 보고 다른 쪽 눈은 느낀다라고 말했다.

눈이라는 감각기관을 통해 인간은 사물을 인식하고 사고작용이 일어나기 때문에 시각은 중요한 의미를 지닌다. 시각은 다른 감각기관과 달리 눈에 들어온 정보를 통하여 다른 감각기관을 설명 할 수 있는 특권을 가졌다. 인간의 시각 의존도는 다른 감각기관에 비해 상당히 높다고 볼 수 있다. 파울클레가 말한 한쪽 눈은 느낀다라고 표현한 것은 인간의 눈으로 감정을 표현하고 감정을 읽을 수 있는 특수한 기능 때문일 것이다.

인간의 감정은 이목구비 중 눈에 가장 도드라지게 표현된다. 슬픔, 두려움, 걱정 등 많은 감정들이 모두 눈빛으로 나타난다. 인간을 제외한 동물들의 눈은 먹이를 사냥하고 생존하기 유리하도록 진화되어 다양한 형태로 특징적인 눈을 가지고 있다. 하지만 인간의 눈은 발생학적으로 뇌에서 신호를 수집하기에 뇌가 눈을 통해서 본다라는 것이 더 적합한 설명이다. 인간은 보고 싶은 것만 볼 수 없으며, 때에 따라 보고 싶지 않은 상황도 본다. 하루 종일 눈으로 본 많은 정보들은 그대로 뇌에 저장된다. 인간이 하루동안 보는 이미지의 양은 1만건 정도 된다고 한다. 대부분 기억으로 저장되지 않고 소실되지만 눈이 인식하여 뇌에 보내는 정보량은 상당이 많은 편이다. 눈으로 보이는 사물만이 보이는 것이 아니다. 인간의 눈은 통찰력이라는 강하고 특별한 능력도 가지고 있다. 수정체로 인식하지 못하는 상대방의 보이지 않는 것들을 인식하여 뇌에 보내는 기능은 인간만이 가지고 있다. 인간의 눈은 수정체로 바라보는 눈과 뇌로 바라보는 두 개의 눈을 가진 것이다. 인간은 누군가를 관찰하고 세상을 관찰하며 살아간다.

조하리의 창(Johari's Windows)이란 나와 타인의 관계에 대한 분석법 중 하나로써, 자신이 어떤 상태인지 분석하기 위한 프레임워크이다. 세상에는 자신이 보고싶은 것만 바라보는 확증편향적 사람들이 많이 있다. 이러한 확증편향적인 사람들은 자신의 자아가 조하리의 창에서 보이지 않는 영역(Blind area)에 속한 것으로 볼 수 있다. 조하리의 창의 각 영역은 다음과 같다.

표3) 조하리의 창

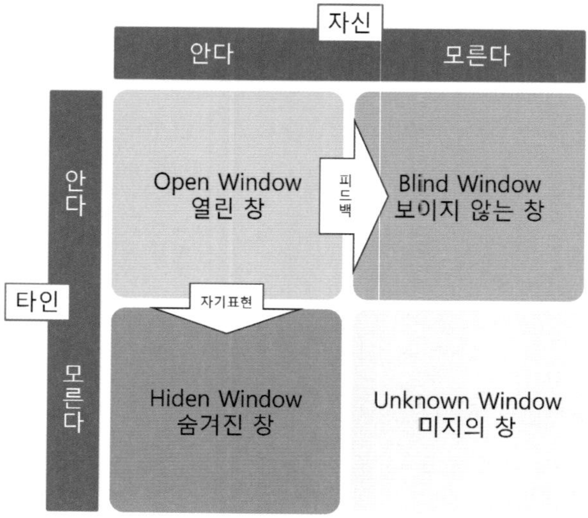

우리는 사물을 인식하는 눈 뿐만 아니라 보이지 않는 것을 보는 눈을 가져야 한다. 사물을 인식하는 눈이야 어려울 것 없지만 보이지 않는 것을 보는 눈을 가지는 것은 매우 어렵다. 우리는 이것을 통찰력 이라 말한다. 진면목(眞面目)이란 단어는 본디 가지고 있는 진짜 모습이란 뜻을 가지고 있다. 이 단어에는 눈 목(目)이라는 한자를 사용한다. 이 단어를 한자의 의미 그대로 해석하면 '눈으로 진짜 얼굴을 보는 것'을 말한다. 또한, 우리는 타인이 자신의 진정성을 몰라 줄 때 '진심이었다'라는 표현을 사용한다. 우리는 보이지 않는 상대의 진심 어린 마음을 눈으로 본 다음 그 정보가 뇌에 전달되어 그 진정성을 느끼고 가슴으로 받는다. 그래서 거짓된 마음을 가지고 있는 것을 눈을 통해 파악할 수 있는 것이다.

인간이 태어난지 1년정도 되면 시각적 자극에만 관심을 표출한다. 인간을 제외한 동물의 눈은 생존을 위하여 먹이감을 포착하고, 천적을 감지하는데 사용하기 편리하게 되어 있다. 반대로 인간은 사회적인 동물이기에 눈으로부터의 시선이 중요하게 작용한다. 인간은 타인들과의 교류가 중요하기 때문에 눈의 시선이 사회생활에서 차지하는 영역은 매우 크다. 인간은 작게는 가정에서 점점 확대되어 학교, 친구, 회사 등 여러 모양새로 공동체에 속하여 살아가고 있다. 이렇게 다양한 인간의 공동체생활에서 개인이 가지고 있는 시선방향은 상대방의 의사를 파악하는데 있어서 매우 중요하다. 타인과의 교류를 통해 살아가는 인간의 삶에서 시선은 상대방에게 보이지 않는 자기의 마음과 생각을 표현하는 도구가 되기 때문이다.

뇌가 처리하는 정보의 80%는 시각이 관여한다. 120만개의 신경섬유로 이루어져 있는 시신경은 제 2뇌신경이다. 이 때 입력된 시각정보를 나비뼈를 통과하여 후두엽의 시각중추로 보내고 이 곳에서 정보를 구분한다. 구분된 시각정보 중 움직임에 대한 시각정보는 두정엽으로 보내고 모양에 대한 시각정보는 측두엽으로 보낸다.

그림22) 시각중추와 시신경

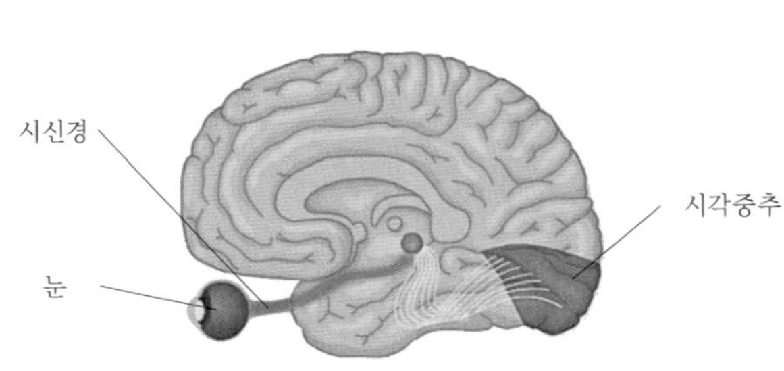

동양의학에서는 시각기능은 심(心)의 지시를 받는다고 말한다. 서양의학에서의 심(心)은 심장이 하는 기능과 형태를 말하지만 동양의학에서는 심장의 기능 뿐만 아니라 심장에서 일어나는 정신적인 요소를 포함하여 심장을 바라본다. 그리고 눈은 신명(神明, 하늘과 땅의 신령)이 저장되는 곳이므로 신명이 혼란하여 정기가 주입되지 않으면 정신과 혼백이 산란해진다고 말한다. 여기서의 눈이라는 단어는 수정체로 보는 눈을 설명한 것이 아니고 마음으로 보는 눈을 설명한 것으로써 마음이 심란하면 정신도 혼란스럽다는 것이고 이것이 눈으로 나타난다는 것을 뜻하는 말이다.

동양의학에서는 사람의 감정을 오장육부에 실어 놓아 감정들을 다스리지 못할 때 그 관련된 장기가 상한다고 본다. 시신경이 통과하는 나비뼈에는 해부학적으로 오장육부가 매달려 있는 구조를 가지고 있다. 그래서 동양의학에서는 오장육부의 정기가 모두 눈으로 주입된다고 말한다. 화를 격하게 내는 사람들을 보면 눈에 핏발이 서는 경우가 있는데 동양의학에서는 이런 사람들을 간에 열이 차있다고 한다. 동양의학에서 분노라는 감정은 간이라는 장기에 해당하기 때문이다. 우리는 흔히 "눈으로 말한다"는 표현을 한다. 이러한 표현은 그 사람의 생각을 눈으로 표현한다는 것을 말한다. 또한, 이목구비가 잘생겼어도 눈이 흐리거나 눈동자가 충혈되면 상대방에게 호감 또는 신뢰를 주기가 어렵다. 이렇게 다른 사람을 판단할 수 있는 것은 눈이 자기자신의 정신을 외부로 드러내는 창구이기 때문에 수정체의 눈과 통찰의 눈이 함께 작용하여 판단하기 때문이다.

눈빛이 살아 있다는 것은 영혼이 살아 있으며 생각이 살아 있다는 증거이다. 이렇게 생명력이 충만한 눈빛을 우리는 범상치 않다고 말한다. 망진법에서도 눈동자의 흑백이 분명하면 사리가 밝고 처세가 분명하다고 표현하고, 사람의 눈을 해와 달로 비유한다. 이는 곧 음과 양을 말함이다. 좋은 것을 보는 것도 눈이고, 나쁜 것을 보는 것도 눈이다. 눈은 보는 즉시 눈에 비친 모든 것들을 스캔하여 그 정보를 뇌에 저장한다. 단지 집중하지 않은 영역은 기억을 못할 뿐 스캔되어 뇌의 어느 부분에 저장되어 있다. 맹자가 말하길 "재호인자 호량어 목자(存乎人者 莫良於 眸子)"라고 하였다.이는 상대를 알려면 눈을 보는 것보다 더 좋은 방법이 없다는 뜻이고, 이렇게 눈으로 상대의 속마음을 꿰뚫어 볼 수 있는 것을 우리는 통찰력이라 한다.

우리는 누군가를 열정적으로 사랑할 때 관용적으로 눈에 콩깍지가 씌였다거나 사랑에 눈이 멀었다는 표현을 사용한다. 눈이 사물을 보고 살피는 역할을 하는 것이므로, 눈이 막으로 가려졌을 때 사물을 제대로 인식할 수 없다고 보는 것이며, 가려져 있으니 그 사람의 단점이 보지 않을 것이고, 반대로 현실이 보이기 시작할 때 콩깍지가 벗겨졌다고 말한다. 눈의 흰자위를 덮고 있는 막은 공막이라하는데 이 막은 시신경을 감싸고 뇌로 연결되기 때문에 어찌보면 콩깍지가 씌였다라는 말은 해부학적으로 맞는 말이다.

앞서 말했지만 "눈은 입만큼 말을 한다" 는 관용적 표현이 있을 정도로 눈을 통해 많은 정보를 소통할 수 있다.

자기의 감정을 표현 할 때도 상대방의 감정을 읽을 때도 우리는 눈빛으로 서로 소통할 때가 있다. 눈빛은 단순히 눈의 구조에 의해서 만들어지는 신체현상이 아니다. 인간의 눈은 빛으로 모두 사물 인식하기에 눈으로 들어오는 정보가 흐리멍텅하면 뇌에서도 흐리멍텅하다고 판단하게 된다. 인간이 스스로 갖는 감정과 생각은 아무리 감춰도 그저 감춰진 듯 보일 뿐 숨겨지지 않는다. 또한, 무의식중에 불안하고 혼란스러운 마음은 모드 밖으로 드러나게 된다. 그렇기에 우리는 상대방이 나에게 가진 인상이나 마음을 눈빛을 보고 알아차릴 수 있다.

동양의학에서 말하는 오장의 기운이 눈에 반영되고 오장이 가지고 있는 감정들이 그대로 투영되는 것을 보면 눈에서 나타나는 기색은 단순히 수정체의 빛 인식이 아닌 생각의 빛이다. 오관의 감각 중 시각이 감각 가운데서도 가장 중요한 이유는 전해주는 정보의 양이 우리가 얻는 모든 감각정보의 80%가 시각정보에서 오기 때문이다.

예로부터 눈은 그 사람의 지혜가 담긴 저장고와 같다고 표현하였다. 그래서 눈은 삶을 이끄는 가장 큰 지혜의 문이라고 하는 것이다. 또한, 눈은 사물을 분별하는 역할을 하므로 감찰관이라 말하기도 한다. 몸이 천냥이면 눈은 구백냥이라고 했듯이 동양의학의 망진법에서는 눈이 차지하는 비율이 아주 높다.

우리는 눈을 지혜의 근본으로 보아 총명함과 영리함을 눈으로 살핀다. 거기에 더해 우리는 눈으로 각 장기의 기운을 알 수 있는데 신장의 水기와 간의 木기, 폐의 金기, 심장의 火기, 비장의 土기가 함께 연결되어 있어 몸 전체의 정보를 알려 주기도 한다. 오장육부의 기운들이 모여 눈빛을 만든다. 그러한 눈의 빛을 보통 신기(神氣)라 한다. 눈에서 나는 이 신기를 흔히 광채라고 표현하기도 한다. 보통 범상치 않은 사람들의 눈에서 발견할 수 있는 눈빛을 말할 때 눈에서 광채가 난다고 한다. 신기가 강한 눈빛을 가진 사람은 혼탁한 생각을 하거나 마음이 변질 될 일이 없는 사람을 뜻한다. 비록 이목구비가 잘 생긴 것이 아니라 해도 눈빛이 좋은 사람은 변함이 없는 사람이라 여겨지기 때문에 상대방에게 높은 신뢰를 주는 것이 가능하다. 또한 동양의학에서는 이목구비가 아무리 잘생겼다 한들 눈빛이 좋지 않으면 그 사람은 머리 속이 개운한 사람이 아닌 것으로 보고, 마음 또한 깨끗하지 않다고 판단한다.

정신적 수련을 한다는 사람이 눈이 빨갛게 충혈되어 있으면 누구나 신뢰할 수 없다는 감정을 느낄 것이다. 정신적 학문을 추구하는 사람의 눈빛은 칠흑같이 검고 빛이 난다고한다. 정서적으로 마음이 평온한 사람의 눈빛은 흐리지 않고, 마음의 수련이 수반되어야만 눈에서 빛이 날 수 있다. 우리는 이미 눈빛이 자의식의 빛이고, 맑은 마음의 빛이라는 것을 알기에 눈빛이 흐린 사람에 대한 신뢰감이 생기지 않는 것이다. 또 이외에도 남에게 베푸는 삶을 사는 사람들의 눈빛을 보면 은은하게 빛이 난다고 한다.

우리가 누군가 처음 만나게 되면 무의식 중에 그 사람의 눈에서 나오는 기에 눌리거나 압도당해 끌려가는 경우가 있다. 이를 기싸움이라 하는데 사람의 생각에 따라 눈의 기운이 시시각각으로 달라지기 때문에 눈을 보고 자신도 모르게 자의든 타의든 상대방과의 기싸움을 하게 된다. 눈에서 나는 보이지 않는 기는 오장육부에서 나오는 전체적인 기운이라 봐도 된다. 사람들을 대할 때 자신 없는 사람은 상대의 눈을 똑바로 보지 못한다. 보통 이런 기싸움에서 눈을 아래로 내리는 사람이 패배감을 느낀다. 누군가를 무시할 때도 눈을 내리깔고 보는 것은 우리 안에 새겨진 본능과도 같은 패배자를 대하는 태도이다. 또한, 눈은 정직함을 표현하기에 가장 좋은 신체 기관이다. 눈이 초롱초롱하고 맑으면 사람은 총명해 보이고, 상대에게 신뢰감이 주며, 보다 더 대화를 경청하게 된다. 대화 중 상대방으로부터 눈을 자꾸 돌리면서 대화하면 산만해지고 경청 하기 어렵다. 눈을 자꾸 돌리는 사람은 그 사람의 머리 속이 산만한 사람이기 때문에 하는 말의 본질이 흐려진다. 본질이 흐려진 말은 시간이 지나면 반드시 제대로 기억을 하지 못하거나 왜곡되는 경우가 발생하기에 대화 중 눈을 잘 굴리는 사람의 말은 신뢰가 생기지 않는다. 눈빛에서 발산되는 감각은 곧 그 사람의 에너지로 볼 수 있는데 필자가 느끼기에 대개 부정적 에너지는 인체에 좋지 않은 영향을 미치게 된다. 부정적인 사고를 가진 사람들이 훨씬 면역에 취약하여 병을 유발하고 생명력의 고갈이 온다. 따라서 우리는 부정보다 긍정의 힘이 몇 배의 증폭된 힘으로 인체에 작용됨을 알아야 한다.

앞서 말한 기싸움에서 우리는 오장육부에서 생산해 내는 기가 눈빛으로 승화하여 나타나기 때문에 상대의 기를 압도하기 위해서는 자신의 기가 먼저 다스려져야 한다. 하지만 단순히 힘이 세다고, 권력이 높다고 해서 상대의 기를 압도하는 것이 아니라 따뜻한 마음과 사랑의 마음이 더 차원 높은 에너지를 발휘하는 것이다.

대부분의 만남에서 첫인상은 서로의 눈에서 결정난다. 첫인상의 결정에는 단순히 눈의 모양을 예쁘게 하는 것이 중요하지 않고, 보이지 않는 여러가지 복합적인 사고들이 만들어 내는 뇌의 합주를 통해 발현되는 눈빛이 지대한 영향을 끼친다. 즉, 우리가 상대방을 압도하기위해 발산하는 강렬한 눈빛은 우리의 내면세계에서 만들어지는 것이다. 뇌 안에 있는 송과체는 멜라토닌을 분비하고 빛을 인식하는 부위이다. 인간이 눈을 감고 있어도 빛을 인식 할 수 있는 것은 송과체 때문이다. 인간이 인식하는 빛은 송과체를 통하여 인식한다. 진화해부학에서는 인간의 눈이 다른 동물과 달리 눈과 눈사이가 가까이 있어 깊이 지각할 수 있다고 말한다. 그러나 실제로 볼 수있는 인간의 시야각은 약120° 이고, 이는 인간을 제외한 동물과 비교하면 매우 작은 각도있다. 그래서 인간은 더더욱 눈으로 직접 보아야만 존재를 믿는 성향이 강하다. 믿음이 가지 않을 때 흔히 눈으로 보기전까지는 못믿겠다는 말을 하는 것도 물질을 보는 시각을 주로 사용하기 때문이다. 사람과의 정도 눈에서 생겨나고 멀어진다. 이것은 인간의 눈이 정면을 향해 있기 때문에 눈을 마주치고 살아야 하는 것이다.

동양에서는 자연의 운행이 인간의 신체와 마음으로 연결되어 있다고 보는 천인감응론(天人感應論)이 근간이 된다. 사람의 뼈마디는 365개로 일 년의 날 수와 같고 큰 뼈마디는 12개로 달수와 같고 몸에는 오장이 있고 하늘에는 오행이 있다하여 하늘의 이치와 인간의 신체는 같다는 이론이다. 눈은 하늘의 해와 달로 상응하고 해와 달은 빛과 어둠으로 여겼다. 눈에서의 빛과 어둠의 의미는 보이는 것과 보이지 않는 것을 보는 눈의 기능을 설명한 것이다. 동양의학에서 말하는 눈에 대한 깊은 의미를 이해 할 수 있는 대목은 오히려 플라톤이 쓴 '소크라테스의 변론'에서 잘 설명해주고 있다. 인간의 수정체로 보는 현실세계와 뇌로 느끼는 참된 본체 세계를 인식하는 구절의 인용이 절묘한데 인간의 시각이란 지혜 없는 인간을 만들 수도 지혜 있는 인간을 만들 수도 있다는 것을 보여주는 대목이다. 그 대목은 아래와 같다.

「동굴 안에 죄수들이 갇혀 있다. 이들은 오직 맞은편 동굴 벽에 있는 그림자만 볼 수 있도록 온몸과 목이 사슬에 묶여 고정된 상태이다. 죄수들의 뒤에 있는 장벽 위에서 사람들이 모닥불을 피워놓고 그 앞에서 그림자놀이를 하고 있다. 죄스들이 보고 있는 그림자의 정체가 바로 이것이다. 그러나 평생 벽만 보고 살아온 죄수들은 등 뒤에서 일어나고 있는 일들에 대해서 전혀 알지 못하고, 심지어 자신들이 묶여 있다는 사실조차 느끼지 못한다. 그리고 자신들이 보고 있는 그림자들이 이 세상의 전부라고 믿는다. 그런데 한 죄수가 사슬에서 풀려나 동굴 밖으로 끌려 나간다. 그 죄수는 지금까지 보아온 그림자들이 모두 실물이 아니라는 것도 깨닫는다. 동굴 밖 세상을 보고, 모닥불이 아닌 진짜 태양 빛도 느끼게 된다. 그 후 그가 다시 동굴 안으로 돌아온다. 그가 아직 묶여 있는 죄수들에게 장벽 뒤의 세상 이야기를 해준다면, 그의 말을 선뜻 받아들이기보다 오히려 그를 조롱할 것이다. 태어나 처음 세상의 진실을 본 죄수가 감옥에 갇힌 사람들을 해방시키려 할 때 감옥에서 앞만 바라본 자들은 "위로 올라가더니 눈이 상해서 돌아왔군. 위로 올라가는 것 자체가 잘못이야." 이렇게 말했다.」

동양의학은 하늘과 인체를 상응하여 같이 영향을 받는다고 보기 때문에 일곱가지의 감정인 기쁨[喜]·노여움[怒]·근심[憂]·두려움[懼]·사랑[愛]·미움[憎]·욕망[欲]이 오장육부에 영향을 미쳐 인체를 상하게 한다고 보았다. 인간이 가지고 있는 생각과 마음이 눈을 통해 밖으로 나타나 보이기에 눈을 통해 건강상태도 파악하였던 것이다.

동양의학에서 왼쪽 눈은 태양이라 하여 아버지를 상징하고 오른쪽 눈은 달이라 하여 어머니를 상징한다. 이 말의 의미는 인체 해부학적 구조로 보았을 때 오른쪽 눈은 위장의 지배를 받고 왼쪽 눈은 간의 지배를 받는데 태양은 항시 그 모습 그대로 있듯이 간 또한 변하지 않는 모습으로 있고 달은 초승달도 되고 가득 찬 보름달도 되듯이 위장은 비어 있는 장기로 가득 찼다 비웠다 하는 장기인 것을 알고 있었기 때문이다. 간과 위장은 서로 간위인대로 연결되어 있어간은 시계 반대 방향으로 위장은 시계방향으로 회전한다.

동양의학에서는 마그네슘이 부족해서 생기는 눈 떨리는 현상을 우측은 위장이요 좌측은 간으로 진단한다. 눈은 인체의 중심을 지탱하는 나비뼈와 연결되어있다. 눈이 떨리는 것은 나비뼈가 틀어져 있다는 신호이다. 삼차신경은 나비뼈를 통과하는데 틀어져 있는 나비뼈가 이 삼차신경을 압박하여 눈떨림을 일으킬 수 있기 때문이다. 마그네슘을 복용하여도 눈떨림 현상이 호전되지 않는 사람이 많은데 이는 나비뼈가 틀어진 원인 중, 간과 위의 길항적 움직임의 질서가 깨졌다는 것이기 때문이다.

영국 런던대학 안과학연구소(Institute of Ophthalmology)의 프란체스카 코르데이로(FrancescaCordeiro) 박사는 치매의 초기 단계에는 뇌신경 세포의 사멸과 동시에 망막의 신경세포가 죽기 시작한다는 사실을 쥐 실험을 통해 밝혀냈다. 이 실험은 망막세포의 사멸을 실시간으로 생생하게 보여준 실험인데 망막이 뇌의 상황을 그대로 보여주는 뇌의 창(窓)임을 확인 해주는 실험이었다고 한다. 그 동안 치매 환자의 60%이상이 시력손상이 나타났는데 그 원인을 뇌와 연결 짓지 못하였다. 사실 눈으로 인체의 병을 진단할 수 있는 방법론이 제시되기는 했지만 과학적인 근거가 부족하다 하여 신뢰를 얻지 못했다. 그렇지만 필자는 코드데이로 박사의 연구가 눈을 다른 시각의 차원에서 바라 볼 수 있는 토대가 될 수 있어서 눈의 초점과 몸의 균형을 연구하기에 매우 유익한 연구라고 생각한다.

눈은 그 사람의 생각을 읽을 수 있는 곳이기도 하지만 그 사람의 건강을 읽을 수 있는 창(窓) 이기도 하다.

필자가 생각하기에는 건강이 나빠진 후 치료하는 것이 아니라 나빠지기 전에 다스리는 '예방'이 진정한 의학이라 할 수 있다. 이러한 의학이 자리 잡기 위해서는 일반인들의 질병에 대한 의식전환이 절대적으로 필요하다. 한의사들이 사용하는 진단법 중 눈의 홍채를 보고 병을 진단하는 홍채학이라는 학문이 있다. 홍채학에서는 눈동자를 보고 앞으로 일어날 병을 예측하고 진단한다. 필자는 오래전부터 눈과 인체의 균형을 연구하고 있는 사람으로써 홍채진단학에 대한 관심을 많이 가지고 있다. 나비뼈를 통해서 나오는 눈의 신경이 인체 전체의 균형과 관계 있을 것이라는 생각이 출발점이 되어 연구를 시작하였다.

똑같은 저울에 각각 양 발을 올리면 왼쪽 체중과 오른쪽 체중이 나온다. 좌, 우 체중이 1-2kg정도는 정상이라 판단하지만 그 이상은 좌, 우 편차가 심한 것으로 판단한다. 필자가 직접 환자와 대면하여 측정한 결과 좌, 우편차가 10kg이상 차이 나는 사람도 많이 발견하였다. 좌, 우 체중 차이가 많이 나는 경우, 피험자의 시선을 높은 체중에서 낮은 체중 방향으로 옮기면 좌, 우 체중이 같아지는 지점이 발생한다. 좌, 우의 체중차이가 단순한 근육량 차이가 아니라 보이지 않는 몸 안에서의 불균형이 그만큼 발생하였고, 이 차이는 눈동자의 시선처리를 통하여서도 변동할 수 있다는 것을 뜻한다.

그림23) 시선이동에 따른 체중변화

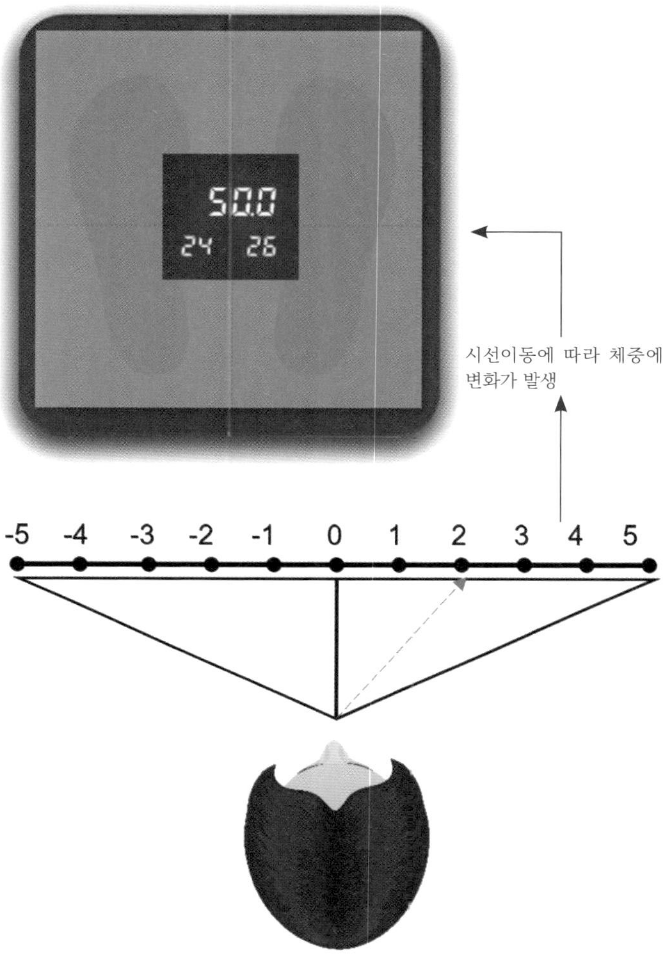

좌시형 우시형

얼굴에 있는 이목구비 중 본 것을 뇌로 연결하는 것이 눈이 가지고 있는 특성이다. 사람은 누구나 우측이든지 좌측이든지 자기만의 우세한 눈을 가지고 있다. 그래서 오른쪽 뇌가 우세한가 왼쪽 뇌가 우세한가를 따지기도 한다. 그렇기에 현상에 대한인식은 좌시형인지 우시형인지에 따라 최종 내리는 결론이 다를 수 있다.

인간의 눈은 단순히 해부학적인 의미만 가지고 있는 것이 아니고 뇌의 정보를 읽는 창구이다. 인간의 눈은 눈에 들어오는 정보가 뇌에 저장되고 뇌에서 일어나는 생각도 눈을 통해 상대방이 알 수 있도록 되어 있다.

그림24) 좌, 우시 테스트 이미지

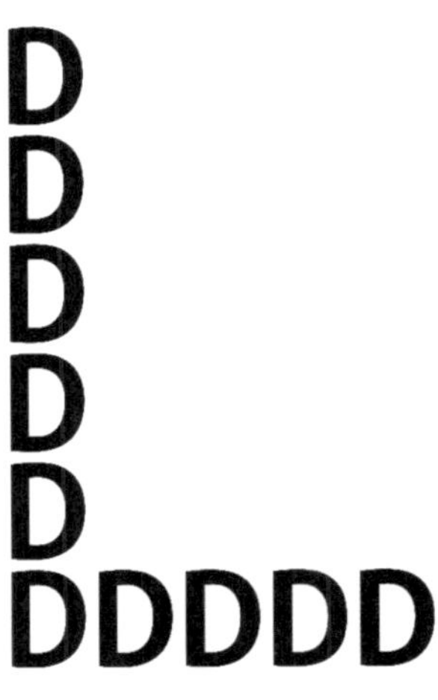

사람의 몸은 중앙 집권체제로 되어 있어 미각, 청각, 촉각, 시각, 후각의 오관에서 받아들인 외부의 자극이 모두 뇌에 모이고, 뇌에서 말단에게 각 자극에 대한 지령을 내린다. 따라서, 뇌에 문제가 생기면 말단까지 명령이 도달하지 못한다. 이 뿐 아니라 말단의 수용기에 장애가 생겨도 자극이 감각기관에서 뇌에게 제대로 전달하지 못하기 때문에 말단에 명령을 내리지 못하게 된다. 이처럼 인체의 모든 조직들은 뇌와 해부학적인 구조뿐만 아니라 생리적인 작용까지도 연관되어 있는데 특히, 눈으로 인한 시각정보는 뇌로 도착하는 시간이 가장 빠르다.

인간의 시각은 정보를 얻는데 많은 영향력을 가지고 있다. 시각은 오감 중 60%이상을 차지할 만큼 압도적인 양의 정보를 가진다. 눈은 시신경으로 연결되어 뇌 중앙에서 교차되어 후두엽의 시각중추로 연결된다. 한쪽 눈으로도 균형을 잡을 수 있도록 한쪽의 정보가 양쪽으로 중추로 들어간다.

인체는 감각정보를 전기에너지로 전환되는 시스템을 가지고 있다. 사물을 영상으로 보는 망막을 보면 안구의 가장 안쪽을 덮고 있는 망막에는 투명한 신경조직으로 되어 있으며 빛에 대한 정보를 전기적 정보로 바꿔서 시신경을 지나 뇌로 전달되어 우리가 사물을 판단할 수 있는 구조로 되어 있다. 즉, 인체는 혈관, 신경 모두 전기적 성질을 받아들일 수 있는 구조를 가지고 있으며, 특히 결합조직은 반도체와 같은 역할을 하기에 인체의 도든 부분에 정보를 전달 할 수 있는 네트워크를 형성하고 있다.

그림25) 시각 경로

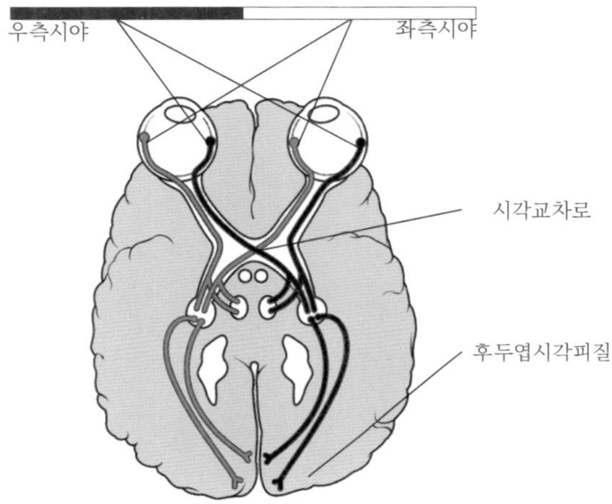

서양의학에서 생체정보전달의 수단은 신경계가 있다. 눈은 뇌에서부터 발생한다. 곧 뇌의 일부가 바깥세상을 보기 위하여 나온 것 처럼 눈의 망막은 시신경이 직접 연결된 구조로 되어 있다. 인간은 시각으로 보이는 모든 것들을 인식 한다. 또한, 인간의 생각은 많은 부분이 시각정보를 통해서 이루어진다. 눈은 시신경 끝에 매달려 세상을 보기 위해 뇌에서 탈출한 신체기관이라 할 수 있다.

눈은 생후 6개월부터 초점을 맞추고, 만1세가 되면 거리차이를 구별한다. 5세가 되어야 어른과 같은 사물인식을 한다. 최근에는 스마트폰으로 인하여 근시 아동들이 늘어 가고 있다. 눈과 연결된 시신경은 나비뼈를 통과하여 나오기 때문에 성장하는데도 영향을 미친다. 최근에 사시를 가진 아동이 늘어가는 것은 나비뼈의 문제가 많기 때문이다. 이러한 아동은 검사에서 원인을 찾지 못하고 안경이나 수술적 요법으로 교정하는 경우가 많다. 그러나 눈은 뇌에서 발생하기 때문에 뇌척수막이 고정되는 지점인 꼬리뼈의 문제로 인한 것일 수 있다.

필자는 뇌종양 수술 후 우측 눈이 아래로 떨어져 복시로 인하여 일상생활도 하기 어려웠다. 이 증상을 치료차 대학병원에 6개월 다니다가 수술을 권하여 그만 다니게 되었다. 필자가 수술을 받지 않고, 병원을 그만다니는 결정을 할 수 있었던 것은 필자가 세운 가설 중 좌, 우 체중에 따른 눈의 균형을 연구했기 때문에 가능한 것이었다. 그 결과 지금은 거의 완전하게 호전되었다.

눈의 구조

눈의 형태는 구형으로 되어 있으며, 지름은 약 2.4cm이다. 한자로는 안구(眼球)라고 하며, 두개골 안에서는 여덟 개의 머리뼈와 얼굴뼈가 만나 이루어진 깔때기처럼 생긴 뼈의 구멍 안에 들어 있다. 이 부위를 통틀어 안와라 부르는데 안와에는 눈의 근육들이 붙어 있고 안구와 뼈는 직접 닿지 않는다. 탁구공처럼 생긴 안구 속에는 투명한 젤리 상태의 액체가 채우고 있어 안구 형태를 유지해 준다.

그림26) 안와구조

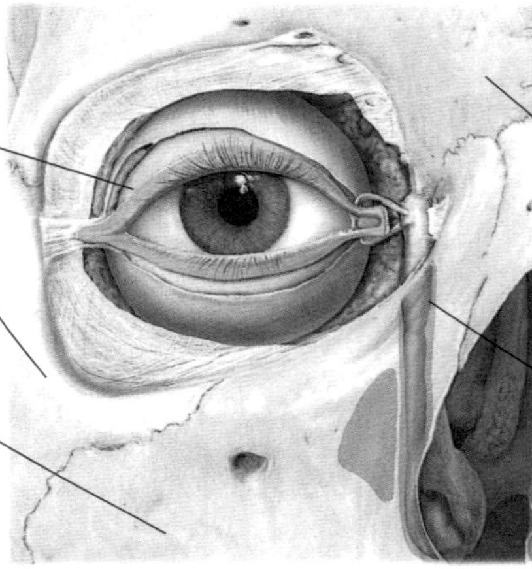

눈동자는 동공(瞳孔)이라하는 눈의 중심에 검게 있는 차지하고 있는 부분과 그 주위를 둥글게 감싸고 있는 홍채를 함께 이르는 말이다. 익히 알고있는 눈동자의 색은 정확히 표현하자면 홍채의 색깔이 인종마다 차이가 있는 것이다. 동공은 따로 색이 있는 것이 아니라 빛이 지나가는 작은 구멍일 뿐이다. 빛이 동공의 구멍을 지나 동공 뒤에 있는 수정체를 통해 굴절되어 망막에 도달하는 것이다. 동공 둘레를 홍채가 조리개 역할을 하면서 빛의 양에 따라 열었다 닫았다 한다. 홍채는 인종에 따라 또는 희박한 확률로 개인에 따라 멜라닌 색소의 함유량에 따라 색깔에 차이가 있다. 멜라닌 색소가 많으면 검정색과 갈색이 되고, 맬라닌 색소가 부족하면 파랑색 눈동자가 된다. 즉, 눈동자의 색이 다르다 하더라도 인종에 상관없이 동공은 모두 검다. 사실 동공은 투명하다. 다만 수정체로 유입된 빛이 거의 반사되지 않고 흡수되기 때문에 검게 보일 뿐이다.

동물은 동공 뒤에 빛을 반사하는 휘판이라는 구조물이 있어 밤에 동물들의 눈을 보면 빛이 나는데 인간은 이 휘판이라는 구조가 아예 없다. 그럼에도 빛이 나는 눈동자라는 말을 쓰는 것은 아마도 인간의 눈에서 나는 살아 있는 기(氣)를 말하는 것이다.

우리는 난처한 상황이나 답변하기 곤란한 상황이 되었을 때 '동공이 지진 났다'는 표현을 한다. 이것은 동공이 아주 빠르게 흔들리는 것을 말한다. 또 인간은 싫어 하는 사람을 볼 때에는 동공이 수축하고 사랑하는 사람을 보면 교감신경의 자극을 받아 동공이 확장한다. 필자는 동공이 확장하는 것은 상대방을 자신의 눈을 통해 뇌 속에 더 많이 담기 위해 본능적으로 작동하는 신체기관이기 때문이라고 생각한다.

수정체는 동공 뒤에 위치하고, 카메라의 렌즈 역할을 하는 신체기관으로 인체 중 단백질 함량이 가장 많은 조직이다. 수정체는 두께 조절이 가능하다. 먼 곳을 볼 때는 수정체가 얇아지고 가까운 것을 볼 때는 수정체가 두꺼워 진다. 눈의 상태 중 근시란 가까운 것이 잘 보고 먼거리를 보지 못하는 상태를 말한다. 이러한 눈의 상태에 빗대어 멀리 내다보지 못하고 눈앞의 상황만을 바라보는 생각을 '근시안적 사고'라고 한다. 인간의 근시안적 사고를 주의하고 장기적인 사고의 중요성을 깨우치기 위해 아마존의 창립자 제프 베이조스의 주도하에 미국 텍사스주 서부에 '만년시계'가 건설되고 있다. 이 시계는 1년에 한 번 초침이 움직이고 100년에 한 번 분침이 움직이고 1000년이 지나야 뻐꾸기 울음소리를 들을 수 있도록 설계 되었다고 한다.

근시와 반대로 가까이 있는 것을 보지 못하는 눈의 상태는 원시라고 하고, 다르게는 노안이라고도 한다. 나이가 들면 수정체의 탄력이 떨어져 두꺼워지기 때문에 먼거리의 사물을 보지 어려워지는 것이다.

수정체를 빗대어 마음의 창이라 하는 것은 눈을 표현한 것이다. 하지만 사실 수정체는 인체 중 신경과 혈관이 가장 적게 분포되어 있는 조직이다. 아마도 수정체라는 이름은 혈액이 없이 방수라는 깨끗한 액체가 영양을 공급하며 면역세포도 없고 림프액도 없이 끊임없이 순환하는 인체에서 보기 드문 청정지역이어서 붙은 이름일 것이다. 그래서 수정체가 혼탁해지거나 단백질이 굳으면 바깥에서 보기에도 그야말로 눈의 빛이 사라지고 썩은 눈처럼 된다. 수정체 질환으로 대표적으로 백내장이 있다. 한자 뜻 그대로 하얀 것이 안을 가로막는다는 뜻이다. 수정체는 세균이 침입하면 면역세포가 수정체를 공격하는 경우가 생겨 안구를 적출해야 되는 상황도 생길 수 있으니 특별히 깨끗이 관리해야 한다.

망막은 안구의 가장 안쪽에 위치한다. 이곳에 상이 맺혀 사물을 볼 수 있다. 카메라로 비유하자면 필름에 해당 된다. 망막에서부터 시작된 시각정보는 시신경을 타고 뇌에 정보를 전달한다. 망막을 보면 안구의 가장 안쪽을 덮고 있고, 투명한 신경조직으로 되어 있다. 또한, 빛에 대한 정보를 전기적 정보로 전환하여 시신경을 지나서 뇌로 전달되어 사물을 파악하게 해 준다. 망막에는 빛에 반응하는 시세포가 1억 700만개나 있다. 시세포는 빛에 의한 자극을 받아들이는 감각세포로 원추세포와 간상세포 두 종류가 있다. 원추세포는 색깔을 구별하고, 간상세포는 명암을 구분한다. 안구의 중심에는 원추세포가 밀집되어 색을 선명하게 받아들이 '황반'이라는 구역이 있다.

그림27) 눈의 구조

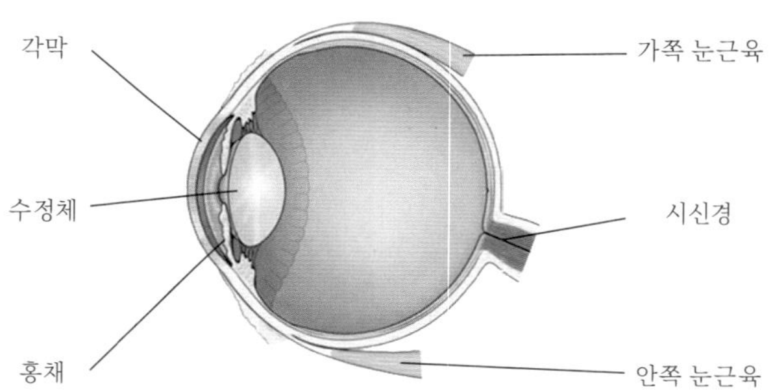

3대 안구질환 중 녹내장과 당뇨망막병증과 함께 실명요인 1위를 차지하는 황반변성은 건성과 습성으로 나뉘는데 최근 급격히 증가하고 있는 질병이다. 빛을 감지하는 황반 부위에 퇴행이 오는 질환으로 필자는 황반변성이 나비뼈와 뒤통수뼈의 문제에서 비롯되었다고 생각한다. 특히 황반변성은 퇴행성질환으로 나비뼈의 구조적인 비틀림을 통해 변성의 조건을 만들기 때문에 황반변성이 오기 전에 나비뼈와 뒤통수뼈의 건강에 신경써야 한다. 황반변성이 최초 발생 후 부터는 퇴행을 막을 길이 없기 때문이다.

그림28) 암슬러 격자무늬

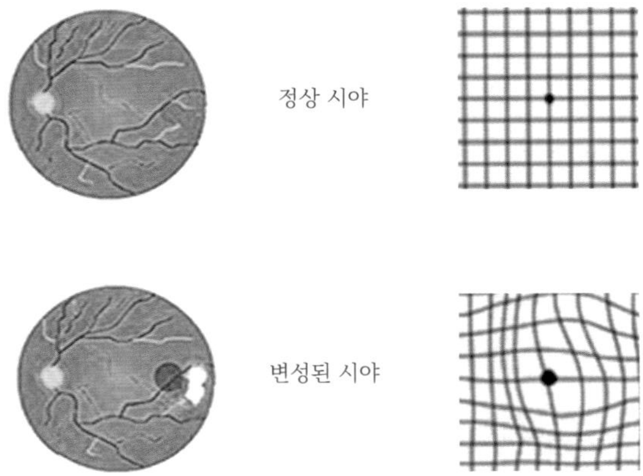

눈물을 흘리는 것은 생물학적으로 자연적인 현상이지만 인간의 경우에는 생물학적인 원인 뿐 아니라 여러 가지 감정으로 인한 것도 포함된다. 먼지나 이물질이 들어갔을 때 나오는 반사적인 눈물은 윤활제 역할로서 인체 보호작용이 있다. 이 때 분비되는 눈물과 감정으로 인해 분비되는 눈물은 원인은 모두 다르지만 함유된 눈물의 성분은 같다.

눈물이 가지고 있는 치유능력은 여러 가지로 탁월하다. 눈물은 산소가 함유되어 있어서 각막세포가 괴사하지 않는다. 일반적으로 매일 흘리는 눈물의 양은 0.6g정도 되는데 각막을 보호할 뿐 아니라 리소자임이 포함되어 있어서 살균작용까지 할 수 있다.

눈을 감고 있는 수면시간을 제외하고, 모든 시간에서 눈물은 계속 만들어진다. 그럼에도 불구하고 현대인들은 눈물이 부족하여 인공 눈물을 달고 산다. 누구나 본인이 흘린 눈물의 맛을 본 적이 있을 것이다. 눈물에서 짠 맛이 느껴지는 것은 염분이 포함되어 있기 때문이다. 눈물은 외분비액으로 구분되며, 인간의 눈물성분은 98%가 물이다. 나머지 2%는 알부민과 글로불린이 혼합되어 있고, 식염, 탄산나트륨, 인산염, 지방등으로 구성되어 있다. 또한, 눈에서 남은 눈물이 코 안으로 들어가 코점막도 촉촉하게 만든다.

눈물이 없다면 안경알에 난 작은 상처로 인하여 선명하게 보이지 않는 것처럼 각막도 상처가 심하게 날 것이다. 그래서 나이가 들면 눈물이 줄어 눈에 상처가 나 염증이 발생하기 쉬워진다.

눈물은 감정이 슬프거나, 억울하거나, 격해지거나, 눈이 아프거나 햇빛이나 먼지가 들어오는 등 다양한 상황에서 분비된다. 이집트 나일 강에 사는 악어는 사람을 보면 잡아먹고 난 뒤에 눈물을 흘린다. 이러한 위선적이고 이중적인 눈물을 말할 때 '악어의 눈물'이라고 한다. 인간 또한 자신이 처한 상황을 모면하기 위하여 진심을 감추고 눈물을 흘릴 때가 있다. 대표적으로 뉴스 등 매체에서 범죄자들이 눈물을 흘리며 거짓된 참회의 눈물을 흘리는 경우에 우리는 악어의 눈물이라는 표현을 한다. 인간이라면 눈물을 흘리는 사람을 보면 공감되어 같이 눈물을 흘리기도 하고, 불편함이 느껴질 때도 있는 등 다양한 반응들을 이끌어 낼 수 있다. 인간의 고유한 능력 중 '공감'이라는 것을 통해 상대의 눈물을 보고 여러 가지 서로 다른 감정을 일으킨다. 이러한 현상을 이용해 범죄자들이 뉴스에 나와서 눈물의 반성을 한다던지. 드라마, 영화 등에서 관객의 감정선을 흔들고 눈물을 유발하기도 한다. 눈물은 상대방의 감정에 변화를 가져와 상황을 극적으로 바꿀 수 있는 묘약과 같은 것이다.

인간의 사회에서 눈물이 주는 의미는 참으로 다양하다. 때로는 위안이 되어 주기도 하고, 때로는 곤란한 상황을 넘기는 방패막이도 되어 준다. 울고 나면 마음이 차분해지는데 이것은 눈물로 인해서 분비되는 체내의 호르몬 변화 때문이다. 눈물을 흘리면 부교감 신경계가 활성화되어 인체의 모든 부분들이 이완된다. 이로 인해 오랫동안 심하게 울고 나면 한층 더 후련함을 느끼는 것이다. 또 스트레스를 받으면 인체에서는 코티졸 분비가 증가하는데 코티졸이 나오려면 부신피질자극호르몬(ACTH)이 먼저 자극을 받는다. 코티졸은 부신피질에서 스트레스를 받으면 나오는 스테로이드호르몬의 일종으로써 신체가 최대의 에너지를 만들어 낼 수 있도록 한다. 이 과정에서 혈압과 포도당 수치를 높이기도 한다. 이 때 눈물을 흘리면 자연적으로 부신피질자극호르몬에서의 자극이 줄어들기 때문에 스트레스에 해소에 좋다고 말하는 것이다.

동양의학에서 간이 좋지 않으면 눈물이 과다해진다고 표현하는데 실제로 눈물의 양이 많아지는 것은 아니다. 간의 제한은 하부늑골 제한을 가져오고, 이에 따라 하부 늑골의 움직임에 영향을 미치는 위턱뼈가 제한되며, 이로 인해 눈물관에 유착이 오게되고, 결국 눈물이 원활하게 코로 빠져 나가지 못하여 넘치게 되는 것을 눈물이 과다해진다고 표현한 것이다.

코 사용설명서

하늘과 통하는 코

노자의 도덕경에서 코는 천기가 통하는 곳이므로 현문(玄門)이라고 하였다. 현문은 한자 뜻대로 그대로 하늘 현(玄)자와 문 문(門)자로 구성되었고, 하늘과 왕래 하는 문이라는 뜻이다. 황정경에서는 코를 신려(神慮)라하여 하늘의 마음으로 표현하였다. 동양에서는 하늘과 통하는 가장 근본을 호흡으로 여겼기 때문이다.

인간은 숨을 쉬지 않고 살 수 없다. 물은 일주일동안 마시지 않아도 살 수 있지만 질소 78%와 산소 21% 그리고 1%는 다수의 기체로 구성된 공기는 3분만 마시지 않아도 인간에게는 치명적이다. 그래서 인간은 출산 직후부터 폐로 호흡을 한다. 호흡은 날숨 시 몸안의 이산화탄소나 노폐물을 내보내고 들숨 시 산소를 공급받는다.

인간의 호흡은 불수의 호흡과 수의 호흡이 있다. 우리가 일상적으로 하는 호흡, 즉 의식하지 않고 쉬는 숨을 불수의 호흡이라 하고, 운동할 때 등 의식적으로 쉬는 숨을 수의 호흡이라 말한다. 불수의 호흡은 파충류의 뇌라 불리는 연수, 교뇌의 호흡조절중추에 의해서 쉬는 호흡이고, 수의 호흡은 인간의 뇌라 불리는 대뇌피질에 명령을 내려 호흡근을 의도적으로 움직여서 하는 호흡이다. 또한, 인간은 폐호흡 외에도 두개골 호흡을 한다. 두개골 호흡은 서양의학에서는 다루지 않고 정골의학에서 주로 연구한다. 두개골 호흡의 불균형으로 인한 질병은 각 분야별로 다양하게 알려져 있다. 다만, 우리나라에는 아직 정골의학 분야가 정규과정에 없는 상황이다.

동양의학에서는 사람이 생명을 받는 처음에는 어머니를 따라 호흡하다가 출생하여 탯줄을 자르면 신령스러운 기운이 배꼽으로 모인다라고 하였다. 이 말과 같이 해부학적으로도 복부에 있는 근육들이 호흡 시 배꼽을 기준으로 여덟 방향으로 움직인다. 또한, 호흡보다 중요한 것은 없다 말하는 것과 같이 동양의학에서는 건강을 지킬 수 있는 비결을 호흡을 첫 번째로 여긴다. 그리고 인간이 숨을 한번 내쉴 때는 하늘의 근원에 닿고 숨을 들이 쉴 때는 땅의 근원에 닿는 것이다라고 표현하며 호흡의 중요성을 강조하였다.

콧구멍이 두 개인 이유는 양 쪽 콧구멍이 교대로 숨을 쉬기 때문이다. 한쪽 콧구멍이 6시간 호흡하고 서로 교대하는데 좌, 우의 비대칭이 심할수록 해당하는 쪽의 호흡 시 흉강이 확장되지 않는 것을 느낄 수 있다.

폐호흡은 횡격막으로 하는 호흡이고 두개골 호흡은 뇌척수막의 순환과 함께하는 호흡이다. 인간은 이 두 가지의 호흡으로 생명을 유지한다. 동양의학에서 코를 가리켜 하늘과 통하는 문이라 한 것이나 코를 척추에 배속하여 인체의 질병을 진단하는 망진법은 해부학적 구조를 바탕에 둔 것이다. 필자는 6시간마다 교대로 호흡하는 코와 6시간마다 교환하는 뇌척수액의 관계성이 인체의 질병과의 연관성에 큰 의미가 있다고 생각한다. 호흡은 뇌간의 생명중추에서 이루어지고, 후각신경은 인간의 12개의 뇌 신경 중 제 1뇌신경이다. 서양의학은 코에 관하여 동양의학과 달리 호흡보다는 후각에 비중을 더 많이 두고 있다. 후각은 시각에 비해 우리가 말 할 수 있는 표현의 영역이 제한적이다. 코는 얼굴의 중심에 위치하고 세상을 향해 돌출되어 있고, 자존심으로 표현하기도 하고, 자기자신으로 표현하기도 한다. 그러나 해부학적으로 겉은 코뼈는 아주 작고, 안의 중심을 잡아주는 코뼈는 나비뼈에 끼어있다.

그림29) 코의 구조

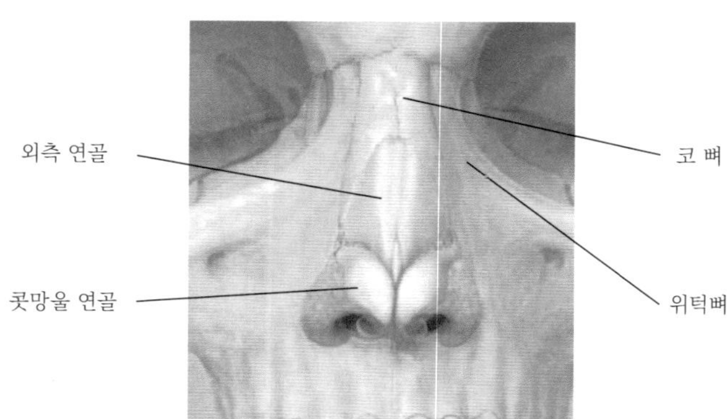

우리는 흔히 상대의 자존심을 꺾을 때 "콧대를 꺾어 버린다"라는 표현을 한다. 이러한 표현이 나오는 이유는 코는 마음의 바탕을 표시하는 곳으로 그 사람의 자신을 나타내는 기관이기 때문이다.

해부학적으로 코를 구성하는 뼈는 위턱뼈이다. 오른쪽 위턱뼈와 왼쪽 위턱뼈가 코를 세우고 그 위에 살짝 덮여 있는 것이 코뼈이다. 코를 자존심이라고 표현하지만 자존심이란 자기 중심이 잡혀있는 상태에서 주변이 도와줘야만 세울 수 있는 것임을 코의 구조에서 말해주고 있다. 동양의학에서도 코를 망진 할 때, 오른쪽 위턱뼈인 서악과 왼쪽 위턱뼈인 동악이 양 쪽에서 잘 받쳐줘야 한다고 하였다. 호흡 시 위턱뼈는 양쪽에서 풀무질과 같은 역할을 한다. 위턱뼈는 서로 만나 아치모양을 만드는데 이것이 입천장 구조이다.

그림30) 입천장구조

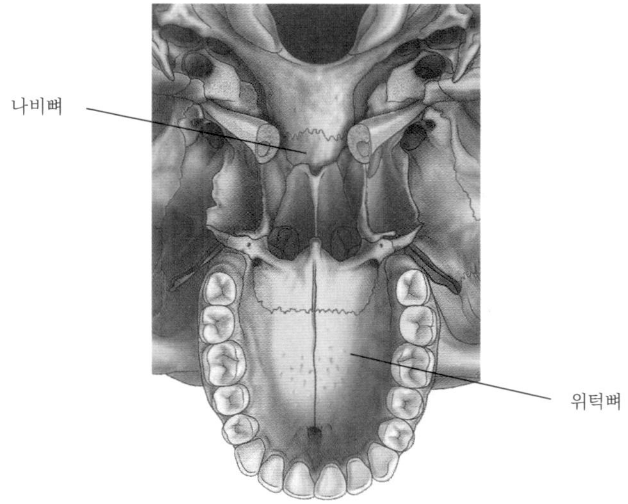

예로부터 코는 그 모양새를 비유적으로 많이 사용하였다. '눈 감으면 코 베어갈 세상'이나, '코빼기도 안보이다가 이제야 나타났냐'라든지, '내 코가 석자'라는 표현, '귀 잘생긴 거지는 있어도 코 잘생긴 거지는 없다'는 속담을 통해 사람자체를 표현된 것을 볼 수 있다. 코는 인체의 중심에 있는 척추와 관련성이 있기 때문에 인체의 중심이 잡혀 있다는 것은 생각도 중심이 잡혀 있다는 뜻이 된다. 즉 코가 곧은 사람은 의지력도 좋고 성품도 좋다고 판단하여 거지로 살 수 없기 때문에 나온 속담이다.

코의 구조를 보면 코의 바깥 쪽에서 자존심을 세워주는 위턱뼈가 있듯, 안에서 진짜 나를 세워주는 중심뼈가 있다. 어떤 집단에서나 중심을 잡아주는 사람이 필요하듯 코도 안쪽 중앙에서 기둥을 세우는 뼈가 있다. 이 것을 벌집뼈와 보습뼈라고 한다.

그림31) 코의 중심구조

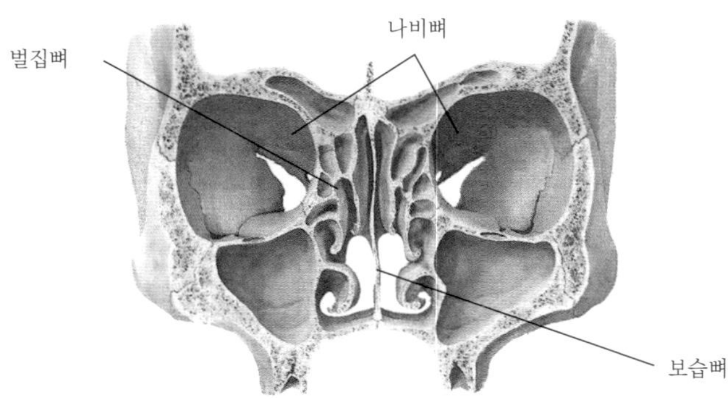

벌집뼈와 보습뼈는 나비뼈에 끼워져 있고, 나비뼈가 날개짓을 할 때 반대로 움직여 나비뼈와의 균형을 맞춘다. 코 속에서 소리없이 일어나는 균형을 맞추는 움직임은 목숨이 다 할 때까지 일어난다. 벌집뼈는 머리뼈에 속하고 보습뼈는 얼굴뼈에 속한다. 이 두 뼈 모두 나비뼈의 날개짓에 영향을 많이 받기 때문에 동양의학에서는 하늘과 통하는 문이라는 뜻의 현문(玄門)이라 한다.

동양의학에서는 국소적인 부위에 인체 전신의 모든 반응점이 있지만 특히 코는 인체 오장육부와 척추와 관계가 깊다. 코만 관찰하고도 어느 부분의 척추가 틀어졌는지 어느 장기가 문제인지 어느정도 파악할 수 있다. 나비뼈에는 전신의 척추관을 통과하는 뇌척수막이 고정되기 때문에 척추의 반응점이 나비뼈에 끼어 있는 벌집뼈와 보습뼈를 통하여 반응점이 나타나는 것이다.

그림32) 코와 척추의 대응점

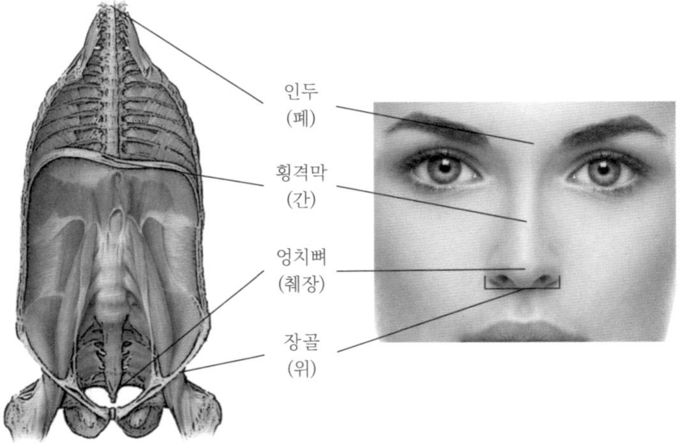

코는 척추에 매달려 있는 오장육부의 전체가 반영되어 나타나는 곳이다. 나비뼈의 안쪽은 뇌척수막이 고정되어 있고, 바깥쪽은 입부터 항문까지 하나의 관으로 이루어진 소화기가 부착되기 때문에 코의 기세가 좋다는 것은 마음의 중심이 서 있다는 뜻이다. 코의 전체 모양새와 산근이 조화롭고, 코끝이 밝고 풍성하고 높으며, 콧망울이 균형을 이루면 좋은 코라 말한다. 좋은 코라는 것은 단순히 재복이나 수명을 말하는 것이 아니고, 하늘과 잘 통한다는 뜻이다. 이 말이 후대에 오면서 재복을 뜻하는 것으르 너무 부각되어 코가 주는 진짜 의미가 퇴색된 것이다.

흔히 말하는 사람의 기세라는 것은 후천적으로 개선할 수 있다. 척추에 붙어 있는 척추세움근은 호흡할 때 작용하는 근육이기 때문에 이곳을 다스리면 코의 기세는 아주 좋게 변할 수 있다.

이목구비 중 코는 전, 후, 좌, 우 중심에 위치한다. 하늘의 기운이 드나드는 곳이기에 중심에 있는 것이다. 눈, 입, 귀와 달리 코는 생명이 끝날 때 까지 쉬지 않고 숨을 쉰다. 하루에 인간이 마시는 공기의 량은 8000L정도 된다. 동양의학과 서양의학 모두 들여마시는 산소와 내쉬는 이산화탄소가 인체 내에서 잘 유지되어야 신체를 건강하게 유지 할 수 있다고 말한다. 일반적으로 알고 있는 호흡은 흉식호흡과 복식호흡이다. 숨을 들이쉴 때 가슴이 벌어지면 흉식호흡이고 횡격막 아래로 복부근육을 이용해서 하는 호흡이 복식호흡이다. 이미 복식호흡이 인체에 유익하다는 것은 여러 지면을 통해서 많이 알려져 있다.

호흡은 자연스럽게 인체의 오장육부를 마사지하는 효과를 가지고 있다. 들숨 시 횡격막이 아래로 내려오면서 복강 안의 내장기를 자연스럽게 마사지 해준다. 복강 안의 내장기들은 모두 장간막으로 덮여 있는데 이 장간막들은 모두 결합조직이기 때문에 횡격막의 운동을 통해 장간막들을 부드럽게 해주는 효과가 있다. 동양의 여러 호흡법 중 단전호흡은 아랫배 깊은 곳에서 숨을 들여마시고 내쉬는 호흡을 말한다. 단전은 도가(道家)에서 배꼽 아래를 가리키는 말로 힘을 주면 건강과 용기를 얻는다고 설명하고 있다.

동양의학에서는 호흡은 그냥 숨을 쉬는 것이 아니라 하늘의 기운을 마시는 것이라고 표현한다. 인간의 복부근육의 형태는 호흡이 주는 여러가지 의미를 함축하고 있다. 복부근육은 배꼽을 중심으로 여덟 개의 방향으로 움직인다. 동양의학적 표현으로는 복부에 팔괘가 있다고 한다. 팔괘는 하늘과 땅의 변화를 인간이 받았다고 하며 호흡을 통하여 인체 복부도 영향을 받는다.

그림33) 흡기 시 일어나는 복부근육의 움직임

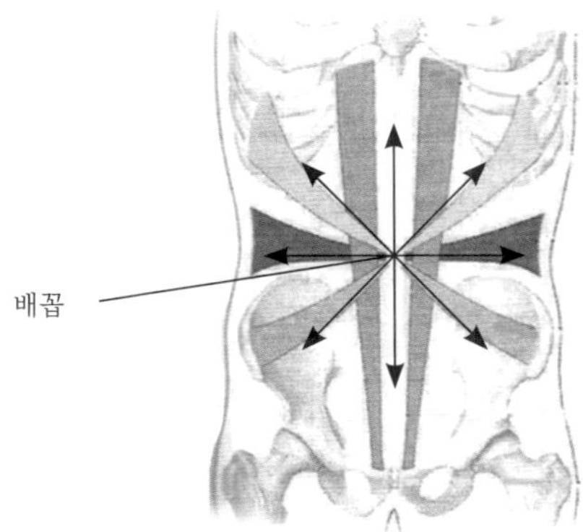

횡격막의 상하운동

인체는 숨 쉬는 동작을 통해서 각 장기들이 자기만의 고유 움직임이 있다. 흉강과 복강을 나누는 횡격막에 의해 인간의 몸은 죽을 때까지 상하운동을 한다. 횡격막은 내려가면 제자리로 돌아오는 요요 같은 움직임을 보인다. 여기서 매달린 공은 오장육부역할을 하고, 횡격막은 고무줄 역할을 수행한다. 요요라는 용어는 필리핀 토속어로 '온다온다'즉 되돌아 온다는 뜻이다. 필자가 항상 그 중요성을 강조하는 호흡 운동을 할 때 복강에서 일어나는 횡격막의 상하운동은 장기들이 마치 요요와 같이 제자리로 되돌아오는 운동을 하고 있기에 요요라고 명명했다. 횡격막의 상하운동은 흉강 안에 들어 있는 폐와 심장과 복강 안에 들어 있는 각 장기들의 움직임에 중요한 역할을 한다. 이를 통해 횡격막은 배 속에 있는 모든 장기들이 굳지 않도록 평생 마사지 해주는 역할을 한다. 횡격막의 상하운동에서는 모든 장기의 역할이 중요 하지만 그 중 가장 큰 역할을 담당하고 있는 것은 간이다. 간을 싸고 있는 복막은 자궁을 덮고 있는 막과 동일한 막이다.

인체는 호흡운동을 통해 몸에 있는 모든 결합조직들을 살아 있도록 한다. 인체를 가장 많이 차지하고 있는 결합조직은 횡격막의 상하운동을 이용하여 모든 결합조직들에게 운동성을 부여하고 있다. 인체에서 가장 큰 장기인 결합조직은 인체 내에서 화학적 정보전달

과 에너지의 전달 능력을 지닌 조직으로써 활발한 연구가 진행되고 있다. 결합조직이 갖는 에너지 정보는 주로 근막에 의해 전달 능력을 가지게 된다. 필자가 생각하기에 근막은 정보저장 능력이 뇌세포만큼이나 뛰어나다. 근막의 정보는 마치 몸 전체에 CCTV를 설치한 것과 같다. 환자를 치료하는 사람들은 환자의 아픈 증상이 자신의 몸에 나타나는 전이현상을 경험한다. 이와 같은 현상은 환자가 가지고 있는 정보가 내 몸에 전달이 되어 나타난다. 결합조직은 신경보다 훨씬 빠른 정보전달을 가지고 있으며 때로는 개체와 개체를 넘어 서기도 하고 시공간을 초월하기도 한다는 양자이론과 맞물려 이해 되어진다.

필자는 미움, 다툼, 시기, 욕심 등 보이지 않게 뿜어내는 인간의 부정적 감정이 그 어떤 독소보다 독하다고 생각한다. 스스로 뿜어내고 있는 보이지 않는 독소에 인체가 병들어 가는 것이다. 인간에게는 누구나 양심이 있기 때문에 죄를 지었을 경우, 죄책감이라는 부정적인 감정이 몸에 지속적으로 쌓이게 된다. 결국 부정적 감정은 에너지 낭종이 되어 인체에 부정적인 영향을 끼치게 된다. 최근 연구자들에 의하면 인간은 여러 가지 이유로 곳곳에 에너지 낭종이 생겨 인체의 흐름을 방해 할 수 있다고 말한다.

인체의 시스템은 묵묵히 각 조직들 간에나 각 장기들 간에 긴밀한 협약을 이루어 일을 한다.

인간의 호흡은 여러 횡격막이 연합하여 이루어진다. 횡격막은 총 4가지로 구분된다. 악횡격막(턱 밑), 상부횡격막(흉곽 입구), 횡격막, 골반저횡격막(골반 밑면)의 4가지로 구분되는 횡격막은 인체 내에서 중력방향을 기준으로 횡으로 구성되어 있다. 따라서 중력에 저항하는 힘이 작용하기 때문에 항상 4개의 횡격막의 움직임 사이의 박자가 맞아야 하며, 만일 이 박자가 어긋난다면 인체 내 건강을 유지하는 시스템에 교란이 온다. 이로 인해 질병이 발생할 수 있다. 인간은 죽을 때까지 호흡을 멈출 수가 없으며 멈춘다는 것은 죽는다는 걸 누구나 알고 있다. 하지만 호흡 운동에 대해서는 깊게 생각하지 않는다. 단순히 좋은 곳에 가서 맑은 공기를 마시는 것만을 말하는 것이 아닌, 올바른 호흡을 통한 인체 내 시스템의 정비가 중요하다.

그림34) 횡격막

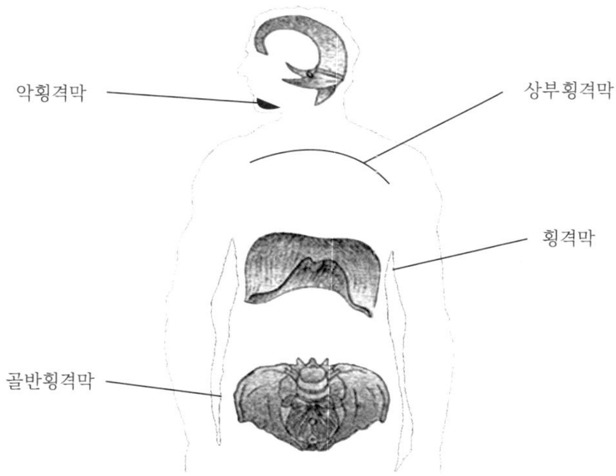

많은 사람들은 본인의 자동차나 자주 사용하고 있는 기계에서 평상시와 다른 소리가 나면 예민하게 반응하며 살피고, 상태를 점검한다. 하지만 많은 사람들이 정작 인체가 내는 소리는 알아듣지 못한다. 왜냐하면 인간은 너무나 많은 불필요한 정보를 근막에 쌓아 놓고 삶을 유지하고 있기 때문이다.

인체가 내는 소리는 몸에서 발생할 수 있는 이상현성의 징후를 말한다. 우리가 인체가 내는 소리의 의미를 정확히 파악하고, 건강한 몸을 유지하기 위해서는 정상적인 횡격막의 상하운동에 대해 알고 이를 유지할 필요가 있다. 횡격막은 우리 몸을 하나의 원통으로 보았을 때 중간에 위치한 4개의 가로막으로 표현된다. 호흡 시 중앙에 있는 횡격막은 아래로 내려가면 복강 안에 있는 장기들이 골반 아래로 밀고 내려온다. 이 때 골반 횡격막은 장기를 위한 공간을 확보해야 한다. 오른쪽 골반에 공간 확보가 되지 않으면 횡격막의 오른쪽 부분이 아래로 덜 내려오게 된다. 이로 인해 오른쪽 폐가 들어 있는 흉강에 충분한 공간 확보가 이루어지지 않게 되어 구조적 결함이 발생한다. 이 상태로 시간이 흐르면 구조적 결함으로 인해 인체에 이상현상이 발생하게 되며 결국 질병이 된다.

약 10만km나 되는 인체의 혈관에 흐르는 혈액의 흐름을 원활하게 해 주는 것은 바로 횡격막의 상하운동이다. 심장을 싸고 있는 막은 횡격막 위를 덮고 있고, 횡격막이 골반 쪽으로 내려갈 때 심장을 싸고 있는 막을 끌고 내려감으로써 심장의 혈액 순환에 힘을 더하여 전신의 혈관에 흐르는 혈액의 흐름을 도와주는 것이다.

정골의학의 창시자이신 Dr. A. T. Still은 횡격막에 대해 인체가 가지고 있는 600여개의 근육과 직간접적으로 연결되어 있다고 말했다. 결합조직의 미끄러지는 운동성을 근육을 감싸고 있는 근막(fascia)에서 잘 볼 수 있다. 근육을 싸고 있는 근막 또한 이렇게 몇 겹으로 이루어져 있다. 인체는 600여개의 근육으로 이루어졌는데, 호흡을 통해서 감싸고 있는 근막이 미끄러지는 움직임을 하고 있다. 횡격막의 상하운동는 근육을 싸고 있는 근막 뿐 아니라 내장기를 싸고 있는 내장기 근막까지도 미끄러지는 움직임을 일으킨다.

향기와 냄새

모든 여성에게 아름다움을!!! 이라고 외쳤던 코코샤넬은 가장 신비하고 인간적인 것이 냄새라 하였다. 사실 인간이 냄새를 맡을 수 있다는 것이 학문적으로 밝혀진 것은 최근의 일이다. 2004년 노벨 생리의학상을 탄 리처드 액설과 린다 B 벅은 1991년 연구를 통해 코에서 후각 수용체를 찾았다. 다른 감각기관에 비해 늦게 발견된 것이다. 대부분의 포유류는 사물을 탐지 시 후각이 매우 중요한 요소이지만 인간은 후각보다는 시각에 의존한다. 지금까지 우리는 동물의 후각이 인간보다 월등하게 뛰어나다고 알고있지만, 최근 연구에 의하면 인간의 후각이 동물만큼이나 뛰어나고, 특정 부분에서는 더 뛰어나다고 한다.

베티나 피우제는 '냄새의 심리학'에서 후각이 시각보다 더 빨리 반응한다고 하였고, 인간은 시각적 동물이 아니라 오히려 후각적 동물에 가깝다고 말한다.

냄새는 코의 점막에 있는 후각세포가 공기 중에 퍼져있는 분자와 만나면 감지할 수 있게 되는 감각정보이다. 개는 인간보다 후긱수용체가 100배나 많은 10만개라고 한다. 개보다는 적지만 인간도 1000개의 후각수용체로 1만 가지의 냄새를 맡을 수 있다고 하니 인간의 후각능력 또한 매우 놀랍다. 모든 인간은 개인마다 서로다른 자신만의 체취를 가지고 있다. 특히 인간은 기분 나쁠 때와 좋을 때 나는 냄새가 다르다고 한다. 이는 기분에 따라 인체에서 분비되는 호르몬이 다르기 때문일 것이다.

그림35) 냄새의 경로

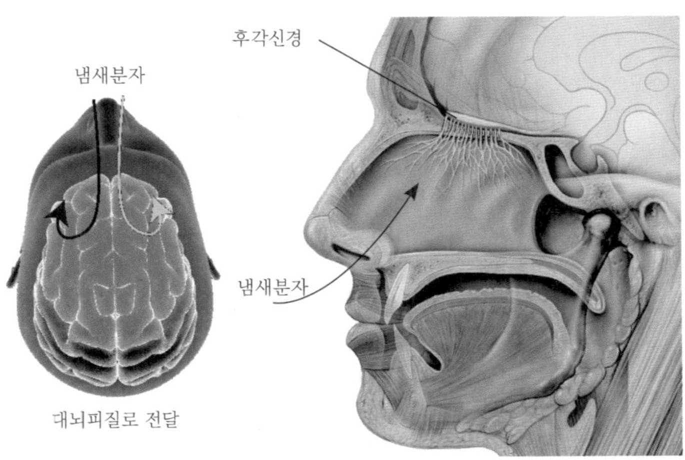

인간이 가진 후각세포의 재생능력은 탁월하며 30-60일마다 완전히 새롭게 만들어 진다. 냄새분자가 코 안의 후각수용체에 닿으면 전기신호가 만들어지고, 이 신호를 벌집뼈 위에 가지런히 놓여 있는 후각신경을 통해 대뇌피질에 전달한다. 냄새분자들은 순수한 분자가 없고, 혼합되어 있는데 냄새 분자마다 세포점막을 자극하여 후각수용체로 전달되는 시간은 각각 차이가 난다.

일부 학술계에서는 언어이해능력이 후각능력에서 비롯되었다고 주장하는 학자와 인간이 가지는 직관도 이 후각에서 기원한다고 주장하는 학자들도 있다.

전세계적으로 많은 부모는 아이들과 얼굴 짚기 놀이를 함께 한다. 이는 아주 훌륭한 감각훈련 중 하나이다. 다양한 감각 훈련 도구가 있는 현대에 와서도 동서양을 막론하고 우리는 가장 대중적이고 보편적인 이 놀이를 통해 아이의 뇌 발달을 도모하였다.

인간의 후각세포는 한 가지의 냄새를 오래 맡으면 그 냄새에 대한 감각신경이 활동이 감소한다. 이로 인해 처음에는 강렬했던 냄새가 시간이 지날 수록 옅어지는 착각을 한다. 이 현상을 순응이라고 한다. 그리고, 코의 후각세포가 냄새에 반응하고 있지만, 느끼지 못하는 것은 지각되지 않는 습관이라 한다. 예를 들면 다른 나라에 방문하면 느끼는 특유의 냄새를 우리는 강렬하게 느낄 수 있으나 해당 국가의 거주 국민은 느끼지 못하는 현상이 있다. 습관과 순응은 유사하지만 습관은 뇌가 의식적으로 냄새를 인식하지 않는 것이고, 순응은 냄새 자극에 적응되어 감각기능이 떨어지는 것이다.

동물들은 특히 후각에 예민하여 먹이나 짝을 찾을 때 사용한다. 또한, 일부러 냄새나는 배설물을 바르거나, 몸 밖으로 강하게 분사하여 적으로부터 보호하기도 한다. 그에 비해 인간은 냄새에 확연한 구분을 둔다. 좋은 냄새는 향기로 표현하고, 나쁜 냄새는 악취로 표현한다. 또한 인간에게 냄새는 기억으로 존재한다. 엄마라는 단어만 들어도 어렸을 적 느꼈던 엄마 냄새를 기억하는 것은 그런 이유 때문이다.

동물들이 의사소통을 하기 위하여 발산하는 화학물질을 페로몬이라고 한다. 언어소통을 하는 인간은 화학물질이 아니어도 소통할 수 있기 때문에 많이 퇴화되었지만 아직 인간에게도 남아 있다고 한다. 특히 남성호르몬인 테스토스테론의 향기는 인류가 찾아 낸 가장 오래된 향수인 사향과 매우 흡사하다고 한다. 반면에 인간은 페로몬 수용체가 사라졌다고 보는 학자들도 있다.

보편적으로 여성이 남성에 비해 냄새에 민감하다는 시각이 많지만 스웨덴의 마티아스 라스카 교수팀이 연구에 의하면 부르지오날(bourgeonal)이라는 냄새 물질은 남성이 두 배 더 민감하다고 한다. 독일에서 연구한 바에 따르면 남성의 정자에는 부르지오날을 감지하는 후각수용체(OR1D2)가 있어서 정자의 운동성이 커진다는 연구결과도 보고되었다. 그 후 2013년 학술지에 발표된 내용을 보면 유독 불임 남성이 부르지오날 냄새를 잘 못 맡았다고 한다. **필자는 이것이 인간에게 난자를 향해 가는 정자의 페로몬이 아닐까 생각한다.**

현대사회의 인간은 모든 감각기관에 휴식이 필요할 만큼 자극의 홍수 속에 살고 있다. 휴대폰과 모니터로 인한 눈이 피로하고, 이어폰에 의해 귀가 피로하며, 향수, 방향제, 섬유유연제 등의 수많은 일상생활에서는 코가 피로하다.

그래서 코를 제외한 인간의 감각기관은 반 강제적으로 휴식을 취한다. 눈은 감으면 보지 못하여 정보를 수집하지 못하기 때문에 잠이 들거나 눈을감고 명상을 하면 휴식을 취하고, 귀는 잠들면 듣지 못하고, 입은 먹지 않으면 맛의 정보를 수집하지 못하지만, 코는 잠들어 있을 때나 깨어 있을 때나 숨을 쉬어야 한다. 코에서의 호흡의 주기가 한 쪽 콧구멍마다 6시간 주기로 바뀌는 것은 조금이라도 코에 휴식을 주기 위함이다.

코의 구조

동양의학에서는 코의 기능을 기를 마신다고 표현한다. 코는 얼굴 중심에 튀어나와 있는 외비, 비강이라 말하는 코 안, 비강을 좌, 우로 구분하는 비중격으로 구성되어 있다.

부비동은 코를 이루는 머리뼈와 얼굴뼈로 이루어져 있으며, 뼈에 동굴처럼 비어 있는 공간을 말한다. 앞이마뼈에 있는 전두동, 벌집뼈에 있는 사골동, 나비뼈에 있는 접혼동, 위턱뼈에 있는 상악동을 말한다. 부비동은 콧속과 작은 구멍으로 연결되어 있고, 분비물의 배농과 환기의 역할을 가진다. 또한, 부비동은 점액을 분비하는 세포들로 구성된 점막으로 덮여 있고, 그 곳에서 분비되는 점액으로 코 안의 건조를 방지한다. 이 외에도 인간의 목소리의 개인별 특징을 만들기도 한다. 말을 할 때나 노래를 부를 때 목소리의 공명을 일으켜 개인별 차이가 있는 고유의 음색을 만들어 낸다. 주위에서 보면 아버지와 아들이 또는 엄마와 딸들의 목소리가 구별하기 어려울 정도로 비슷한 경우가 많은데 그것은 오장육부가 유전적으로 영향을 받고 태어나 몸이 유전적으로 닮기 때문에 공명되는 주파수가 비슷해지면서 목소리가 비슷해지는 것이다.

그림36) 부비동

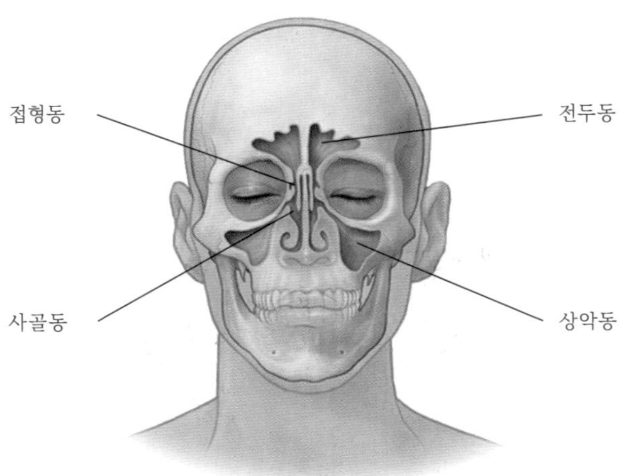

부비동에 분비물의 배농이 원활하지 않고 고여서 염증으로 변화한 질병이 축농증이라는 병이다. 그래서 축농증 환자들은 부비동 안에 분비물이 고여 울림이 생기지 않기 때문에 목소리가 코맹맹이 소리가 난다. 보통 축농증이 생기면 수술로 구멍을 내어 배농을 시키는데 그 이전에 부비동을 이루는 앞이마뼈나, 나비뼈, 벌집뼈, 위턱뼈가 움직임이 제한되어 생기는 것이니 수술 이전에 이 뼈들의 움직임을 개선하는것이 우선되어야 한다.

비갑개는 코 측벽에 세 개의 길고 구부러진 모양을 가졌으며 코선반이라 한다. 세 개의 길고 구부러진 모양은 각각 상비갑개, 중비갑개, 하비갑개라고 하며, 각자 기능에 차이가 있다. 비갑개의 대표적인 기능은 인체의 수분이 빠져 나가지 못하도록 막아주는 것이다. 이 중 가장 아래에 있는 하비갑개는 공기의 방향이나, 습도조절, 필터역할을 하며, 중비갑개는 높은 압력의 공기에 완충작용을 하고, 상비갑개는 후각과 연관되어 있다.

그림37) 비갑개의 구조

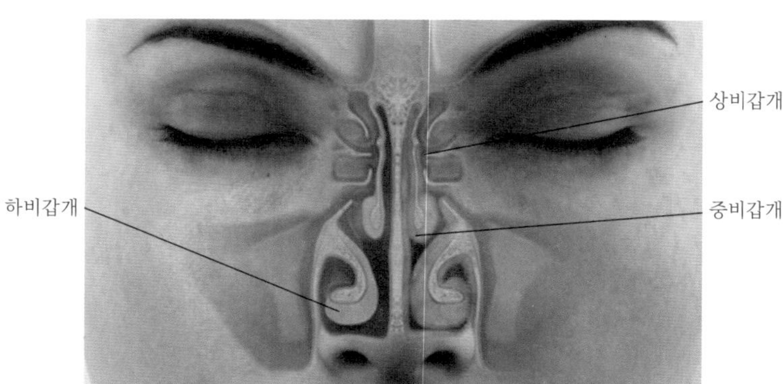

비강은 코 안을 말한다. 소화기와 같은 점막으로 구성되어 있고, 혈관이 발달하였고, 섬모가 나 있기에 공기 중의 작은 입자들이 폐로 들어가지 못하게 하는 역할을 한다. 코 안이 건조할 경우 공기를 통해서 들어오는 작은 입자를 잡아내지 못하면 이물질이 폐에 쌓여 폐의 기능을 떨어뜨리게 된다.

동양의학에서는 '폐가 코로 개규한다'라고 하며, 코에 병이 있다는 것은 폐의 기능에 문제가 있다고 본다. 호흡을 통해서 산소를 교환하는 폐를 보호하는 1차 방어기관을 코로 여겼던 것이다. 방어기관답게 코 안에는 여러 가지 외부의 물질을 방어 할 수 있는 시스템으로 구성되어 있다. 먼저 코에는 온도조절기능이 있다. 코 안의 혈관은 차가운 공기를 0.25초안에 덥힐 수 있는 시스템으로 되어 있다. 이러한 코의 온도조절 기능으로 인해 지역적 환경에 따라 코의 외형이 달라진다. 더운 지방에서는 공기가 천천히 들어올 수 있게 코가 낮고, 추운 지방에서는 공기를 빨리 데워야 하기에 그만큼의 혈관이 넓게 분포하여야 하기에 코가 높다.

또한, 코에는 필터기능이 있다. 코 안의 섬모를 통해 외부의 입자를 걸러내어 폐로 흡입되지 못하게 막는 기능을 말한다. 하지만 요즘 같이 많은 미세먼지는 비강 안에 있는 섬모가 모두 걸러낼 수 없어 통과하는 양이 많아지게 된다. 이럴 때일수록 폐의 건강을 위해 각별히 신경써야 한다.

코 안에 있는 인체를 지키기 위한 방어기제가 흔들리면 인체에도 질병이 발생할 가능성이 높아진다. 코 안의 혈관이 가진 온도조절

기능이 저하되면 폐에 찬공기가 들어가기 쉽고, 폐에 있는 혈관들이 수축하기 때문에 면역력이 떨어진다. 또한, 섬모의 기능이 저하되어 미세한 입자들이 폐에 침범하면 염증을 유발하게 된다.

귀 사용설명서

듣고 싶은 것만 듣는 귀

'귀가 보배다'라는 속담이 있다. 잘 듣는 것이 보석만큼 가치가 있다는 뜻이다. 소리를 듣는 귀는 다른 감각에 비해 월등히 작은 수용체를 가지고 있다. 또한, 귀는 모든 사물에 반사되어 소리를 듣기 때문에 같은 소리를 들어도 위치 형태 방향에 따라 듣는 소리가 왜곡되어 들릴 수 있다.

시각에서 다른 정보에 영향을 받아 원래 사물에 대해 있는 그대로 인식하지 못하는 현상을 착시현상이라고 한다. '왜곡하는 뇌'의 저자이자 음악심리학자인 다이애나 도이치는 청각적 착각 현상인 '착청(錯聽)'도 있다고 발표하였다. 감각기관의 오류는 어느 감각에서나 있을 수 있지만 소리에서는 그 오류의 정도가 훨씬 더 크다는 것이 도이치의 연구에서 확인 되었다.

동양의학에서는 귀에 대해 신기(腎氣)는 귀로 통하므로 신(腎)의 기능이 정상이면 오음을 들을 수 있다고 갈했다. 오음은 다섯 가지의 음인 궁(토), 상(금), 각(목), 치(화), 우(수)을 말하는 것이고, 오행이 조화된 음을 말한다. 귀가 평형감각을 담당하고 있는 것도 우연이 아니라 조화롭게 소리를 들으라는 뜻이 담긴 것이다.

요즘 드라마나 영화에도 표현되지만 과거에는 선생님이 학생의 귀를 잡아 교무실로 끌고 가는 것이 평범한 일상이었다. 필자가 인체를 공부한 후에 이를 연결하여 바라보니 선생님의 말씀을 왜곡되게 듣지 말고 잘 들으라는 사랑의 벌칙으로 보인다. 인체의 모든 근막이 귀에 고정되어 있고, 귀를 잡아당기면 인체의 모든 근막들과 오장육부와 연결된 막을 자극하고 스트레칭 해주는 효과가 있기 때문이다. 이는 **소리를 잘 들으라는 것 뿐 아니라 건강하게 오래 살라는 깊은 뜻도 함축되어 있다.** 그와 비슷하게 예로부터 귓등으로 듣지 말고, 귓속으로 들으라고 하시던 부모님의 잔소리도 해부학에 근거한 말인듯 하다. 귀는 고막을 경계선으로 외이와 내이를 나눈다. 고막은 외이를 통해 전달된 소리를 증폭시키는 역할을 하는 귀의 중간지역이고 중이에 해당한다. 중이와 내이의 연결부에는 환기 역할을 하고 압력을 조절하는 이관이 있고, 이관은 소화기와 연결되어 있다. 예로부터 귓등으로 듣지말라고 하신 것은 소리가 외이에서 고막을 지나지 못하고 밖으로 흘러 나와버리고, 귓속으로 들으라는 것은 고막을 지나면 이관을 통해 소화기로 소리를 보내어 말의 진정한 의미를 삼켜서 소화하라는 뜻이 숨겨져 있다.

그림38) 귀와 인체의 균형

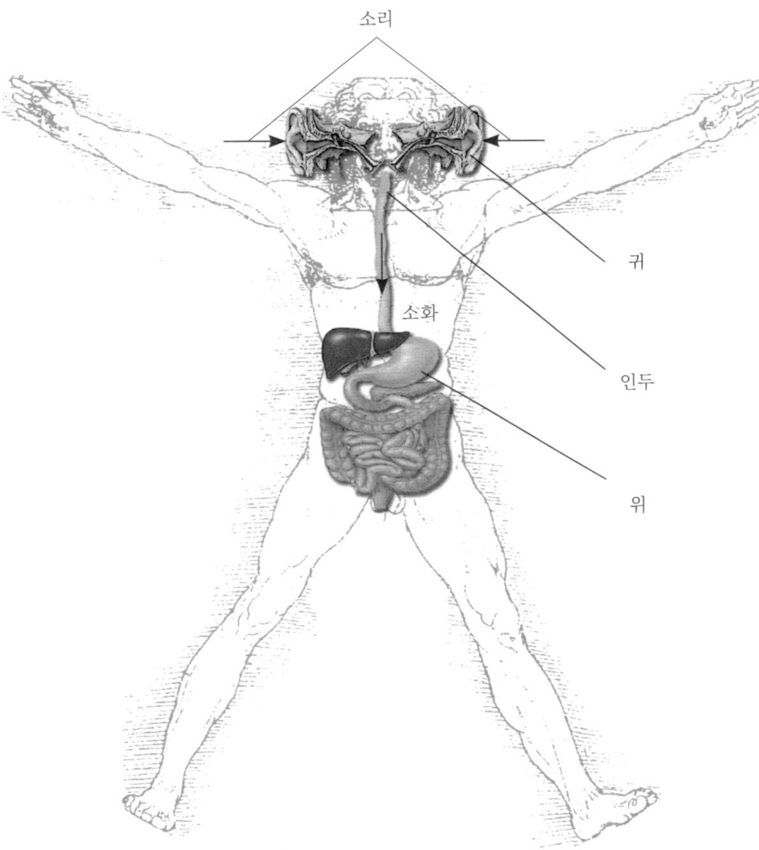

귀는 인체 근막의 종착지 같은 구조로 이루어져 있다. 오장육부를 싸고있는 막과 근육의 근막도 귀에 고정되어 있다. 이 구조로 인하여 사망선고 이후에도 가장 늦게까지 반응이 나타나는 감각기관이다. 호흡을 통해서 파동이 일어나는 인체의 조직들은 숨을 멈춘 후에도 일정 시간동안 잔여 파동이 남아 있다. 인체 모든 조직의 근막이 연결된 귀는 잔여 파동이 끝나면 위쪽으로 살짝 이동한다. 그 때 청각이 멈추고 진짜 사망 한 것이라고 말한다.

동양의학의 양생법 중에서 장수하시는 어른들은 아침에 일어나면 귀를 전, 후, 좌, 우로 잡아당기고 비빈다. 밤새 움직이지 않는 오장육부와 근막들을 일깨우는 효과도 있고, 그 날 들을 소리와 듣지 말아야 할 소리를 분별할 수 있도록 하는 조상의 지혜가 숨어있는 행위라 할 수 있다.

그림39) 소화기와 귀

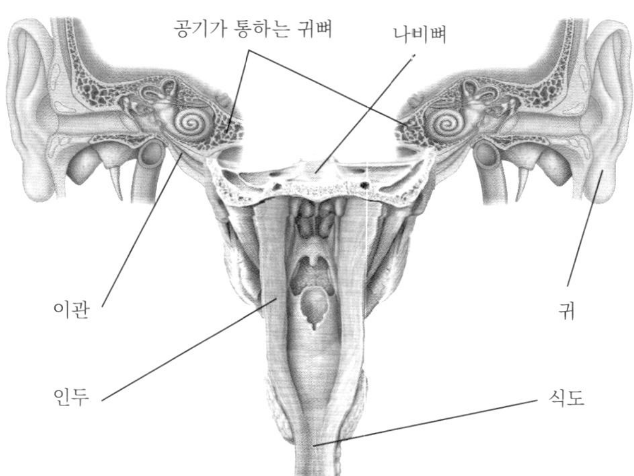

귀는 왜곡된 정보가 들어오는 경우가 많다. 소리가 전달되는 경로에는 물리적인 방해요소가 너무 많기 때문이다. 인간의 청각은 촉각과 같이 분자의 움직임을 감지하는 기계적 감각이다. 기계적 감각은 귀에 전달하는 파동이 진동의 형태로 귀에 의해 감지된 후, 뇌의 측두엽에 신경 자극으로 전달된다.

귀는 눈과 입처럼 직접 감각을 사용하는 것아 아니라 파장을 통해 전달되기 때문에 그 사이에 있는 모든 사물이 정보왜곡의 조건이 된다. 인간의 청각은 고막을 통해 음파를 증폭시켜 정보를 전달한다. 이 때 소리가 발생하는 주변 물건들의 모양, 크기, 위치에 따라 파장이 변화하게 된다. 즉 소리의 근원이 같다 해도 환경적, 물리적 조건에 의해 음파는 달라지는 것이다. 게다가 인간은 자신의 생각을 소리와 함께 듣게 되니 같은 공간에서 같은 소리를 들어도 입으로 나올 때는 사람마다 다른 소리가 나오는 것이다. 그래서 풍문이나 진실성 여부에 상관없이 퍼져 있는 소문은 귓등으로 들어야 할 소리 중 하나이다.

인격과 상관없이 뇌를 가진 인간은 자신의 생각과 소리를 함께 듣기에 왜곡된 정보가 뇌로 전달될 수 있는 기본 조건을 가지고 있다. 그렇기에 우리는 듣고 싶은 대로 듣는 행위가 누구에게나 나타날 수 있다는 것을 인정하고, 분별하여 들을 수 있는 훈련이 필요하다. 특히 한국의 사회는 "귀가 가려우면 누가 자기 얘기를 하는 것 같다"는 속담이 있을 정도로 남에게 관심을 많이 가지고 있는 사회적 특성이 있다. 서구권 국가인 미국이나 영국에서도 귀가 화끈거린다는 관용적 표현을 사용하는 것을 보면 예르부터 다양한 문화권에서 귀가 가지고 있는 해부학적 특성을 중요하게 여긴 것으로 보인다.

소리는 귀로 들은 후 입으로 뱉은 순간 어감이 달라지고 최초 의도와는 다르게 왜곡될 수 있기에 신중하게 들어야 한다. 듣는 행위 자체 보다는 왜곡되어 듣고 왜곡되어 전달할 수 있다는 것을 우리 스스로 자각하는 것이 중요하다. 같은 자리에서 같은 사람에게 들은 내용도 전달 될 때는 들은 자 마음 따라 전달되기에 왜곡된 정보에 따라 오해도 생기고 싸움까지 번지는 것이다. 입맛에 따라 음식을 골라 먹는 것은 남에게 피해를 주는 행동이 아니지만 성향에 따라 듣고 싶은 것만 골라 듣는 것은 상황에 따라 남에게 피해를 줄 수 있다. 귀가 인간의 측면에 있는 것은 전, 후면의 소리를 모두 동일하게 들어야 하기 때문이다. 또한, 인간이 두 개의 귀로 소리를 듣고, 하나의 입으로 말할 수 있도록 설계된 것은 말을 줄이라는 뜻도 있지만 양 쪽으로 들은 소리를 모아 균형을 잡아 하나의 입으로 표현하라는 뜻도 포함한다.

동양의학에는 이침이라는 침법이 있다. 이는 귀에 침을 꽂는 것을 말한다. 귀에서는 몸 안의 오장육부들이 밖으로 드러나 혈자리로써 관찰할 수 있다. 전신의 구조가 귀로 연결되어 드러난 혈자리는 270가지이다. 그 형상은 태아가 거꾸로 있는 모습에서 따왔다.

동양의학에서 귀에 침을 놓는 치료법이 효과가 있는 이유는 오장육부를 감싸는 막과 밖의 근골격계의 막이 모두 귀에 고정되어 있기 때문이다.

얼굴의 눈, 코, 귀, 입은 한자로 이목구비(耳目口鼻)라 한다. 이 중 귀를 가리키는 이(耳)가 맨 처음 나온 것은 예로부터 듣는 것이 가장 중요하다고 말하는 듯 하다. 물론 인체의 감각기관은 각자의 중요한 역할이 있기에 우선순위를 매길 수는 없고, 각자 가지고 있는 역할에 충실할 때 모든 것이 조화로워 진다.

동양의학에서 귀는 두텁거나 얇은 것으로도 개인의 성정을 파악할 수 있다고 하였다. 두터우면 마음도 두텁고 귀가 얇으면 마음의 두께도 얇다고 본다. 또한, 귀를 신장에 배속하여 귀를 보고 신장의 좋고 나쁨을 판단하기도 한다. 동양의학에서는 신장을 지혜의 장기라고도 표현한다. 이는 예로부터 잘 듣는 사람이 지혜로운 사람이라는 것을 의미하는 것이다.

귀는 이목구비에 기를 보내주는 곳으로도 말한다. 이는 인간의 얼굴을 덮고 있는 막들이 모두 귀에 고정되어 있기 때문이다. 외과적 성형 수술 시 귀에서 당겨 올려주는 시술법으로 처진 얼굴을 당긴다. 얼굴을 덮고 있는 막은 머리까지 덮어 마치 복면을 쓴 것처럼 되어 있는데, 얼굴과 머리의 중간 부위인 귀쪽으로 잡아당겨 얼굴 주름을 펴는 것이다.

중년 여성들 중 측두가 움푹 들어가고 광대뼈가 튀어 나온 사람들이 있다. 관자부위가 꺼지고 광대뼈가 튀어나온 사람을 두고 망진에서는 잘 듣지 않고 자기 말만 앞세우는 사람이라고 한다. 이와 같이 얼굴의 상이 변한 것은 평소 반복적인 패턴에 의해 만들어진다. 먼저 관자부위가 꺼진 것은 아래턱이 아래로 잡아당기는 것 때문이고, 이로 인해 귀를 감싸고 있는 인체 전체의 근막이 굳어지면, 듣는 귀 주변의 근막들이 굳어지고, 소리를 제대로 듣지 못하게 된다. 듣지 못한다는 것은 청각을 말하는 것이 아니고 오역해서 듣는 것을 말한다. 많은 여성들의 스트레스인 관자부위 꺼짐은 미용적인 시술로 꺼진 곳에 필러를 넣기도 하지만 오래가지 않는다. 관자놀이 부위는 여러 개의 층으로 이루어진 막으로 덮여 있기 때문에 단순히 필러를 넣는다고 해서 살아나지 않는다. 또한, 필러로 인해 파동으로 소리를 인식하는 귀에서 왜곡된 음성 정보를 수신할 수도 있다. 필자도 뇌 수술 후 관자부위가 회복하기 어려울 만큼 움푹 패였다. 관자뼈부터 절개를 하였기에 관자부위의 겹쳐있는 연부조직까지 모두 절개해야 했다. 지금은 모두 회복하였지만 필러로 회복한 것이 아니고 계속 수술 부위에 자극을 줘서 그 부위의 근막이 살아나게 된 것이다. 인체의 연부조직들은 굳는 성질이 있기 때문에 자극을 가하면 부드러워지는 성질이 있다. 일반인들도 관자부위가 꺼져 있다면 목이나 옆구리 라인을 부드럽게 관리하면 꺼진 측두부위가 개선된다. 특히 라인을 개선한 이후 필러를 맞으면 훨씬 더 좋은 효과가 나타난다. 물론 외모를 가꾸는 것은 개인의 자유이며, 선택이지만 건강을 위해서 그 방법은 신중해야 한다. 인체의 모든 구조는 하나로 연결도어 있기 때문에 한쪽에 절개, 필러 등 외부적인 시술을 하면 다른 쪽에 문제가 오게 될 가능성이 커진다.

동양의학의 망진에서는 턱이 좋아야 말년이 좋다고 한다. 이것은 단순히 턱의 발달을 얘기하는 것이 아니다. 턱이 넓은 사람을 하관이 좋다고 표현하는데 이 것은 잘 듣고 잘 뱉을 때 복이 온다는 뜻을 가진 말이다. 아래턱은 귀가 들어 있는 관자뼈에 매달려 있고, 아랫입술이 있는 곳이다. 망진은 심상을 중요하게 보는 학문이다.

왼쪽 귀와 오른쪽 귀가 다른 것은 짝귀라 한다. 영화 타짜의 등장인물 짝귀와 같이 한쪽 귀가 완전히 잘리거나 뭉개진 것 뿐 아니라 동양의학적으로 오른쪽 귀와 왼쪽 귀의 소리의 진동이 다르게 전달되는 것을 뜻한다. 망진법에서는 짝귀를 가진 사람을 표현 할 때 마음이 갈등이 많은 자로 판단한다. 음성정보는 음파를 통해 뇌에서 인식하는데 좌, 우가 다른 파동이 뇌에 전해지면 타인의 말을 들을 때 왜곡하여 듣기가 쉽기 때문이다.

관자뼈에는 다른 뼈와 달리 뼈 속에 구멍이 많다. 그 이유는 공기가 통해야만 하기 때문이다. 만약 관자뼈에 구멍 없다면 소리의 파동 전달이 어려울 수 있다.

프랑스의 해부학자 프란즈 조셉 갈(Franz Joseph Gall)은 두개골의 형상을 통해 인간의 성격과 심리적 특성을 분석하였다. 이 분석은 한 때 유행 했다가 지금은 의학계에서 퇴출된 분위기지만 필자는 어느 정도 근거 있는 이론이라고 생각한다. 왜냐하면 두개골의 봉합면 움직임에 따라 머리의 형태가 달라 질 수 있고, 머리형태의 변화에 따라 뇌의 실질영역에도 영향을 미칠 수 있기 때문이다. 현대의 뇌과학에서는 뇌 안의 감정과 관계되는 영역에 대한 연구가 활발하게 이루어지고 있다. 이러한 뇌 안의 감정 영역에 대한 연구에 필자가 지금도 연구하고 있는 봉합면의 움직임에 따른 두개골 변화 및 뇌 실질영역의 변화가 함께 연구되었으면 하는 바이다.

최근 필자는 자폐증에 대한 발표자료를 보면서 다시 한번 머리형태가 중요하다는 것을 인식하였다. 동양의학에서는 귀의 형태를 보고 자폐증이나 발달이 떨어지는 것인지를 파악한다, 특히 귀의 형태가 꽃피는 것처럼 생기고, 귀 안의 모양이 명확하지 않으면 지능이 떨어진다고 보았다. 서양의학에서는 보통 자폐증은 생후 36개월 이전에 나타난다고 하지만 인지기능검사, 언어검사, 교육진단검사 등을 하여 정확한 진단을 내리기에 치료하는 시기를 놓칠 수 있다. 그러나 최근에 발표한 소리에 대한 뇌 반응을 통해 보다 일찍 자폐증 여부를 진단할 수 있는 이론이 발표되었다고 한다. 소리에 대한 반응을 통해 자폐아를 일찍 발견할 수 있다는 서양의학과 소리를 모으는 귀 모양을 보고 판단하는 동양의학이 서로 같은 곳을 바라보고 있는 것은 분명하다. 이미 프랑스의 시인 폴발레리의 "테스트 씨와의 함께한 저녁"이라는 책에서 귀의 모양을 통해 아편중독자를 가려내는 구절이 있는 것으로 보아 귀를 통해 발견할 수 있는 인체의 현상들은 동서양을 가리지 않고 드러난다.

동양의학에서 생명력의 원천이라 하는 신장에 이상이 생기면 얼굴색이 검게 변하게 된다. 특히 귀가 검게 변하면 신장의 기가 떨어졌다고 판단한다. 지혜의 장기로 여겨지는 신장은 망진법에서는 귀와 짝을 지어 귀를 보고 신장을 파악 하기도 한다.

예로부터 말을 잘 이해하지 못하고 자신의 주장을 고집하는 사람을 보고 흔히 귀가 막혔다고 말한다. 이는 귀가 막히면 생각도 막혔다고 생각하기 때문이다. 또한, 인간이라면 누구든 귀로 좋은 소리를 듣기를 바라고, 또 좋은 소리는 귀를 부드럽게 한다. 깨어있는 사람 또는 지혜로운 사람이라는 말은 단순히 지식이 많은 것을 말하는 것이 아니라 주변의 소리를 좋은 소리로 들을 줄 아는 사람을 말한다. 이는 좋은 소리로 들을 줄 아는 사람은 올바른 판단으로 올바른 선택을 하기 때문이다.

심리학자 브레그만(Bregman,A.)이 제한한 청각적 장면분석은 인간의 귀가 소리를 개별적으로 선택하여 들을 수 있다는 것을 말한다. 다양한 악기의 음색이 포함된 클래식 음악을 듣다가 첼로, 바이올린 등의 개별적 악기의 소리만을 의식하여 잡아내면 다른 소리보다 잡아낸 소리에 의식이 집중됨을 알 수 있다. 즉 인간의 귀는 듣고 싶은 것만 골라서 들을 수 있는 구조다. 그렇기에 인간은 보다 좋은 결과를 위해서라도 분별있게 청각을 사용해야 한다. 인간의 오감은 단순히 보고, 듣는 것이 아니라 머리뼈 속의 뇌가 함께 보고, 듣기 때문에 자기자신의 생각에 의해서 오류가 생길 수 있다. 이런 오류를 줄이기 위해 자기자신을 들여다보는 훈련을 하는 것이다.

우리나라에서는 생일을 '귀 빠진 날' 이라고 표현한다. 엄마 뱃속에서 산도를 통해 출산 시 신생아의 머리는 목운동을 하면서 빠져나온다. 굴곡과 신전, 회전운동을 반복하는 신생아의 목운동을 이용하여 머리가 엄마의 산도를 빠져나올 때 귀는 옆으로 튀어나와 있는 구조이기 때문에 자연히 산도에 걸리게 된다. 예로부터 이렇게 아이의 머리통이 엄마의 산도를 빠져 나올 때 귀가 빠지면 머리가 통과한 것이기 때문에 위험한 고비를 어느정도 넘겼다고 판단하는데, 이런 상황에서 유래된 말이 바로 '귀 바진 날' 이라는 단어이다. 엄마와 아이 모두 힘든 과정을 무사히 넘겼다는 의미를 가진다.

과거 귀가 크면 장수한다고 여겼던 이유는 인체의 전체 구조가 귀에 연결되고, 사망 시에도 귀가 가장 늦게까지 작동하기 때문이다.

귀는 얼굴 측면에 있기 때문에 우리는 정면에서 귀의 위치를 관찰할 수 있다. 인간의 귀는 정면에서 보았을 때 눈을 기준으로 수평에 위치한다. 그러나 귀의 위치가 전, 후, 좌, 우 면에 비대칭인 사람들이 매우 많다. 그런데 소리는 귀의 위치나 모양에 따라 전달이 달라진다. 인간의 귀는 여러개의 막으로 감싸고 있기에, 좌, 우가 다른 귀는 소리의 파동이 귀를 구성하는 막으로 전달이 될 때 좌, 우가 다르게 전달된다.

그림40) 관자근막

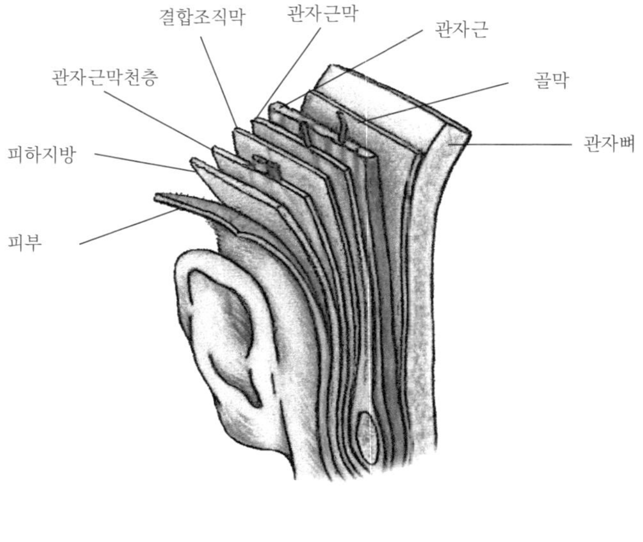

동양의학에서는 귀와 눈이 양기를 받아들여 총명해진다고 한다. 여기서 총명은 한자로 귀밝을 총(聰)을 사용하는데 이는 소리를 잘 들으라는 말이고, 이는 소리를 잘 분별해 듣는 것을 말한다. 눈은 나비뼈에 있고 귀는 관자뼈에 있다. 이 두 뼈는 모든 머리뼈의 움직임에 중심이 되는 뼈이다. 따라서 예로부터 말하는 총명은 제대로 보고 분별하여 듣는 것이 현명한 사람이 되는 길을 말하는 것이다.

소음이란 한마디로 듣기 싫은 소리이다. 아무리 좋은 음악이라도 듣는 사람이 싫어하면 그것이 소음이 된다. 소음이라는 개념은 완벽하게 자기 주관적인 개념이다. 소음은 일반적인 소리정보와 개념은 다르지만 후각에서의 향기와 악취의 차이처럼 받아들이는 뇌의 영역이 다른 것은 아니다. 소리는 진동을 통하여 발생한 파동이 귀에 있는 고막에서 증폭하여 뇌로 전달된다. 즉 음파는 고막을 울리는 공기 압력의 변화를 말하며, 공기압력은 관자뼈의 공기가 흐르는 뼈의 움직임에 많은 영향을 준다.

또한, 현대에는 소음에도 종류가 있다. 그 중 백색소음은 단순히 듣기 싫은 소리가 아니라, 인간의 뇌파에 알파파를 일으켜 심리적 안정을 줄 수 있는 일상생활에서 자연스럽게 발생하는 소리를 말한다. 그러나 백색소음, 음악소리, 풍경에서 비롯된 소리 등 그 어떤 소리라 할지라도 듣는 사람의 기분에 따라 소음이 될 수 있다.

귀의 구조

인간의 외이는 귓바퀴를 이용해 소리를 수집한다. 귓바퀴로 수집된 음파는 외이도로 들어가 고막을 진동시켜 달팽이관 안으로 전달한다. 달팽이관 안의 청신경이 음파를 전기적 신호로 변환하여 뇌에 전달한다. 그러나 귀지가 너무 많으면 음파가 고막에 도달하는 것을 가로막아서 뼈들이 진동하지 못하고 청력이 떨어진다. 귀는 기계적 신호의 일종인 음파를 전기적 신호로 변환하여 뇌가 이해 할 수 있도록 해준다. 필자는 사람마다 서로다른 모양의 귀로 들어오는 소리가 모두 똑같은 전기적 신호로 변환이 되는가에 대한 의문을 가지고 있었는데, 이것을 동양의학의 망진법에서 해결하였다. 예를들어 동양의학에서는 청력이 저하되면 신장의 기능도 저하되는 것으로 판단하고있다. 따라서 좌, 우의 귀의 위치가 차이나면 신장도 좌, 우가 차이가 난다고 본다.

그림41) 귀의 구조

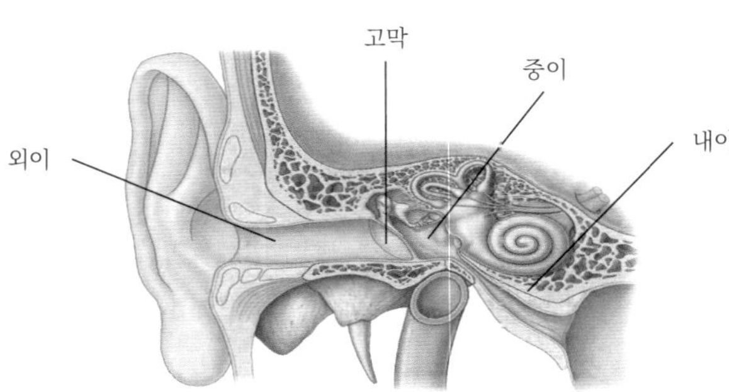

중이

고막을 기준으로 바깥쪽은 외이, 안쪽은 내이라 한다. 고막이 위치한 가운데 부분은 중이라 한다. 고막은 가로, 세로 약 1cm정도의 크기에 두께는 0.1mm의 외이 가장 안쪽에 위치한 얇고 투명한 막이다. 고막은 피부층, 중간층, 점막층으로 구성되어 있고, 고막의 진동을 통해 외부에서 들어온 음파가 증폭된다. 중이에는 내이에서부터 소화기로 연결되는 이관이 붙어있는데 평상시는 닫혀 있다가 음식을 씹거나 하품을 하면 열린다. 비행기를 탈 때 귀가 먹먹해지는 현상은 고도에 따라 신체 외부의 기압과 두개골 내의 기압에 차이가 생기기 때문이다. 관자뼈의 운동성이 제한되어 있는 귀가 훨씬 통증이 나타난다. 중이는 공기로 채워져 있는 빈공간이다.

내이

내이의 내부에는 막미로와 뼈미로가 있다. 또한 림프액으로 채워져 있다. 내이는 몸의 직선 운동 및 회전성 운동을 감지하는 평형기관과 소리를 지각하는 청각기관으로 이루어진다. 자세를 유지하는 균형감각은 전정기관에서 담당하지만 반사중추는 소뇌이다. 세반고리관은 내림프액과 외림프액이 차있어 뇌척수액과 연결된다.

내이에 질환이 있는 사람은 중풍이 오기 쉽다. 왜냐하면 귀의 림프액과 뇌척수액이 배출하는 통로가 연결되어 있기 때문이다. 관자뼈에 제한이 있으면 귀의 림프액의 순환이 어렵다. 특히 관자뼈와 뒤통수뼈가 만나는 후두유돌봉합면의 구조적 제한은 많은 질병을 일으킬 수 있는 원인이 된다.

관자뼈에 제한이 있을 경우에는 림프액이 귀 속에서 자세를 잡을 수 있도록 신호를 보내는 섬모가 한쪽 방향으로 쏠리게 한다, 섬모는 고개를 움직일 때마다 몸이 넘어지지 않도록 방향을 잡아주지만 관자뼈에 제한이 있어서 림프액이 일정 방향으로 쏠려 있으면 섬모 운동이 어렵게 되고 자세를 유지하기 힘들어진다.

현대인들은 환경적 요인, 직업적 요인으로 인해 관자뼈가 지속적으로 혹사당하는 경우가 많아 조심해야 한다. 예를들어 코로나로 인한 장기간의 마스크 착용은 귀를 감싸는 끈에 의해 관자뼈에 많은 제한을 주게 된다.

입 사용설명서

마음을 표현하는 창구

동양에서는 입을 옥지(玉池)라 하여 아름다운 연못으로 비유하였다. 말에는 향기도, 색깔도 있을 수 있기 때문에 비롯된 비유이다. 예로부터 입은 말을 삼키기도 하지만 뱉기도 하는 곳이므로, 상도 나오고 벌도 나오는 시비가 만나는 곳이라고 한다.

명심보감에서 "입과 혀는 화와 근심의 문이요 몸을 죽이는 도기와 같다"라고 하였다. 또한, 입은 말과 섭생이 같이 이루어지는 곳이기에 동양에서는 입의 말과 섭생에 대한 당부가 많이 나온다. 태평어람에서는 "질병은 입을 쫓아 들어오고 화근은 입을 쫓아 나온다"라고 하였다. 동양의학에서 입술은 비장에 배속하여 섭생하는 것을 설명하였고, 혀는 감정에 따라 말이 다르니 심장에 배속하였다.

인간의 이목구비는 각자 개별적인 특징을 가지고 얼굴에서 중심적 역할을 한다. 귀의 역할은 양 옆에서 위치하여 치우쳐 듣지 않도록 중심을 잡는다. 눈의 역할은 생각과 판단의 중심을 잡는다. 코의 역할은 호흡을 통해 구조적으로 얼굴의 중앙에서 중심을 잡는다. 입의 역할은 말과 섭생을 통해 마음의 건강과 몸의 건강의 중심을 잡는다. 이렇듯 이목구비는 어느 것도 소홀한 것이 없이 중요하다.

인간의 입은 특이하게도 윗입술과 아랫입술과의 만남 속에 만들어진 구조를 가졌다. 윗입술은 양 쪽의 위턱뼈가 만나 형성되고, 아랫입술은 하악골에서 형성된다. 위턱뼈는 코를 형성하는 뼈이고, 하악골은 귀가 있는 관자뼈에 매달린 뼈이다. 입은 호흡을 도와주고 귀로 들은 말을 뱉어내는 곳으로 만들어졌다. 이 두 개 뼈의 조합은 완전히 다르지만 함께 만나 씹고, 먹고, 뱉고, 말하며 완벽한 조합을 이룬다.

그림42) 입을 만드는 뼈

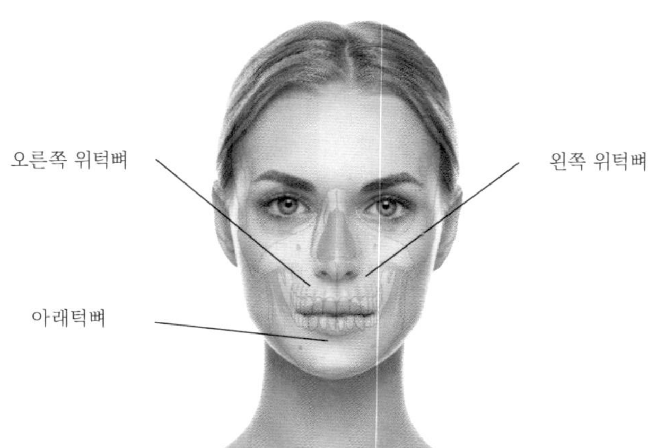

한 집에 살면서 같이 밥을 먹는 사람을 일컬어 식구라 한다. 여기서 입 구(口)자를 사용한다. 즉 식구라는 단어는 네모진 틀 안에 같이 모여 씹고, 뱉고, 말하고, 웃으며 희노애락이 함께 버무려져 있는 가족을 함축적으로 표현한 단어이다. 우리나라에서는 예로부터 같이 밥을 먹는 사람을 가족같이 여긴다. 그러나 요즈음에는 1인 가구가 급격히 늘면서 식구라는 말이 점점 퇴색해져 가고 있다.

그렇지만 그릇 기(器)라는 한자를 보면 입 구(口)자가 네 개가 사용된다. 흡사 가족들이 모여 있는 모습과도 같다. 필자가 생각하기에는 그릇은 무언가를 담는 용기를 가리키는 것처럼 입 구(口)자가 여러 개 있는 그릇 기(器)는 인체 안에서 여러가지의 소화기관이 담겨 있는 형상으로 보인다.

입은 구강이라고 표현한다. 구강이란 사전적 의미로 입술부터 목구멍과 연결되는 입안의 공간을 말한다. 인간은 입부터 항문까지 하나로 연결되어 있는 소화관의 발생적 구조는 인체를 이해하는데 많은 도움을 준다. 인간의 입은 다른 포유류에 비해 작은 편에 속한다. 이는 인간의 입의 기능이 먹는 것 보다 말하는 것에 대해 더 큰 의미가 있어서이다.

지그문트 프로이트는 정신분석학의 창시자로써 그는 5-6세 이전의 초기 경험이 성격 형성에 결정적 영향을 미친다고 생각했다. 그는 구강과 항문이란 단어를 심리적 성격 형성의 5단계 발달 과정에 활용하였다. 심리적 성격 형성의 5단계 발달 과정 중 첫 번째 단계 단계는 '구강기'이다. 구강기는 출생부터 21개월까지를 말한다. 구강의 쾌락을 중심으로 신체적 쾌락을 추구하는 시기이며, 입을 통해서 자신의 리비도(libido, 성적충동)를 방출하는 단계이다. 태어난 후 아이들은 손에 잡히는 모든 사물을 무조건 입으로 가져가고, 엄마의 젖을 빨면서 본능을 해결한다. 구강기에 발생한 결핍으로 인해 그 성향이 고착되어 입을 통해 충족되지 못한 것을 채우기 위해 줄담배를 피우거나 음식을 닥치는 더로 먹는 성향이 나타나고 성장 후에도 입을 통한 쾌락에 의존적인 성향이 나타난다고 분석하였다. 두 번째 단계는 '항문기'이다. 항문기는 18개월에서-3세사이를 말한다. 항문기는 빠는 단계를 지나 배설단계라 한다. 배변을 배설하는 것은 인간에게 쾌락이지만 쾌락을 지연할 줄 아는 것도 이 시기에 배운다고 한다. 이 단계의 결핍은 강박증이나 결벽증을 만들 수 있다.

프로이트의 정신분석이 아니더라도 인간이 가진 모든 구조들은 함축적 의미를 지니고 있다. 이미 동양의학의 망진법이나 침법에서는 인체의 발생적 구조에 기반을 두고 치료하고 있다.

입은 발생학적으로 생식기능과 같은 곳이다. 생명력을 나타내기 때문에 망진법에서는 입이 큰 사람들이 보편적으로 활동적이고 생활력이 강하다고 말한다. 또한, 예로부터 마음의 분출구인 입이 크니 말에 대담함이 있고, 성격도 개방적이라고 바라보았다.

동양의학에서는 이목구비를 모두 오행의 목화토금수와 연관지어 생각하였다. 눈은 木(간), 코는 金(폐), 귀는 水(신장), 얼굴은 火(심장), 입은 土(비장)로 배속되어 각 구조 마다의 숨은 속성에 맞추었다. 입이 土에 배속된 까닭은 오행에서 말하는 土는 소화기를 뜻하고, 소화기의 질병은 입에 나타나기 때문이다.

구강의 구조물 중 구강 안의 혀는 火에 속한 구조이다. 맛을 보는 기능과 말을 하는 기능 두 가지를 적절하게 사용할 때 해가 없다.

- 눈은 자기 안에 마음먹은 것이 표시되는 곳으로, 인체 외부의 것들을 보고 저장하며, 개인의 사고방식이 표현되는 곳이다.
- 코는 공기와 사람들의 뿜어내는 기를 들이마셔 자기 안의 생각의 중심을 잡는 곳이다.
- 귀는 밖에 드러나 있고 몸의 근막이 한데 모여 몸 안의 오장육부로 연결되는 곳이다. 외부의 정보를 오장육부에 연락하는 기능을 가지고 있다.
- 입은 귀와 반대로 몸 안의 오장육부의 근막이 밖으로 표출되어 입술로 만들어지고, 음식을 먹고 삼키고, 혀는 입을 도와 말을 표현하는 곳이다.

"말로 천냥 빚을 갚는다"는 속담과 같이 말을 통해 상대의 인격이 표현된다. 그래서 예로부터 망진법에서는 말을 담아내는 그릇인 입의 단정함을 가장 먼저 보고 있었다.

미각은 입이 아니라 혀가 느끼는 감각이다. 하지만 미각이 아니더라도 입은 혀의 도움이 없으면 어떤 기능도 수행할 수 없다. 비위를 잘 맞추는 사람을 말할 때 "입안의 혀같다"라는 말을 하는 것도 이와 같은 구조에서 유래된 듯 하다. 즉 입술과 혀는 따로 떨어져 기능 할 수 없다.

보통 얼굴에서 인상에 가장 크게 영향을 미치는 것은 눈이라고 생각하지만 입도 눈만큼 중요하다. 즐거운 생각을 하면 저절로 미소가 지어지는 것은 눈의 표현 방식과는 차이가 있다. 말을 할 때나 하지 않을 때나 입도 눈만큼 마음이 표현된다. 눈을 마음의 창이라 한다면 입은 마음의 문이라 할 수 있다. 눈은 그 사람의 마음속에 있는 생각을 읽을 수 있는 곳이며, 입은 마음이 표시 나는 바깥문이다. 입을 통해 욕망의 강도가 나타나고, 품성과 인격을 직접적으로 표현하는 곳이기 때문이다.

사람들의 이미지는 첫인상을 먼저 눈으로 보고 감지된 시각정보와 그 사람이 뱉는 말을 통합하여 상대방의 이미지를 결론 내리게 된다. 말에서 나오는 기(氣)는 눈에 보이지는 않지만 상대방을 압도할 수 있는 힘이 있다.

우 리가 입의 힘, 구강의 힘이라고 표현하지 않고, 말의 힘으로 표현하는 이유는 비록 입을 통해 발현되지만 말이 가지고 있는 보이지 않는 기가 있기 때문이다. 게다가 입의 생김새는 어떤 말을 많이 하는지에 따라 모양이 만들어진다. 얼굴의 모든 기운이 맺힌다고 하는 입꼬리를 보면, 입꼬리가 아래로 처지는 것은 모든 생각이 비관적일 때 만들어 지고, 이러한 부정적이거나 비관적인 생각은 모든 일에 성취감을 가질 수 없는 얼굴로 나를 변화시킨다. 또한, 한 일(一)자로 구각이 맺힌 입은 심지가 굳고 신념이 강한 사람에서 많이 볼 수 있다. 자신의 목표를 설정하고 그 목표에 대한 다짐을 반복적으로 하다 보면 그 표정에 작용하는 근육이 발달하기 때문이다.

입은 그 사람의 인상을 결정짓는 중요한 마지막 요소이다. 눈과 코가 잘생겨도 입이 조화롭지 못하면 좋은 인상을 주지 못한다. 인간은 정신이 딴 곳에 있을 때 멍하니 입이 벌어진다. 입은 그 사람의 마음상태와 관계가 있다. 그래서 망진법에서는 그 사람이 가진 의지의 강, 약은 입 매무새를 보면 알 수 있다.

그림43) 입의 균형

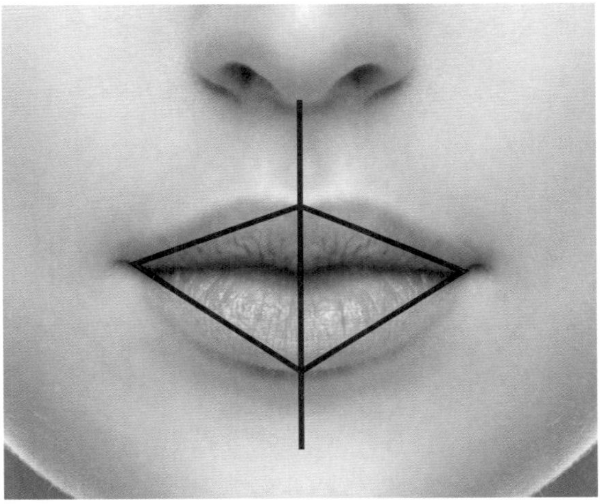

입의 구조

입술은 소화기의 가장 시작점이다. 그리고, 피부보다 부드러운 조직으로 되어 있다. 입술의 피부는 단어에 따라 모양이 달라지기 때문에 주름이 많고, 신축성이 좋다. 또 감각세포가 몰려 있어 매우 민감하다. 부비동에서 고유의 목소리를 만들고, 입술로는 세밀한 음을 조절한다. 우리말은 두 입술을 부딪히지 않아도 낼 수 있는 발음과 두 입술을 부딪혀야 하는 발음이 있다. 가장 먼저 배우는 단어인 엄마, 아빠는 반드시 두 입술을 부딪혀야만 나오는 소리이다.

동양의학에서 윗입술은 정신적인 면으로 아랫입술은 물질적인 면으로 해석한다. 아이들이 윗입술과 아랫입술의 부딪히는 소리를 먼저 배우는 것은 두가지 면의 조화를 이루어야 바르게 살 수 있기 때문이다. 말하고, 먹는 기능 이외에도 입술에는 그 사람의 이미지를 귀결 짓는 기능이 있다. 또한, 입술은 소화기를 대표하는 기관이다. 입술부터 항문까지 하나의 관으로 연결되어 있기 때문에 입술의 점막은 위장의 점막의 연장선에 있는 기관으로 볼 수 있다. 입술은 얼굴에서 비교적 드러난 부위에 위치하고 있다. 또한, 점막이 얇고 투명한데 입술을 덮고 있는 투명한 막은 소화기 안쪽의 막과 같은 막으로 이루어져 있다. 동양의학에서는 소화기계의 여러 내부적인 문제들이 색상이나 형태의 변화로 입술에 반영되어 나타난다. 이런 증상은 임상에서 병을 진단하는데 매우 중요한 지표가 된다. 정상적인 입술은 기혈의 영향으로 불그스레하고 광택이 돈다. 즉 동양의학에서는 입술은 전신의 기혈이 좋고 나쁜지를 판단하는 중요한 조직기관이라고 말하고 있다. 또한 입술은 비문이라 하여 소리를 전달하는 기관이라는 뜻이며 입술은 입을 벌리고 다무는 작용을 할 뿐만 아니라, 심장의 외부 창문이라고도 표현한다. 서양의학에서도 심중격 결손이나 심장판막의 문제를 안고 있는 사람들은 입술 색이 자색으로 변한다. 이는 입술에는 풍부한 모세혈관이 밀집되어 있기 때문에 내장의 질환을 반영하는 것이다. 아랫입술은 아래턱뼈로 되어 있고 윗입술은 광대뼈를 만드는 위턱뼈가 만나 구성된다. 입술의 양 쪽 틀을 잡아주는 것은 입꼬리에 붙어 있는 볼근이다. 볼근은 목구멍의 인두수축근과 고리로 연결되어 나비뼈에 고정되어 있다.

인간은 유아 시기에 엄마의 젖을 먹기 시작하면서 구강활동을 시작한다. 클레오파트라가 입술에 붉은 헤나 물감을 바른 것이 시초가 된 여성의 립스틱은 동양에서는 여자의 생식기 색깔과 같다고 하여 분홍빛 입술을 좋은 상으로 여기고, 망진법에서는 건강한 입술이라 보았다. 동양의학에서에서는 입술의 색깔을 보고 건강을 진단했는데 비장에 풍사가 있으면 입술이 실룩거리고 한사가 있으면 오므라들며 열사가 있으면 마르는 현상이 나타난다고 하였다.

혀는 씹기, 삼키기, 말하기 등의 운동능력에 필요한 강력한 근육을 가지고 있다. 또한 맛을 감별하는 미뢰라는 수용체가 있어 여러 가지 맛을 느낀다. 나이가 어릴수록 미뢰가 많기 때문에 어린아이들이 맛에 더 민감하다. 사람의 혀에 있는 미뢰는 짠맛, 신맛, 단맛, 쓴맛, 지방맛, 감칠맛의 여섯 가지의 맛을 느낄 수 있다. 매운맛이나 떫은 맛은 미각이 아니라 통각과 압각이다. 맛의 80%는 후각이 담당한다고 할 정도로 미각은 후각과 같이 작용해야 맛을 느낄 수 있다고 한다. 우리가 약을 먹을 때 코를 잡고 삼키는 것은 후각을 제외하여 쓴 맛을 최소화 하기 위함이다.

과거 혀에는 맛을 느끼는 부분이 정해져 있다고 하였으나, 근래의 연구에 의하면 혀의 모든 부분에서 모든 갓을 감지할 수 있다고 밝혀졌다. 동양의학에서는 입에서 느끼는 맛을 이용해 병을 진단하기도 한다. 입에서 쓴맛이 나면 간과 담에 결이 많고, 단맛은 비위기능이 떨어질 때 생기고, 짠맛은 신장이 허해서 생기고, 신맛은 간담의 열이 비장이나 위를 침범하여서 생긴 소화불량일 때 나는 맛이다. 또 떫은 맛이 나면 위와 신경계통이 이상이 있다고 판단한다.

동양의학에서는 맛에 따라 한약재도 오장육부를 배속시켜 사용하였다. 신맛은 간을 돕는데 이 맛을 가진 약재들은 상처를 아물게 하고 땀을 멎게 하여 밖으로 배출되는 것을 방지하는 작용이 있다. 단맛의 약재는 비장을 돕고, 기를 보충해주고, 조화롭게 만드는 작용이 있다. 대표적으로 대부분의 약에 들어가는 감초가 있다. 매운 맛의 약재는 폐를 도우며, 땀을 발산시켜 기의 순환을 도와준다. 짠맛의 약재는 신장을 도와주며, 딱딱하게 뭉친 것을 풀어주고 건조한 것을 촉촉하게 해주는 작용이 있다. 쓴 맛의 약재는 심장을 도우며, 열을 내리고 습을 몰아내는 작용을 한다. 맛이 관련된 장기에 직접 작용하는 것은 아니지만 맛의 기운이 오장육부에 작용하는 것이 한약의 성질이다.

혀에 대한 진단법은 망진법 중에서도 매우 중요한 자리를 차지하고 있다. 동양의학에서는 불가사의한 법이라하여 묘법(妙法)이라고 전해져 내려오고 있는데 혀의 망진법이 그만큼 정확하다는 것을 간접적으로 표현하는 말이다.

망진법을 통해 혀에 대한 진단을 하면 혀의 변화를 각별히 주의하여 살핀다. 왜냐하면 혀의 상태는 질환을 진단하고 병세를 관찰하고 치료방법을 결정하고, 병 상태를 추측하는데 매우 중요한 지표가 되기 때문이다. 또한, 혀의 질을 분석하여 오장의 허실을 감별할 수 있다. "혀는 심장의 싹이며 비장의 외부증세"라는 말과 같이 동양의학에서는 혀를 보고 진단하는 방법에 강한 설득력이 있다.

혀는 식도부터 항문까지 하나로 연결되어 있기에, 서양의학에서는 혀를 외부에 나타나는 인체의 유일한 내장조직이라고 한다.

혀의 점막상피세포의 재생속도는 아주 빠르다. 사흘에 한 번씩 재생할 수 있고, 이는 체내의 세포 재생 속도가 가장 빠른 소장점막상피세포와 비슷할 정도다. 세포의 성장이 신속하고 대사가 왕성하므로 체내의 영양물질이 결핍하게 되면 혀의 색상, 형태가 급속히 변화하게 된다. 비타민B, 세포색소C, 철, 아연 등의 결핍은 모두 세포 내 산화대사의 병적변화를 일으키므로 혀의 염증이나 더 나아가 혀 점막유두가 위축되는 등 질병의 증상이 나타난다. 체내의 영양물질의 결핍증은 기타 기관의 생체 반응에 의해 나타나기 전에 먼저 혀의 변화에 의해 나타나기 때문이다. 혀에 끼는 설태는 위의 열기가 위로 솟아 형성된 것이다. 혀는 심장, 비장, 위와 관계가 밀접할 뿐만 아니라 신체의 많은 경맥과 직, 간접적으로 관계를 가지고 있다. 그러므로 장부에 병리변화가 발생하면 필연적으로 혀에 반영되는 것이다. 그 외에도 혀의 혈액공급이 풍부하고 혀 점막이 반투명하기 때문에 혈액성분의 미미한 변화에도 모두 혀에 반영된다.

침은 모든 동물에서 분비되는 액체로 타액이라고도 하고 동양의학에서는 진액이라 한다. 침은 아밀라제라는 소화효소가 있어 음식을 소화시키는데 중요한 역할을 한다. 또 땀이나 눈물에 있는 라이소자임이라는 물질이 있어 살균작용도 한다. 흡연자의 경우 침 냄새가 아주 독하다고 하는데 담배성분이 침에 남아 있기 때문이다.

사람의 침샘은 세종류가 있다. 첫 번째는 귀밑에 위치한 귀밑샘이다. 이 곳 에서는 묽은 장액성 침을 분비한다. 동양의학에서는 비장에 배속시켰는데 귀밑샘의 침은 소화효소가 매우 풍부하다. 비단 소화효소만 있는 것이 아니라 면역글로블린 A(IgA), 락토페린, 리소자임 등의 성분도 포함되어 있다. 두 번째는 혀 밑에 위치한 혀밑샘이다. 혀밑샘의 침은 점액성 침으로 끈적끈적하다. 세 번째는 턱밑에 위치한 턱밑샘이다. 이 곳은 점액과 장액이 섞여 있는 침이다.

말할 때 입가에 침이 거품처럼 모이는 사람이 있고, 낮잠 잘 때 침이 묽어 주르륵 흘러 내리는 경우가 있는다. 이러한 경우는 모두 이 세 침샘에서 분비되는 침의 배합이 한쪽으로 치우쳤기 때문이 발생하는 현상이다.

동양의학에서는 오액이라하여 오장에서 분비되어 나오는 액체들마저 배속시켜 망진법으로 사용하였다. 폐는 콧물, 간은 눈물, 비장은 묽은 침, 심장은 땀, 신장은 점액성 침이라 하였으며, 이것의 평형이 깨져 과하거나 부족한 것을 보고 해당 장기에 질병이 있다고 판단하였다.

혀는 맛을 느끼는 것 뿐만 아니라 음식을 씹을 때나 말을 할 때에도 필요하다. 어떠한 기능이든 혀를 움직이면 위장의 점막도 같이 움직인다. 서양의학에서는 구취의 원인을 입안의 박테리아가 단백질을 분해하면서 생기는 것으로 정의 내리고 있다. 그러나 동양의학에서는 오장육부의 특정 장기가 문제 되었을 때 나는 냄새도 있다고 말하고 있다. 물론 입안의 박테리아가 내는 냄새이다. 하지만 박테리아는 그저 현상일 뿐이다. 원인을 제거하지 않으면 박테리아를 제거해도 다시 생성될 것이고, 따라서 냄새 또한 계속 될 것이다. 박테리아로 인해 인간의 입 안에서 침의 농도가 변화하고 이에 따라 입 안의 냄새를 결정짓게 된다. 동양의학에서는 귀밑샘의 침은 연(涎)이라하여 비장이 관여하고, 혀밑샘의 묽은 침은 타(唾)라하여 신장이 관여한다고 말하였다. 실제로 신장을 감싸고 있는 근막이 몸통을 돌아 혀 밑에서 고정되어 있다.

비장의 액이라 표현되는 귀밑샘의 점액성 침은 악관절과 관계가 있다. 악관절은 파로틴호르몬이 분비되는 곳인데 일명 노화방지 호르몬이라고 불린다. 예로부터 어른들이 밥을 꼭꼭 오래 씹어서 먹으라고 말하는 이유는 파로틴호르몬으로 인한 노화방지와 함께 오래 씹으면 세 개의 침샘에서 분비되는 침이 골고루 섞여 소화기 점막들이 충분히 운동이 되기 때문에 그만큼 위장의 피로를 덜어줄 수 있기 때문이다.

그림44) 치아 - 내장기 반사구

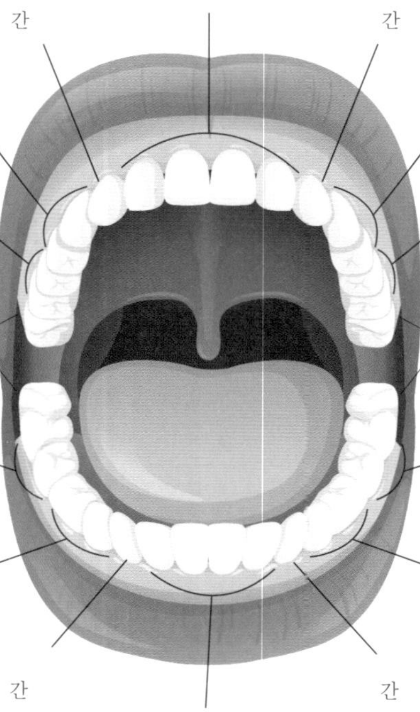

CHAPTER 3

소화기

- 균형 잡는 소화기
- 스스로 일하는 소화기
- 숨겨진 진통제 침
- 산소도우미 식도
- 생각의 장기 췌장
- 제 2의 뇌 소장
- 버려야 뇌가 산다

항상 생각과 말과 행동이 완전한 조화를 이루도록 하라

늘 생각을 정화하는 것을 목표로 하면

모든 것이 잘 될 것이다.

- 마하트마 간디 -

균형 잡는 소화기

세 개의 축

지구에 있는 질량을 가진 모든 물체는 만유인력의 법칙에 영향을 받는다. 즉, 모든 물체에는 중력이 영향을 주고 있다. 중력이란 지구 위의 물체가 지구로부터 받는 힘을 말한다. 지구와 물체 사이의 인력과 지구의 자전에 따른 물체의 원심력을 말한다. 인간은 수많은 분야, 수많은 기술에서 중력을 이용한 도구, 장비 등을 사용하고있다. 대표적으로 건강을 위한 헬스기구, 편의성을 위한 엘리베이터, 오락을 위한 롤러코스터 등이 중력을 이용한 장치들이다.

인체 또한 중력을 무시할 수 없다. 인간이 지구의 표면에서 삶을 누리고 있다 보니 인체의 구조는 중력의 힘에 맞게 설계되어 있다. 동양의학에서도 중력을 기준으로 인체를 이해하고 있으며, 황제내경에 나와 있는 신형도를 보면 그 의미를 해석할 수 있다.

신형도는 기립하는 인간의 활동의 개념을 그린 그림이다. 중력의 영향 안에서 인간이 서 있으면 내장기들이 아래로 처지는 현상을 적용한 인체해부도이다. 서양의학에서 배우는 인체해부도는 사람이 누워 있는 인체그림이다. 이는 이미 사망했거나 환자가 된 인간 관점의 해부도이다. 어떤 것이 우위에 있다고 할 순 없다. 하지만 인간을 바라보는 관점에 차이가 있다. 인체 내의 활동하고 있는 에너지를 보유한 상태의 해부학적 시각과 활동하는 에너지가 적거나 없는 상태의 해부학적 시각의 차이가 있는 것이다.

그림45) 신형장부도

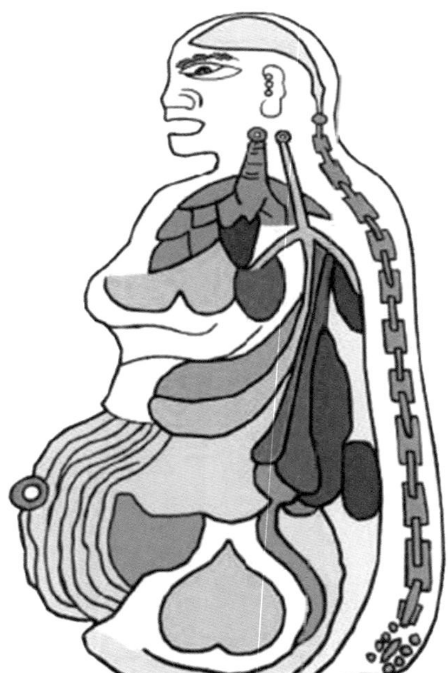

동양의학에서는 인체를 바라볼 때 지구의 자전과 공전에 맞게 움직이는 오장육부라는 개념으로 접근하여 내장기들의 질서에 중점을 두었고, 서양의학에서는 인간이 가진 각각의 장기가 고정되어 있으며, 장기들에게 발생하는 질병의 증상에 중점을 두었다.

동양의학은 인체의 모든 균형은 음과 양으로 정의하고 있다. 시상면을 축으로 두고 좌, 우로 구분하고, 인체의 전, 후면을 축으로 앞과 뒤를 구분하고, 수평면을 축으로 위, 아래로 구분한다. 동양의학에서는 인체의 축은 중력 안에서 살고 있는 인간의 오장육부가 가진 생리작용에 큰 영향을 미칠 수 있다고 생각하였다. 즉 내장기의 움직임을 바탕으로 하는 균형의학이다.

오장육부 중 소화기계는 중요한 의미를 가진다. 소화기는 인간의 내장기가 최초 발생 시 입과 항문을 고정점으로 설정한 후 회전하며 소화기의 다른 장기들이 만들어진다. 이런 특별한 발생적인 구조가 동양의학에서 비, 위를 가리켜 토(土)장부라 지칭하는 이유가 된다. 인체의 입장에서 바라보는 土는 움직이는 가운데 중심을 잡아준다는 뜻을 가지고 있다.

동양의학에서 비위만 잘 다스려도 병의 절반이 낫는다고 한다. 이것은 인체의 중심을 잡으면 병을 다스리기 쉽다는 것을 뜻한다.

근골격계는 세 개의 면과 축을 가지고 관절의 기능을 한다. 임상적으로 근골격계에서 작용하는 세 개의 축에서 발생한 불균형은 근육의 손상과 피로를 만들고 통증을 유발한다. 동양의학은 이 축을 기준으로 경락이라는 인체의 또 다른 통로를 만들어 놓았다. 경락은 해부학적 구조물이 아니라 인간이 중력 안에서 오장육부나 각 조직들이 잘 기능 할 수 있도록 설계된 보이지 않는 에너지의 통로이다. 현재에도 다양한 사람들에 의해 경락을 찾기 위한 연구가 계속되고 있다. 하지만 필자는 경락을 찾을 때 서양의학적 해부학 관점의 구조물을 찾으려 한다면 찾을 수 없다고 생각한다. 경락은 해부학적 구조가 아니라 오장육부의 기혈통로이기 때문이다.

그림46) 동양의학의 비위장과 인체의 세 개의 축

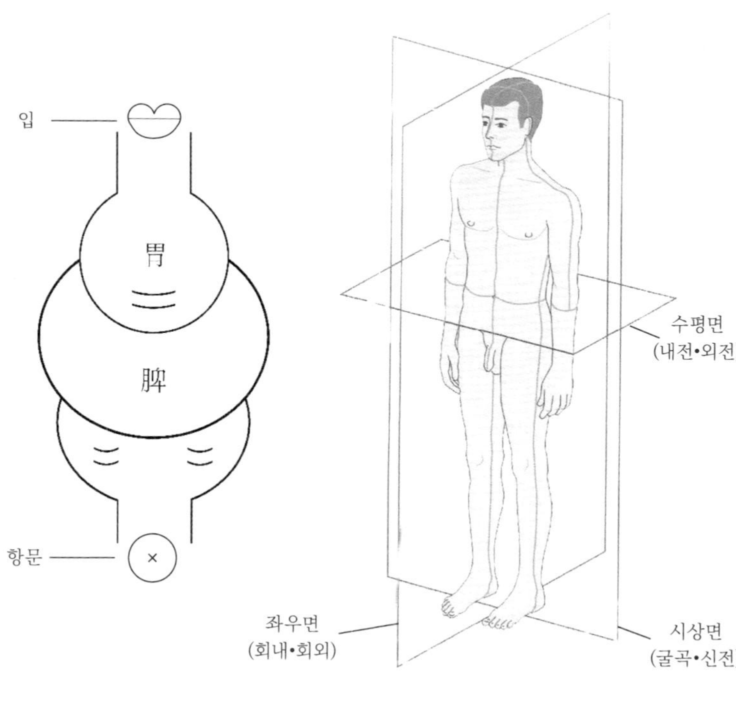

미국의 신경생물학자인 마이클 거숀은 소화기를 제 2의 뇌라 하였다. 거숀은 소화기관을 따라 신경계가 존재하며 위장이 스스로 제어 하는 기능을 가졌다고 하였다. 또한 필자가 연구하는 소화기의 형태는 하나의 관으로, 뇌바닥면에 매달려 있는 구조적 특성이 중요하다. 위장은 식도로 연결되고, 식도는 인두수축근으로 연결되어 나비뼈와 뒤통수뼈가 만나는 결합부위에 고정되어 매달려 있다.

필자가 말한 해부학적 구조는 소화기의 질환을 해소하는데 중요한 의미를 가지고 있으며, 거숀이 말한 제2의 뇌라 칭할 수 있는 조건에도 부합한다.

인체 축의 불균형은 단지 근육에만 영향을 미치는 것이 아니라 혈액의 흐름과 신경계도 영향을 미치게 된다. 일반적으로 얼굴이 붉어지는 것은 인체의 다른 기관에 사용되어야 하는 혈액이 얼굴로 몰린 것이고, 발이 시려운 것은 발로 가야 할 혈액이 다른 신체 기관으로 흘러서 나타난 증상이다. 중풍은 대표적으로 혈관의 문제 로 인한 질병 중 하나이다. 중풍과 같이 좌, 우면의 축이 무너지고, 한쪽의 혈관이 터지거나, 막히거나 혈관에 꽈리가 생기는 질병들은 혈관의 흐름이 한쪽에 치우쳐 발생하는 질환이다. 서양의학에서는 이것을 고혈압이나 혈관의 콜레스테롤 문제로 인식하고 있지만 동양의학에서는 몸 틀의 균형과 오장육부 간의 평형에 문제가 생겨 일으킨 병으로 해석한다. 인체를 소우주로 보는 동양의학에서는 지구의 공전과 자전에 맞춰 오장육부를 잡아주고있는 경맥이 작용한다고 생각한다.

따라서 필자는 인체의 중심지점은 소화기가 부착된 나비뼈와 뒤통수뼈의 경계면이라고 생각한다. 인체가 움직이는 큰 틀은 뇌척수막과 소화기의 두 개의 관으로 설명 할 수 있다.

그림47) 소화기와 뇌척수막

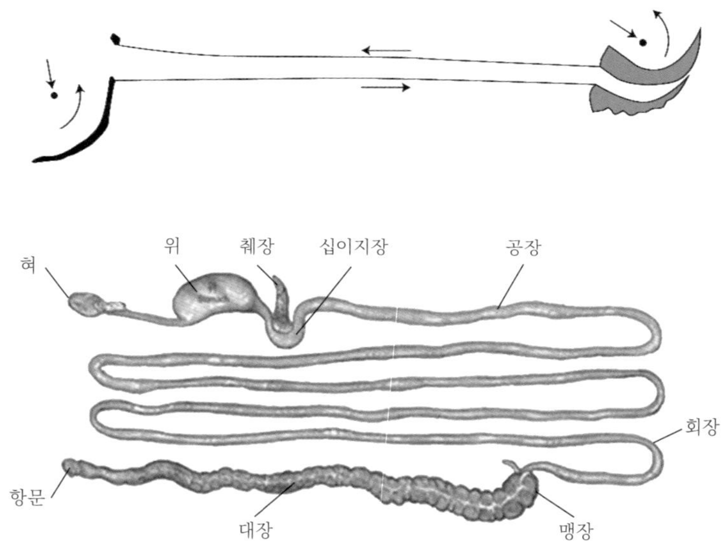

이 두 개의 관은 모두 머리와 골반에서 고정된다. 머리뼈 안쪽에서는 뇌척수막이 고정되고 머리뼈 바깥쪽에서는 소화기가 고정된다.

소화기계의 발생은 매우 특별하다. 위장을 중심으로 작은창자가 270° 회전하고, 큰 창자도 좌측에서 우측으로 회전하면서 만들어진다. 처음 소화기계 발생 시 하나의 관으로 생성되는 것은 뇌척수막과 같지만 회전하면서 장의 길이는 계속 길어지고 성인이 되었을 때는 식도가 25cm, 소장 7m, 대장1.5m로 항문까지의 길이를 합하면 전체 소화기계는 평균 9m 정도로 길어진다. 소화기계 장기 중 췌장은 일자로 되어 있는 소화기의 관에서 좌, 우로 마치 나뭇잎이 나는 모습으로 발생이 시작되고, 회전하면서 좌측 싹이 우측으로 결합되어 현재의 췌장의 모습으로 완성된다.

그림48) 회전하여 발생하는 소장

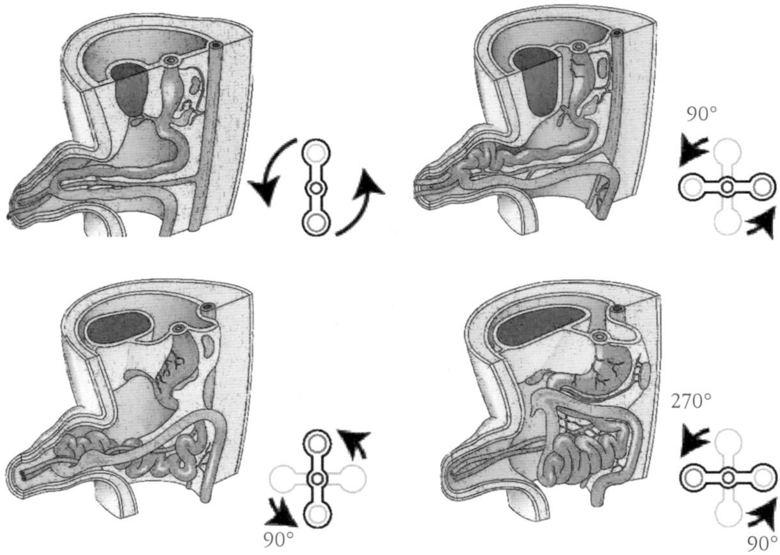

동양의학에서는 중심을 잡아주는 장부를 비위로 보고 있다. 이것은 발생학적인 이유 이외에 경맥을 통해서도 알 수 있다. 위경맥이 흐르는 두 번째 발가락 끝은 발바닥의 체중이 가해졌을 때 무게의 중심점이 지나가는 자리이고, 비경맥의 흐르는 엄지발가락은 보행 시 마지막 체중지점이다. 살아 있는 사람에게만 존재하는 경맥은 각 경맥 마다의 기능과 특징이 있으며 비, 위경맥의 기능은 구조적인 중심을 지탱하는 것이다. 인체는 지구의 자전, 공전 가운데 균형을 잡아야 지탱 할 수 있기 때문에 인체는 그 움직임에 맞춰 설계되어야 한다. 서양의학에서는 관절의 기능이 세 개의 축을 기준으로 일어나며, 동양의학에서는 삼음경맥과 삼양경맥이 인체를 지탱하고 있다고 말한다. 필자가 생각하기에는 동, 서양의학에서 서로 주장하는 인체를 지탱하는 기준은 다른 것으로 보이지만 일맥상통하는 의미가 있다고 생각한다.

그림49) 발바닥 중심선

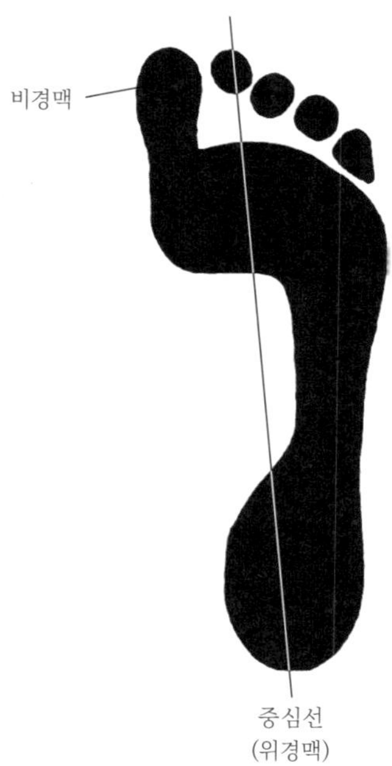

스스로 일하는 소화기

통하면 산다

AI가 인간의 뇌보다 효율적으로 일을 처리하는 능력을 가졌지만 인간에게는 AI가 가질 수 없는 또 다른 뇌가 있다. 음식을 먹고 삼키고 배설하는 소화기는 제 2의 뇌라 불리면 AI도 따라 올 수 없다.

인체의 모든 기관들은 뇌와 척수를 통하여 조건반사를 일으킨다. 그러나 중추신경계에서 분비되는 신경전달물질들이 소화기에서도 분비되어 뇌와 척수를 통하지 않고서도 소화기계에서 조건반사를 일으킬 수 있게 한다.

인간에게는 다른 동물과 달리 음식의 맛과 성질 등을 파악하여 인체에 수용 가능한 경우 소화하고, 맞지 않는 음식은 배설해버리는 탁월한 뇌가 있다. 인간은 음식을 통해서 신진대사에 필요한 에너지를 얻어 생명을 유지하기 때문에 소화기의 자발적인 기능수행은 여러가지 의미를 준다. 대뇌의 명령에 상관없이 장에서 수행하는 소화기능은 인간의 생명을 지키기 위한 별도의 시스템이다.

동양의학에서는 생명의 뿌리는 뱃속에 있다고 하였다. 이는 인간의 원초적 생명력이 있다는 뜻이다. 소화기계를 다른이름으로 '복뇌'라고도 한다.그 만큼 소화기계에 건강에 대한 비중을 높게 둔 것이다.

태양신경총이라고도 불리는 복뇌는 자율신경계가 밀집해 있는 부위이다. 여러 장기를 향해 장관벽을 통해 뻗어 있는 아우어바흐 신경얼기나 마이스너 신경얼기로 연결된 신경망이다.

그림50) 복강 신경절

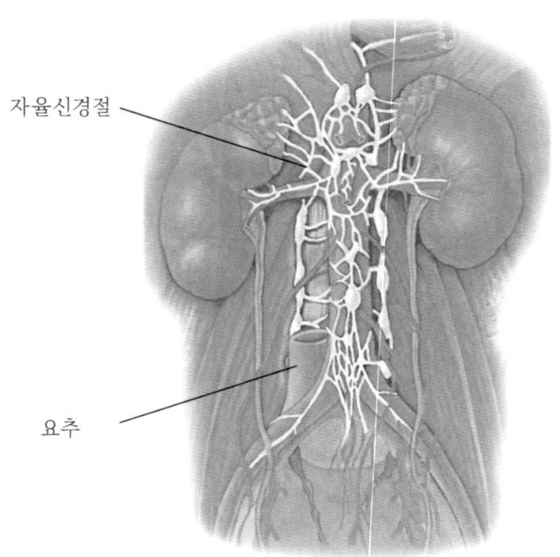

인간의 창자신경세포는 약 5억개의 신경세포로 구성되었다. 1000억개의 뇌신경세포보다 그 수는 적지만 일부 학자들은 5억개의 신경세포를 가진 소화기가 1000억개의 뇌신경세포를 조절 할 수 있다고 주장하고 있다. 특히 장의 연동운동에 관여하는 미주신경의 기능을 연구자들은 내장 - 두뇌축이라 부르며, 뇌에서 보내는 신호가 10%라면 내장에서 뇌로 보내는 신호가 90% 이른다고 말한다.

소화기의 신경세포는 근육층 신경얼기와 점막 신경얼기에 있는 신경절에 집중되어있다. 근육층 신경얼기는 독일과학자 아우어바흐가 발견하여 아우어바흐 신경얼기(Auerbach's plexus)라고 불린다. 이 신경얼기는 사선섬유과 수직섬유 사이에 위치한다. 점막 신경얼기는 독일의 생리학자인 게오르그 마이스너에 의해 발견되어 마이스너 신경얼기(Meissner's plexus)라고 불리며, 점막층 아래에 위치한다. 신경얼기들의 구조적 위치를 분석하면 위장의 운동성이 위장기능에 지대한 영향을 미치고 있는 것을 알 수 있다.

필자가 연구한 바에 따르면 세 개의 방향으로 이루어진 위장의 조직의 방향성을 증가시켜 줄때 아우어바흐 신경얼기나 마이스너 신경얼기의 기능이 개선되어 위장의 기능을 높여줄 수 있다.

신경얼기로 이루어진 소화기는 인체의 가장 거대한 감각기관이다. 중추신경계로부터 직접적인 명령을 받지 않아도, 이 특별한 신경얼기를 통해 소화기에 자율적 움직임을 만든다.

'제2의 뇌'의 저자인 마이클 D. 거숀(Michael D. Gershon)은 소화기를 몸 아래 쪽에 있는 뇌라고 하였다. 마이클 D. 거숀은 소화기관에 존재하는 신경세포 수는 척수에서 나오는 말초신경계의 신경세포 수보다 많으며, 소화기계는 독자적으로 일을 수행한다고 하였다. 거숀 이외에 다른 연구자들도 대뇌의 지령 없이 자율적으로 활동하는 소화기의 기능을 보고 제 2의 뇌라 하였다. 필자 또한 소화기계를 제 2의 뇌라고 칭하고 있으나, 그 의미는 자율적 소화기관의 의미보다는 소화기계가 부착된 나비뼈의 운동성이 소화기의 운동을 조절하고, 이는 인체의 중심을 잡아주는 나비뼈의 움직임과 나비뼈가 부착된 머리뼈의 운동성이 중요하다는 의미를 가진다.

그림51) 나비뼈와 뒤통수뼈의 결합부위에 매달린 소화기

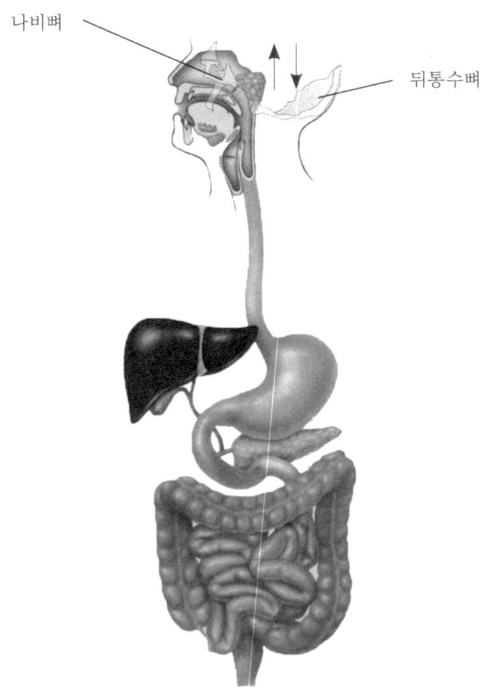

동양의학에서는 소화기관의 위, 아래를 양과 음으로 바라보았다. 음기가 너무 강하여 양기가 제어하지 못하는 것은 관(關)이라 하고 양기가 너무 강하여 음기가 제어하지 못하는 것을 격(格)이라 한다. 소화기관에 관격이 생기면 위, 아래가 막혀 숨도 쉬기 어려운 증상이 발생한다. 필자가 보는 관격증상은 나비뼈와 뒤통수뼈 연접부의 굴곡과 신전의 움직임이 멈춘 것을 말한다. 관격은 토하거나 대변을 보거나 위, 아래 중 하나가 뚫리면 증상이 해결된다. 인체는 관격이 생기면 대뇌의 지령없이도 소화기 스스로 구토나 설사를 하도록 유도하여 멈춘 나비뼈의 움직임을 스스로 살려내어 자발적인 건강 회복을 도모한다.

동양의학에서는 통즉불통, 불통즉통(通卽不痛, 不通卽痛)이라하였다. 이는 통하면 아프지 않고, 통하지 않으면 아프다는 의미이다. 이는 동양의학에서 병을 다스리는 기본 원리로써 인체 내의 혈과 기는 모두 통해야 산다는 것을 뜻한다.

'건강의 뇌과학'의 저자 제임스 굿윈도 소화기를 몸 안의 또 다른 뇌라 지칭하였다. 의학을 공부하는 사람들은 식도에서 시작하여 인두수축근이 머리바닥뼈에 부착되어 있는 구조를 익히 알고 있으나 소화기의 질환과 머리의 관계를 생각하는 사람은 드물다.

특별한 원인 없이 음식이 소화되지 않고 멈춰 있을 때 우리는 체했다고 표현한다. 식체라고 하는 이 질환은 위장관에 음식이 걸려있는 것도 아닌데 아무것도 먹을 수 없고, 두통이나 식은 땀, 어지럼증 등 그 외 많은 증상들을 동반하여 환자를 힘들게 한다. 누구나 체할 수 있고, 해당 증상을 겪었을 것이다. 필자 또한 뇌 수술 후 급체 증상이 반복되었던 경험이 있다. 그 당시 두통이 너무 심하고 구토증상이 반복되어 매우 힘든 시간을 보냈다. 이 때 필자는 구토를 하고 나면 두통이 가라앉는 것을 경험하였다. 이는 나비뼈의 움직임에 제한이 생겨 발생한 두통이 구토를 통하여 나비뼈와 뒤통수뼈를 움직여서 제한을 풀어내게 되고 이에 따라 머리에 발생한 통증이 사라진 것이다. 이와 같은 증상은 단순히 질병으로 인한 현상이 아니라 소화기에서 자율적으로 대뇌의 명령을 받지 않고 인체를 보호하기 위한 방어기제가 발동하는 것으로 이해할 수 있다. 소화기에서 자율적으로 구토, 대변 등을 체내에 유도함으로써 나비뼈와 뒤통수뼈의 연접부위를 풀어낸 것이다.

신체가 위급할 때 대처하는 기능은 교감신경이 한다. 교감신경이 활성화 되면 피부와 소화관의 세동맥이 수축하게 된다. 교감신경은 몸부터 꼬리뼈까지 척추를 따라 내려가고 있기 때문에 두개엉치뼈간의 시스템에 제한이 있으면 몸이 긴장 상태가 되어 교감신경이 활성화 된다. 이로 인해 소화관의 세동맥이 수축하고, 위장의 음식물을 소화하기위해 필요한 혈액공급량이 줄어든다. 이는 소화불량을 유발하게 된다. 또한 교감신경이 항진되면 위액과 침분비, 그리고 장운동을 억제한다.

뒷통수와 엉치에서 나오는 부교감신경은 침샘, 위, 이자 등과 같은 소화기관을 자극하는 역할을 한다. 장의 운동을 통해 음식물이 이동하면서 소화작용이 진행중일 때 뒷통수뼈와 엉치뼈에 운동성 제한이 있으면 이로 인해 많은 소화장애가 발생한다. 특히 위장질환, 소화액 관련 질환 환자들은 자율신경계의 조절이 중요하다. 그러나 필자가 생각하기에는 소화기계의 창자신경계나 자율신경계의 기능 장애는 뒷통수와 엉치뼈까지 내려오는 해부학 구조의 위치적 특성 때문에 쉽게 발생할 수 있다고 본다.

소화기계가 중추신경계의 중앙집권적 신경명령체계를 벗어나 자율신경계의 영향을 받는 것은 위, 침, 이자 등 소화액 분비기능에서 확인할 수 있다. 이 뿐아니라 창자신경계에서도 몸 안에 들어온 음식물의 부피나 영양소 구성에 따라 창자 내 반응을 바꿀 수 있는 자율적 판단능력이 있다.

동양의학에서는 음식이 가진 고유한 성질에 따라 조화를 맞춰서 음식을 섭취하여야 건강을 지킬 수 있다고 하였다. 예로부터 닭고기는 몸을 따뜻하게 해주는 성질이 있고, 돼지고기는 차가운 성질이 있는 식재료라고 한다. 위장이 차가운 사람이 돼지고기를 먹거나 위장에 열이 있는 사람이 닭고기를 먹으면 탈이 난다고 한다. 여기서 말하는 음식의 성질은 단순히 온도를 말하는 것이 아니라 음과 양의 성질을 말하는 것이고, 창자신경계에서는 이러한 음식의 성질을 자율적으로 분별하여 흡수한 후 배설한다.

서양의학에서는 소화, 흡수에 대해 음식이 가진 영양소를 기준으로 설명하지만 동양의학에서는 소화, 흡수에 대해 맛이 오장으로 보내진다는 표현을 사용한다. 인체의 소화기관이 단순히 영양소를 운반해주는 이동 수단으로만 사용되는 것이 아니라 음식물이 가진 에너지를 인체가 받아들이는 일련의 과정에 중요한 조력자가 되는 것이다. 예로부터 위장은 음식물을 받아들여 기혈을 만드는 곳이라 하였고, 오장육부는 위가 만들어 낸 기에 의지하여 자양 된다고 표현하는 것을 보면 동양의학에서는 소화기관이 단순한 음식물 이동 수단이 아닌 자율적 판단이 가능한 에너지 흡수 도우미인 것이다.

대부분의 소화기 질환을 앓는 사람들은 병이 낫는 것이 아니라 증상이 가라앉을 뿐이다는 것을 알면서도 약으로 달래면서 지낸다. 위장질환을 앓는 환자들은 검사를 해도 병명이 잘 나오지 않는 경우가 많고, 불편함을 호소하는 기간이 계속 늘어나게 되면 어느정도 시간이 지난 후 부터는 그 통증을 신경과 약으로 달랜다. 소화기 관련 질환에 '신경성'이라는 용어가 유독 많이 붙는 이유는 그만큼 감정의 영향을 많이 받는다는 뜻이다. 즉 인체 내의 소화기의 운동성이나 소화액의 분비 등 소화작용은 감정의 영향을 많이 받는다. 현대인들에게 많이 발생하는 질환인 기능성 위장장애는 소화가 되지 않고 불편하지만 검사 결과에는 아무 이상이 없다고 하는 경우가 많다. 이런 경우 대부분 뒤통수뼈이나 엉치뼈을 다스려 주면 개선된다. 이는 위장이 머리 바닥면에서 고정되어 항문까지 연결된 소화기의 구조적 위치에 관점을 두고 치료하였기에 가능한 것이다.

각 소화기관의 해부학적 구조에 따른 질환의 치료 및 건강유지는 머리뼈의 움직임과 함께 한다. 소화기계는 입과 항문이 고정점으로 작용하기 때문에 구조적 동일 위치인 뒤통수뼈과 엉치뼈을 조절하는 것이 치료 및 건강유지에 매우 중요하다. 소화기의 작용에 관여하는 교감신경과 부교감신경 그리고 식도에서 항문까지 분포하는 창자신경계가 조절되어야 위장의 운동기능과 효소분비를 원활하게 조절할 수 있다.

위장의 인대들

동양의학에서 위장은 입을 통해 섭취한 여러 음식의 맛이 섞이기 때문에 시장과 같다고 말한다. 또한, 큰 창고를 뜻하는 태창(太倉)이라고도 하고, 속된 말로는 밥통이라고도 한다. 과거에는 어리석은 행동을 하거나 바보스러운 모습이 보이면 '밥통같은 놈'이라는 표현을 사용하였다. 필자는 이 표현은 자폐아나 인지기능이 떨어진 사람들이 소화기계 문제를 많이 가지고 있는 것에서 시작된 속어라고 생각한다.

위장은 세 가지 운동 방향성을 가지고 있다. 이에 따라 위장조직은 세 개의 방향을 가진 조직으로 구성되어 있다. 각각 수직섬유, 수평섬유, 사선섬유라고 불리며, 위장 겉면의 조직에 분포되어있다. 또한 위 안의 세포도 세 가지 기능을 가진 세포로 구성되어 있다.

위장의 겉면 조직이 운동 방향성을 따르는 구성이라면, 위장 안의 조직은 점막세포, 주세포, 벽세포라고 불리며, 기능을 따르는 구성이다. 점막세포에서는 점액을 분비하고, 주세포에서는 펩시노오겐을 분비하며, 벽세포에서는 위산을 분비한다.

그림52) 위장의 표면조직

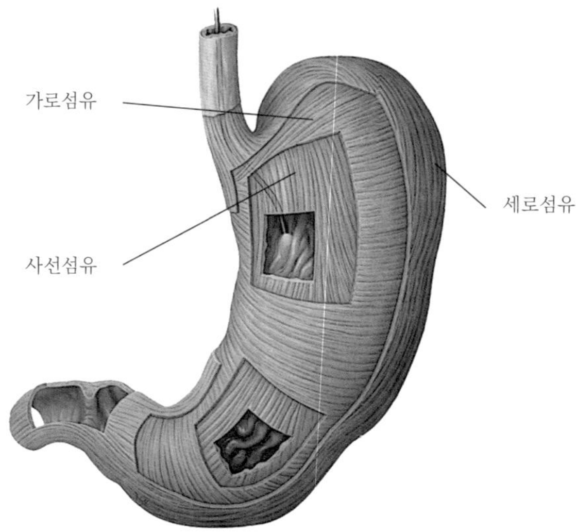

필자는 위장의 세 개 축의 운동성의 변화가 세 개의 세포에서 분비되는 점액이나 위산이나 펩시노오겐의 분비에 영향을 미칠 수 있다고 생각한다.

사람마다 위장 벽의 생김새가 다르다. 특히 위 벽 주름은 위산을 분비하는 것과 관계가 깊다. 위 벽에 주름이 없는 사람은 입 안의 저작운동만 하여도 위액이 과다하게 분비되어 입으로 나오기 때문에, 흔히 죽이나 짜장면을 먹으면 삭아서 물이 되어 버린다.

위장에 음식물이 들어오면 점막세포는 먼저 위 벽 주름을 펴고, 소화호르몬인 가스트린이 포함된 점액을 분비한다. 위 벽에는 점막세포 이 외에 벽세포와 주세포가 있다. 주세포는 펩시노오겐이라는 물질을 생산하고 벽세포에서는 위산을 생산한다. 인간은 보통 한번 식사에 500-700ml의 위액을 분비한다. 식사 중 물을 마시면 위액의 농도가 흐려지기 때문에 위에서 더 많은 위액을 분비하고, 운동성이 높아져서 무리하게 된다. 따라서 물은 식사 후 2시간 지나서 마시라고 권장하고 있다. 펩시노오겐은 위산과 만나 펩신으로 바뀌는데 펩신은 단백질을 분해하는 물질이다.

위장 주변에 있는 인대들은 위장의 움직임을 원활히 하기 위한 것이며, 소화작용과 관련이 깊다. 음식을 조금만 섭취한 경우 우리는 보통 '간에 기별도 가지 않는다' 라고 표현한다. 이 말은 인체의 해부학적 구조에 아주 충실한 문장이다. 간을 기준으로 소화기관 사이에는 간위인대와 간십이지인대라는 내장기인대가 있다. 간과 위장은 내장기인대를 통해 서로 길항관계에 있으며, 간은 반시계방향으로, 위장은 시계방향으로 회전하는 움직임을 한다. 따라서 위장에 어느 정도 음식의 양이 차야 위장의 무게감이 간으로 전달된다. 간과 위장 사이의 내장기인대가 서로를 지탱하고 있기 때문에 간의 움직임과 위장의 움직임 사이의 리듬이 깨지면 소화기에 불편함을 느끼게 된다.

동양의학에서는 오장육부의 내장기관절의 규칙적인 움직임을 오행(木火土金水)으로 이해하여 인체에 적용하였다. 이를 오행침법이라 한다. 필자는 오행침법에서 한걸음 더 나아가 내장기관절과 오행의 상생상극과의 연관성을 통해 근골격계의 균형이 오장육부에 미치는 영향에 대한 연구를 진행 중이다. 내장기관절은 모두 중력에 의해 두개골에 매달려 있는 형태이기 때문에 오장육부들이 잘 움직이기 위해서는 각 장기들 사이의 안전장치가 필요하며, 이러한 안전장치를 내장기인대가 담당하고 있다. 위장 주변은 특히 다른 장기와 연결된 인대들이 많다.

위장에는 간위인대나 간십이지인대 말고도 위지라인대나 횡행결장과 대망으로 연결되는 인대가 있다. 이와 같은 해부학 구조는 그 장기들의 기능에도 영향을 준다. 위지라인대는 위와 지라사이에 있는 것으로 과식하면 위가 늘어지면서 지라를 당기게 된다. 지라는 혈액의 저장장소이고 수명이 다된 적혈구를 처리하여 적혈구의 질을 유지해주며, 전신 림프 중 25%를 차지하고 있는 가장 큰 림프기관이다. 위장에서 일어나는 세 방향의 운동성은 지라에 직접적인 영향을 준다. 또 위장 아래 부분에 고정된 대망인대는 횡행결장과 췌장으로 연결된 인대이다. 과식으로 위장이 늘어나면 횡행결장과 췌장 모두 스트레스를 받을 수 있다.

그림53) 간과 위장의 운동

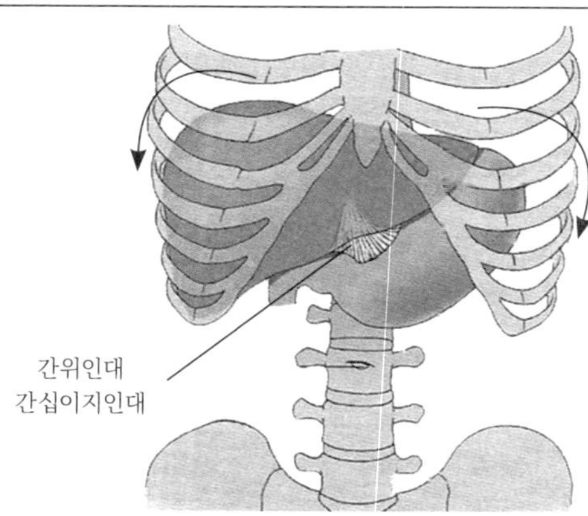

그림54) 위지라인대, 위신장인대

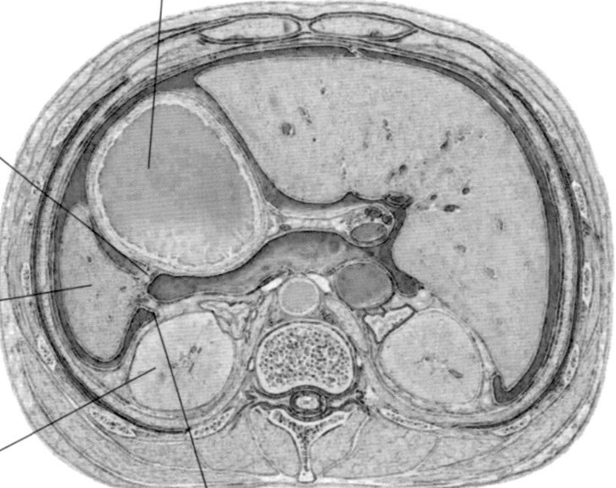

많은 학자들이 과식은 두뇌 기능 손상 위험을 높인다고 경고하고 있다. 그들은 과식으로 인해 과다 발생한 활성산소가 두뇌 세포에 산화스트레스를 만들기 때문에 칼로리를 줄이라고 강조한다. 그러나 필자는 칼로리보다는 음식의 양을 줄이라고 말한다. 위장의 주변 인대 구조를 보면 과도한 음식의 양이 얼마나 위험한지 알 수 있다. 과식으로 인해 위장이 늘어나는 만큼 식도가 늘어나고, 횡행결장의 만곡을 크게 만든다. 위장은 다섯 배 이상 늘어날 수 있기 때문에 위장으로 인하여 늘어난 횡행결장은 신장이나 췌장에 크게 영향을 미친다. 횡행결장에는 췌장관으로 연결된 인대가 고정되어 있기 때문에 횡행결장이 아래로 늘어지는 만큼 췌장관에 막대한 스트레스를 준다. 그리고 췌장관의 끝에는 혈관과 인슐린을 분비하는 샘들이 매달려 있다. 즉, 과식으로 인해 위장이 늘어나면 연쇄적으로 많은 내장기들이 영향을 받게 될 수밖에 없다.

그림55) 대망인대

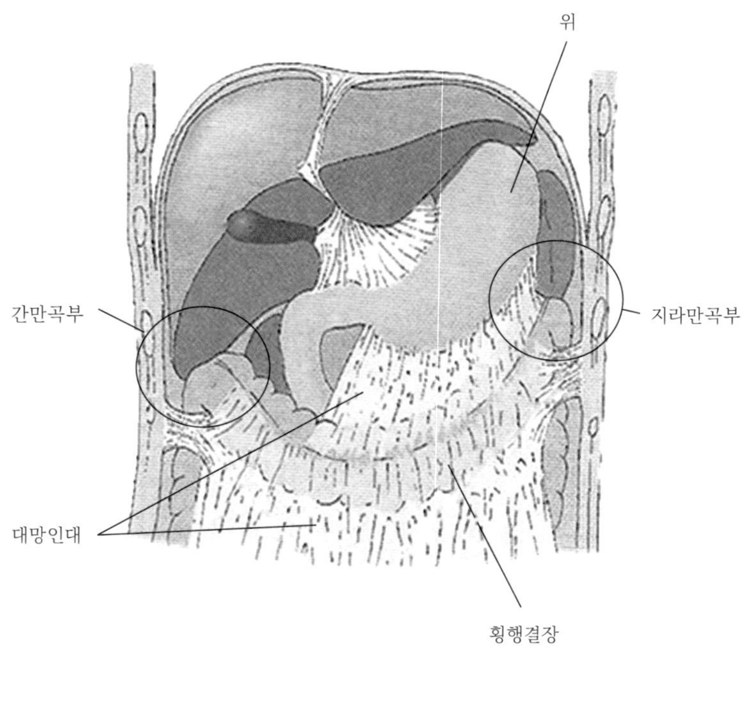

숨겨진 진통제 침

입 안 구조

소화는 입 안에서 처음으로 시작된다. 입 안은 입 안 안뜰과 고유 입 안으로 구성된다. 입 안 안뜰은 턱뼈와 볼 사이의 공간을 말하고 고유 입 안은 치아와 목구멍사이의 공간을 말한다.

입 안의 모든 구조물은 서로 협동하여 음식물이 들어오면 씹고, 으깨고, 침을 분비한다. 입 안 구조 중 어느 하나라도 문제가 있으면 음식을 삼킬 수도 없고, 맛을 분별하기도 어렵다. 잇몸은 소화기 막과 같은 막으로 덮여 있고, 치아로 고정되어 있다. 동양의학에서는 윗 잇몸은 위경과 통하며, 위턱뼈의 입천장에 위치하고 있고, 아래턱뼈에 있는 아래 잇몸은 대장과 통하며, 아래턱뼈에 위치한다고 하였다. 위, 아래턱뼈는 모두 소화기 막과 같은 막으로 구성되어 있기 때문에 위장이나 대장의 기능이상이 치아에 나타날 수 있다.

혀는 입 안의 구조 중 오장육부의 이상이 바로 반응을 나타내는 곳이다. 혀뿌리에는 여러 모양의 돌기가 돋아 있는데, 돌기 안에는 면역세포들이 있다. 혀 뒤쪽 뿌리에 있는 혀편도는 침이 분비되는 관과 연결되어 정화작용을 돕는다.

입 안의 혀편도를 포함한 다른 편도들은 목에서 고리 형태를 이루고 있다. 이를 발데이어 편도고리라 한다. 편도고리는 목구멍 좌, 우에 있는 구개편도, 귀로 연결되는 이관편도, 나비뼈와 뒤통수뼈의 결합부에 있는 인두편도를 말한다.

그림56) 목구멍과 발데이어 편도고리

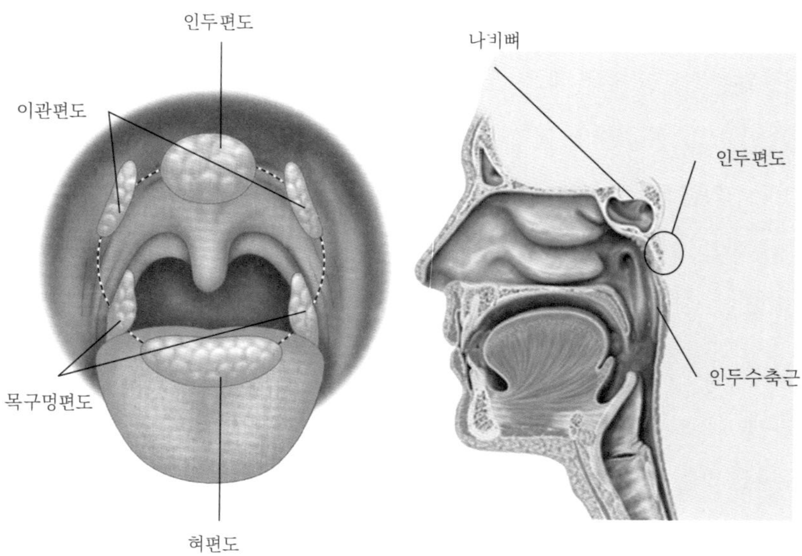

편도는 림프조직이다. 입과 코에 대한 방어기능을 수행한다. 소화관 입구에 위치함으로써 세균의 침입이 쉬운 입 안의 환경을 보호한다. 편도가 소화기 입구를 지켜주지 못하면 림프구 생산이 어려워지고, 이에 따라 외부에서 유입되는 미생물로부터 입 안과 소화기를 보호하지 못한다.

반복되는 편도의 염증으로 생기는 편도결석은 입안의 구취의 원인이다. 구취가 발생하는 이유는 침 성분을 포함한 다양한 원인이 있다. 그 중 편도결석으로 인한 구취는 입안을 아무리 청결히 하여도 결석이 제거되기 전까지 계속해서 발생한다. 편도결석은 편도의 작은 구멍들 속에 음식물 찌꺼기와 세균이 뭉쳐서 생기는 쌀알 크기의 작고 노란 알갱이를 말하는 것으로 편도선염을 앓는 경우에 발생하기 쉽다.

편도선염을 앓는 사람들 중 편도가 비대해지고 호흡이 불편해져 편도를 제거 하는 경우가 많다. 그러나 편도제거술을 시술받으면 비만이 되는 경우가 많아 시술을 결정할 때 매우 신중해야 한다. 서양의학에서는 편도제거술 시술 후 비만이 되는 원인에 대해서 명확한 답을 찾지 못하고 있지만 필자는 그 원인이 나비뼈와 뒤통수뼈 연접부의 기능장애때문이라고 생각한다. 필자가 연구한 바에 따르면 나비뼈와 뒤통수뼈에 고정되어 있는 인두수축근은 편도뿐만 아니라 식도와 위장으로 연결되어 있다. 편도제거술로 인해 수술한 부위에 유착이 발생하면, 이로 인해 대사장애를 일으켜 비만에 걸리기 쉬워진다.

나비뼈와 뒤통수뼈의 연접부위에 제한이 으면 편도고리나 침샘의 문제와 함께, 입 안에 서식하는 세균에도 영향을 줄 수 있다. 인간은 매일 입 안에서 1500억개의 세균을 삼킨다고 한다. 최근 사이언스 어드밴시스에 발표된 논문에 따르면 입 안에 서식하는 세균인 '포르피로모나스 긴기발리스'가 알츠하이머 환자들의 뇌 속에서 발견됐다고 하였다. 그리고, 이 세균이 분비하는 독소 단백질인 긴기페인이 뇌의 뉴런을 파괴하는 것이 확인됐다고 하였다. 또한, 포르피로모나스 긴기발리스'는 치주 질환을 일으키는 세균으로, 입으로 삼켜진 이 균들은 장 점막도 공격하여 장의 기능까지 저하된다고 한다. 이처럼 소화기계는 입 안부터 항문까지 구조적으로나 서식하는 세균으로나 뇌에 상당한 영향을 미친다.

천연진통제 오피오르핀

입 안에는 침이 나오는 구멍이 4개 있다. 귀 밑샘에서 분비되는 침으로 위쪽 어금니 양쪽에 구멍이 있다. 혀 밑에도 두 개의 침구멍이 있다. 하루에 약 1000-1500ml정도 분비되는 침은 칼슘이 많이 포함되어 치석의 원인이 된다. 또한 침에는 모르핀보다 더 강력한 진통제라 불리는 오피오르핀이 들어 있다.

동양의학에서는 타액도 진액으로 여겨 입 안에 고여도 뱉지 말고 삼키라고 한다. 침의 성분은 대부분 수분으로 구성되어 있고, 미량의 무기질도 들어 있으며, 진통제 성분인 오피오르핀도 포함되어있다. 인간을 포함한 대부분의 포유동물들은 상처가 나면 침을 바르는 행위를 한다. 인간의 기준에서는 비위생적이라고 말할 수는 있지만 이미 인간을 포함한 모든 포유동물들은 진통효과가 있다는 것을 본능적으로 알고 있는 것이다. 오피오르핀은 몰핀보다 3-6배 정도 강한 진통효과가 있다고 한다. 통증이 심하면 이를 악물고 힘을 주는 것은 단순히 인내심을 위한 행동이 아니라 타액을 강하게 분비하여 몸 안에 흡수하기 위한 행동인 것이다. 또 다른 연구에 따르면 오피오르핀은 진통효과 뿐 아니라 항 우울효과도 있다고 보고 되었다. 스트레스를 받거나 우울할때 단 음식을 먹으라는 것도 단순히 뇌에 당을 주입하기 위함이 아니라 체내에서 오피오르핀을 생산하기 위한 것이다. 항우울효과가 있는 오피오르핀의 생산을 입 안에서 늘려주는 방법은 천천히 오래 씹는 것이다.

이런 것들을 보면 음식을 오랫동안 꼭꼭 씹어 먹어야 건강하다거나, 침은 뱉지말고 삼키라는 것, 상처가 나면 환부에 침을 바르는 행동들은 예로부터 내려오던 자연스러운 행동들이지만 단순히 근거 없는 민간요법이 아니라 아주 합리적이고 과학적인 행동이었고, 행동의 원인이 연구를 통해 밝혀진 것이다.

동양의학에서 진액이라 말하는 침에는 입 안으로 들어오는 세균들을 막기 위해 면역글로불린이 포함되어 있다. 음식을 삼키다가 깨물어 입 안에 상처가 나도 쉽게 낫는 것은 이와 같은 성분에 의한 항균작용 때문이다. 침에는 박테리아를 막아주는 뮤신이라는 물질과 소화효소인 알파아밀라아제, 항균물질인 면역글로블린 A(IgA),

락토페린, 리소자임과 페록시다아제가 들어있다. 침에 들어있는 이런 성분을 통해 우리는 음식이나 공기 중에 있는 감염물질로부터 인체를 방어 할 수 있는 것이다.

 뮤신은 세포조직의 표면이나 피부같은 몸의 표면에서 보호작용을 하고 미끈거리고 끈적끈적한 특성이 있어 윤활과 완충작용을 한다. 따라서 침이 없으면 음식물을 목구멍으로 삼키기가 어렵다. 또한 음식을 삼키거나 말을 할 때 침은 입안의 점막이 치아에 의해 손상되지 않게 지켜준다.

그림57) 침샘

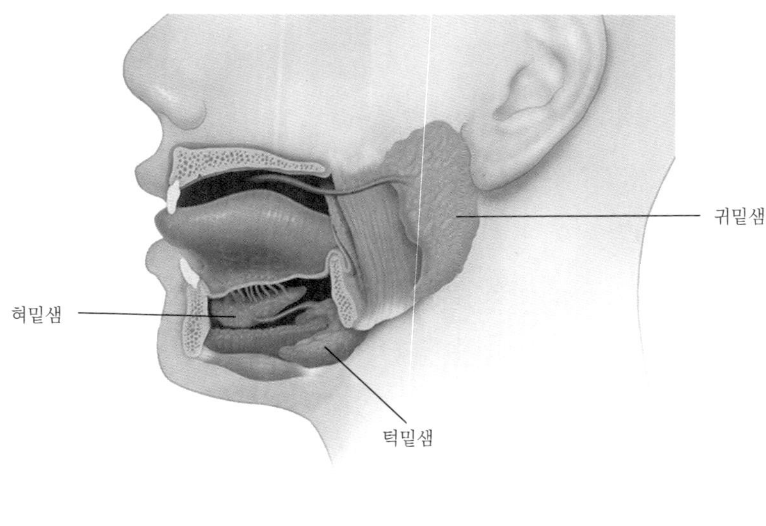

하루 가장 많이 분비되는 침은 턱밑샘이지만 음식을 섭취했을 때는 귀밑샘에서 더 많이 분비된다. 입으로 저작운동을 하면서 아래턱뼈가 움직이고 이로 인해 귀밑샘이 자극받아 타액이 분비되는 것이다. 귀밑샘에서 분비되는 침은 탄수화물대사에 중요한 역할을 하는 아밀라제이다. 따라서 위장이 좋지 않은 사람들이 죽을 먹는 것은 그리 바람직한 것이 아니다. 씹는 작용을 통해서 위를 운동시키는 효과를 생략하기 때문이다. 위장이 좋지 않을수록 오히려 오래 씹어서 아밀라제를 충분히 분비하고 위의 운동을 유발하는 것이 건강에 더 도움이 된다.

동양의학에서 비장의 액은 연(묽은 침, 涎)이라 하였다. 귀밑샘은 악관절 앞에 있는 침샘으로 악관절은 인체의 근골격계 균형에 중요한 지표가 되는 곳이다. 이는 비장이 동양의학에서 말하는 '중심을 잡아주는 장기'라고 표현하는 것과 일맥상통하는 부분이다. 아침에 일어나서 입 안이 텁텁하다고 표현하는 것은 입 안이 건조하다는 것이고, 입 안에 냄새가 나는 것은 수면 중 침 분비가 되지 않아 입 안에서 박테리아가 활동하기 때문이다. 특히 수면 중에는 침이 만들어지지 않는 것이 정상이다. 따라서 잠을 자고 일어났을 때 베게에 침을 많이 흘리는 현상이 있다면 이것은 건강의 적신호다.

자는 시간을 제외하고는 침은 계속하여 만들어진다. 분비와 삼킴이 계속 일어나 입 안에는 항상 새로운 침으로 채워진다.

산소 도우미 식도

기관지와 식도

입은 몸에서 필요한 영양분을 얻기 위한 음식을 받아들이는 곳이고, 코는 몸에서 필요로 하는 산소를 얻기 위해 공기를 받아들이는 곳이다. 입으로 들어온 음식은 식도를 통해 위로 들어가고, 코로 들어온 공기는 기도를 통해 폐로 들어간다. 이와 같이 코와 입으로 들어가는 길은 서로 통한다. 코 점막은 소화기 점막과 같은 점막이다. 코 속에는 코털과 같이 공기 속에 포함된 먼지 등을 거르기 위한 장치가 발달 되어 있지만 입은 그렇지 않다. 코는 숨을 쉬면서 공기 중에 산소를 받아들여 몸에 산소를 공급한다, 호흡하는 동작은 엄연히 코가 하는 기능이지만 코와 입 안의 구조는 서로 연결되어 있다. 입으로도 호흡은 할 수 있지만 공기를 정화시키는 기능이 없다 보니 지속적으로 입으로만 호흡하면 면역체계가 교란이 올 수 있다.

폐는 방어할 수 있는 기능이 없기 때문에 호흡 시 공기 중의 유해 물질들이 코에서 걸러지고, 기관지에서까지 걸러져야 폐로 들어가는 공기가 깨끗해져서 폐를 보호 할 수 있다.

스웨덴의 카롤린스카 의과대학의 연구결과에 의하면 입으로 호흡하는 사람은 코로 호흡하는 사람보다 훨씬 더 기억력이 떨어진다고 한다. 이 연구에서는 코로 숨을 쉬어야 단기기억이 장기기억으로 넘어 가기가 쉽다고 하였다. 따라서 만성적인 코의 질환을 가지고 있는 학생들은 건강 뿐 아니라 학습의 효율성을 위해서라도 빨리 치료해줘야 하며, 장기간 코의 질환을 보유하고 있었다면 습관처럼 입으로 호흡하는 행동역시 수정해야 한다.

그림58) 폐와 기관지의 길항작용

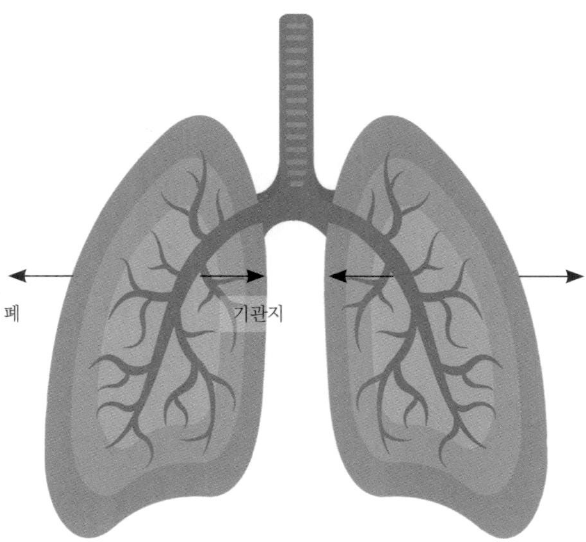

코로 숨을 잘 쉬기 위해서는 식도와 기관지 사이의 관계가 아주 중요하다. 식도는 인두와 위 사이에 위치한 S자 형태의 25cm길이를 가진 음식이 지나가는 통로이다. 그러나 식드는 폐와 기능적으로나 해부학적으로 깊은 연관성을 가지고 있다. 흉강 안에서 폐가 편안하게 팽창하기 위해서는 기관지와 식도가 반대방향으로 동일한 힘을 가져야 하기 때문이다.

필자가 직접 해부하여 연구한 결과, 식도의 점막은 기관지 점막으로 연결되어 있다. 사람에 따라 식도가 40cm까지 늘어지기도 하는데, 이렇게 늘어진 식도는 호흡 시 폐가 팽창하기 어렵게 만든다.

그림59) 식도와 기관지

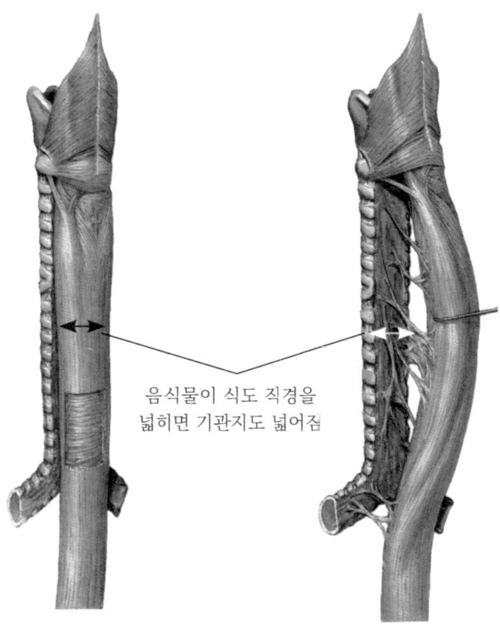

식도는 척추 앞면에 붙어 있고, S모양을 가진다. I 형태의 늘어진 식도는 앞에 붙어 있는 기관지의 기능에 영향을 끼친다. 음식을 삼킬 때 식도의 직경이 넓어지면서 기관지의 직경도 넓어진다. 이때 기관지 안의 섬모가 자극받아 평소 기관지 안에 쌓여 있던 노폐물을 뱉어내는 과정을 통해 기관지를 청소한다.

식도의 점막에서는 점액이 분비되어 음식이 들어갈 때 윤활작용을 하지만 뜨거운 음식을 삼키는 등 자극이 반복되면 식도점막의 상피세포가 반복적으로 손상되어 조직의 변성이 올 수 있다.

과식은 식도를 늘어나게 만드는 가장 큰 원인이다. 식도가 늘어나면 소화기 질병을 유발하는 것 뿐 아니라 기관지나 폐의 질환도 유발한다. 근대에 와서는 미세먼지나 석면 등 폐로 들어가는 미세입자로 인한 고통스러운 폐 질환이 세계적인 문제가 되었고, 실제로 석면은 병폐로 인해 사용이 금지되었다. 또한, 현대인에게는 COVID-19 팬데믹 사태로 인해 폐의 질환이 아주 민감한 사안이다. 폐의 문제는 대부분 환경적 원인에 의해 발생하지만 과식으로 인한 기관지의 스트레스 역시 무시할 수 없는 폐 질환의 요인이다. 늘어진 식도로 인해 발생하는 지속적인 자극은 폐의 확장을 방해하고 이로 인해 폐 기능이 저하되는 것이다. 또한, 필자는 COVID-19 이후 감기가 쉽게 낫지 않고, 기침을 계속하는 사람들이 늘어가는 것도 소화기와 관계가 있다고 생각한다. 현대인들의 불규칙한 섭생, 즉 늦은 시간의 야식 또는 쉬는 텀이 없는 간식 섭취 등은 모두 식도 스트레스와 기관지 스트레스를 가져온다.

폐의 확장은 산소교환이 이루어져 심장으로 보내지기 때문에 폐에서 충분한 산소교환이 이루어지지 않으면 혈액이 탁해진다. 폐 안의 점막 끝은 산소의 교환을 하는 폐포(허파꽈리)가 달려 있어 식도가 늘어나면 폐포의 산소교환 기능이 저하된다. 조직의 산소공급이 제대로 이루어지지 않으면 이산화탄소의 배출이 원활하게 이루어지지 못하게되고, 이에 따라 인체 안에 노폐물이 점점 쌓이게 된다. 폐 안에 있는 기관지를 따라 노폐물을 배출하는 통로인 림프들이 줄지어 매달려 있다. 따라서, 폐의 확장은 기관지의 림프들이 원활하게 노폐물 배출을 할 수 있도록 한다.

앞서 말했듯 건강한 폐를 지키기 위해서는 충분한 산소교환이 이뤄지도록 폐의 확장이 일어나야 한다. 건강한 삶을 위해서는 먹는 것도 중요하지만 그에 못지 않게 이산화탄소를 원활하게 배출하고 산소를 함유한 혈액이 각 조직에 공급되는 것이 매우 중요하다. 폐의 산소교환이 원활하게 이루어지면 기관지 점막에서 면역글로불린이 분비되어 세균의 감염으로부터 인체를 보호할 수 있게 된다.

필자가 임상에서 경험한 바에 따르면 제대로 호흡을 수행하는 사람의 수가 생각보다 적다. 제대로 된 호흡이라는 것은 목에 있는 사각근이 수축하면 횡격막이 장기를 아래쪽으로 밀어내고, 그 압력에 의해 골반이 열린 후, 복부근육이 여덟 방향으로 움직이면서 호흡이 일어나는 것을 말한다. 하지만 필자가 임상에서 관찰한 많은 사람들은 견갑골이 불균형인 사람이나 골반이 틀어진 사람이 많았다. 이들은 구조적으로 견갑골에 제한이 오게 되고, 이는 같은 쪽에 있는 폐가 충분히 확장하지 않게 만든다. 이로 인해 횡격막이 아래로 덜 내려오고 골반이 덜 열리게 되어 제대로 된 호흡이 이루어지지 않게 되는 것이다.

또, 과식을 하면 위가 확장하면서 식도를 늘어나게 만들어 횡격막이 복강으로 충분히 내려오지 않게되고, 이로 인해 입으로 쉬는 호흡을 하게 된다. 지속적인 구강호흡은 앞서 설명한 것과 같이 기억력저하를 가져온다.

우리나라에서는 '자리끼'라 하는 예로부터 전해 내려오는 습관이 있다. 이는 전날 잠들기 전에 머리맡에 두는 물을 순우리말로 표현한 것이다. 잠든 이후 새벽녘 또는 잠에서 깬 직후 아침에 물을 마시는 이 습관은 조상의 지혜가 깊이 담겨있는 문화적 습관이다. 사람은 아침에 일어나면 식도내강이 거의 붙어 있는데 식도의 점막을 보호하기 위해 물을 마시는 것이다. 자는 동안 침이 분비되지 않아 밤새도록 마른 식도내강의 점막은 이 한모금의 물을 통해 부드럽게 열리게 된다. 또한, 물이 들어가면 위장은 가볍게 준비운동을 하게 되고 음식이 들어와도 위장이 받는 스트레스가 줄어든다. 식도의 점막을 보호하고 공복에 먹는 아침식사로 인해 위가 놀라지 않도록 하는 뜻이 숨어 있는 양생법이다.

요즘은 밤 늦도록 음식을 먹는 야식문화가 매우 발달 하였지만, 사실 밤에는 오장육부도 휴식이 필요하다. 늦은시간까지 먹고 늦게 잠을 자게 되면 휴식을 취해야 할 신체기관들이 쉬지 못하게 되므로 건강을 위해서라면 이러한 음식 섭취는 지양하는것이 좋다.

식사를 하고 바로 눕는 것은 권장할 일이 아니다. 하지만 부득이하게 누워 있어야 할 상황이라면 왼쪽으로 눕는 것을 권장한다. 왜냐하면 음식은 식도를 통해 먼저 오른쪽으로 내려가기 때문이다. 식사 후 오른쪽으로 누워 있다 보면 역류성 식도염이 올 가능성이 높아진다. 역류성 식도염은 식도와 위의 접합부에 위치한 식도 괄약근이 느슨해지거나 분문이 열리는 것으로 유발하는 질환으로써 위산의 역류나 담즙이 역류가 주 원인이다.

식도는 횡격막을 뚫고 내려와 위장과 만난다. 그리고, 식도의 운동은 미주신경의 명령을 받고 시작되지만 횡격막의 운동에 영향을 받는다. 미주신경은 뒤통수뼈과 측두골 사이의 내경정맥공이라는 구멍으로 나오며 미주신경이 빠져나오는 과정에서 기능장애를 일으키는 경우가 많다. 또한, 미주신경은 식도를 타고 내려오면서 다른 구조물들에 의해 자극을 받을 수도 있다.

식도는 다양한 음식의 여러가지 자극을 수월하게 견딜 수 있도록 식도근육이 발달되어 있지만 횡격막을 관통하여 위장과 연결되어 있기 때문에 위장상태에 따라 식도가 스트레스를 받을 수 있다.

생각의 장기 췌장

척추에 고정된 췌장

동양의학에서는 비장은 입을 주재하고, 입을 통하여 외부와 연결된다고 하였으며, 입은 비장의 규(竅, 구멍)라 하였다. 동양의학에서 규(竅)라는 것은 그 장기의 병증이 나타나는 곳을 뜻한다. 즉, 입술은 비장의 이상 유무를 관찰하는 매우 중요한 지표인 것이다.

동양의학에서 말하는 비장은 비장(spleen)을 말하는 것이 아니라 척추의 중심에서 가로질러 있는 십이지장, 췌장, 비장을 통틀어 일컫는 단어이다. 또한, 동양의학에서는 비장과 위는 후천지본이라 하여 기혈이 생기는 원천이며, 전신 각 부위에 큰 영향을 미치는 중요한 장부라고 하였다.

서양의학과 동양의학은 같은 장기를 바라보는 관점이 다르기 때문에 치료방법도 차이가 있다. 대표적으로 입슬의 단순포진 바이러스에 대한 치료방법을 보면 확연한 차이를 알 수 있다. 서양의학은 면역증강제나 입술에 바르는 연고제를 권하는 반면 동양의학에서는 입술의 포진은 비장의 병으로 망진한다.

비장은 척추면에서 가로질러 부착되어 있고, 독특한 발생적 구조를 가졌다. 위장은 입에서 항문까지 연결되어 있는 소화기계의 중심이고 척추를 가로 지르는 췌장은 발생할 때 수직의 소화기관에서 양쪽으로 췌장의 싹이 나와 생겨나 수평측을 담당하고 있는 구조로 발생한다.

인체의 수직방향으로 구성되어있는 소화기계는 위쪽에서는 입술에 밖으로 표출되어 고정되고, 아래쪽에서는 항문으로 고정되어 있다. 척추면에 가로질러 부착되어 있는 췌장이 다른 장기들과의 관계들로 인하여 틀어지면 입술 점막이 안쪽에서 당기게 된다.

입술이 당겨지면 입주위둘레근과 입술의 경계선에서 긴장이 지속되고 바이러스에 노출되기 쉬워지며, 이로인해 수포가 발생한다.

췌장은 위장과 대장의 횡행결장과 내장기인대로 연결되어 있다. 만곡을 가진 횡행결장은 췌장관에 매달려 있다. 횡행결장의 만곡형태는 흡기 시 횡격막에 의해 위로 당겨지고, 호기 시 제자리로 돌아 올 수 있는 형태로 설계되어 있다. 호흡 시 일어나는 횡행결장의 운동성은 척추면에 고정되어 있는 췌장을 마사지해주는 것과 같은 동작이다.

그림60) 소화기와 입술

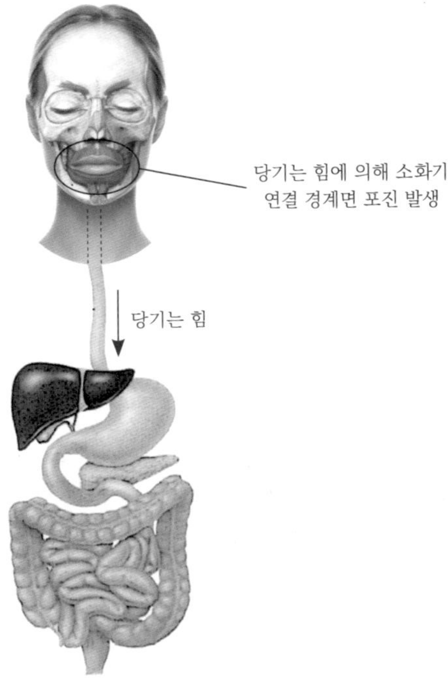

척추에 가로놓인 췌장에서 십이지장으로 소화효소를 분비하고, 십이지장에서 소화액을 받아들이는 입구는 괄약근으로 되어있다. 췌장관과 연결된 십이지장 입구는 허리근육인 장요근에 고정되어 있으며, 소장도 오른쪽 장요근에 매달려 있다. 따라서 장요근에 이상이 생겨 오른쪽 다리가 불안정하면 십이지장으로 분비되는 소화액이 순조롭게 들어 갈 수 없게 되고, 이로 인해 췌장염을 유발하게 된다. 또한, 장요근은 허리 뿐만 아니라 몸통의 구조의 틀을 잡아주는 근육이다. 장요근의 문제는 허리 뿐만 아니라 몸통 전체의 축이 틀어지는 문제를 일으킨다. 십이지장과 췌장은 장요근에 고정되어 있기 때문에, 만약 장요근의 균형이 맞지 않으면 췌장의 소화효소가 분비되는 췌장관과 십이지장의 오디괄약근의 움직임에 타이밍이 맞지 않게 되어 췌장의 소화효소가 십이지장으로 들어가지 못하게 되고, 결국 췌장은 자기조직을 소화시켜 염증을 유발한다.

그림61) 장요근과 십이지장

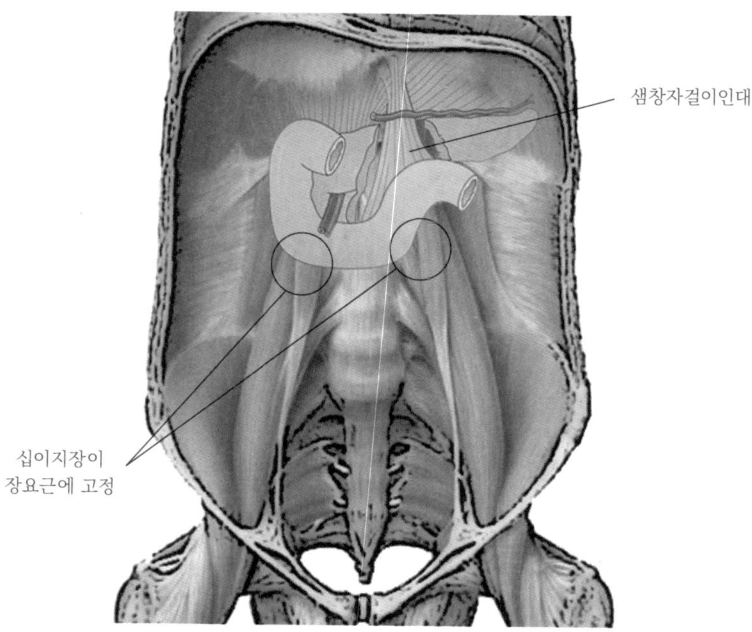

산성을 알칼리성으로 바꾸는 췌장

췌장은 이자라고도 부르며, 소화기능에 가장 중추적 역할을 하는 장기이다. 소화기관 내에서 구조적으로 소화에 매우 중요한 역할을 하고 있으며, pH8.5정도의 약 알칼리성을 띄고 있다. 췌장은 외분비선인 동시에 내분비선이다. 외분비선은 침샘이나 눈물샘처럼 밖으로 분비하는 관을 가지고 있다. 내분비선은 분비하는 관이 없고 혈관을 통해 혈액 속으로 직접 분비한다. 췌장의 내분비샘은 랑게한스섬이다.

그림62) 내분비샘 외분비샘

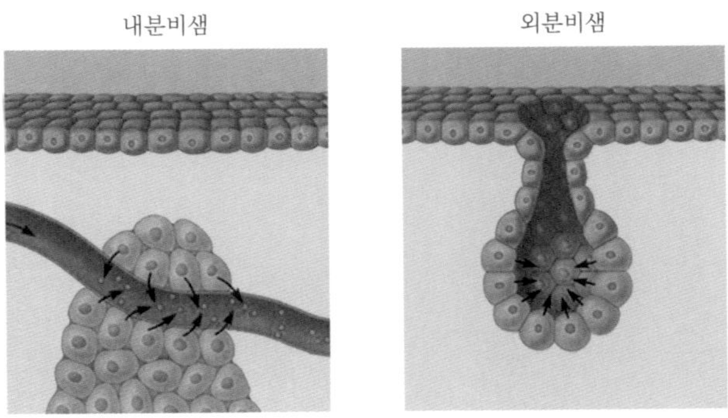

췌장은 소화효소를 만들어 소장이 일을 할 수 있는 환경을 만들어 주고, 이를 통해 소장을 보호하는 역할을 한다. 췌장이 분비해 낸 소화효소가 산성으로 뒤덮인 음식물들을 알칼리성으로 바꾸지 않으면 소장점막은 모두 망가질 것이다.

소화효소란 체내에 유입된 고분자를 작은 단위로 분해하여 잘 흡수 할 수 있도록 만들어주는 체내에서 분비되는 물질이다. 췌장의 소화효소는 단백질, 지방, 탄수화물을 소화시키는 성분이 들어있다. 특히 단백질을 소화시키는 트립신과 팹티타아제가 췌장에서 분비된다. 단백질은 위장에서 분비하는 펩신에 의해 먼저 분해되고, 소장을 통과할 때 이자에서 분비되는 트립신에 의해 분해되어 소화된다. 또한, 췌장은 글루카곤, 인슐린, 소마토스타틴(Somatostatin)을 분비한다. 혈당을 높이는 글루카곤은 간에서 글리코겐을 포도당으로 분해하고, 지방을 분해하여 다이어트 호르몬이라고도 한다. 소마토스타틴은 십이지장의 점액층과 췌장의 델타세포에서 분비되는 호르몬이다. 췌장의 소화액 분비를 억제하고 인슐린과 뇌하수체의 성장호르몬의 분비를 억제한다. 소마토스타틴이 분비되지 않으면 음식을 먹는 대로 체내에서 당과 지방으로 축적될 수 있다. 이 외에도 췌장에서는 약 20여종의 다른 소화효소도 분비한다.

음식물은 다양한 형태로 섭취되기 때문에 소화효소가 작용하기 위해서는 씹고, 침으로 혼합하는 과정이 매우 중요하다. 소화효소는 식사량이나 음식물의 종류, 감정의 상태에 따라 다르게 분비되기 때문에 소화를 담당하는 각각의 장기들의 역할에 따라 상황에 맞게 이루어져야 한다.

탄수화물은 소화기를 거쳐 포도당으로 분해된다. 분해된 포도당은 세포에서 흡수하여 에너지원으로 사용하고, 남은 포도당들은 간에서 글리코겐으로 저장한다. 간에서 저장하고 넘치는 포도당이 지방에 저장되어 비만을 유발한다. 포도당은 췌장에서 만들어진 인슐린을 통해 세포로 흡수된다. 비만을 유발하는 넘치는 포도당을 처리하기 위해 몸에서는 인슐린 요구량이 늘어나고, 따라서 췌장은 더 많은 인슐린을 분비하고, 당분은 세포로 흡수되기 위해 더 높은 수치의 인슐린을 필요로 한다. 당분을 저장해야할 세포로 운반되지 않기 때문에 혈당이 높아지고 이는 당뇨병을 유발한다.

소화효소를 분비하는 췌장관 끝에는 인슐린을 분비하는 랑게르한스샘이 달려있어 호흡 시 일어나는 횡행결장의 운동은 당뇨병과도 깊은 연관성을 보여 준다. 과식은 앞서 설명한 것처럼 위장을 늘려서 나비뼈의 운동성에 제한을 일으키기도 하지만 췌장관의 스트레스를 만들고 인슐린을 분비하는 랑게르한스샘에 손상을 주기도 한다. 위장 아래 대망으로 붙어 있는 횡행결장은 위장이 늘어나면 횡행결장도 아래로 처지게 되고, 이에 따라 췌장관이 잡아당겨져 스트레스를 받게 되고, 랑게르한스샘을 손상시키는 것이다.

고도비만을 치료하기 위한 방법 중 위장의 일부를 절제하는 위소매절제술 이라는 방법이 있다. 비만을 가진 당뇨병 환자들을 대상으로 위소매절제술을 했을 때 약을 복용하지 않아도 당뇨수치가 떨어지는 결과를 얻었다. 서양의학에서는 식욕이 저하되어 음식섭취량이 줄어 당뇨수치가 떨어진 것으로 보고 있으나. 필자는 위장에 연결된 횡행결장이 늘어나는 현상이 개선되어 췌장관을 잡아당기는 요소를 제거했기 때문이라고 생각한다.

당뇨를 가진 사람은 알츠하이머를 앓을 2배 높다고 하여 알츠하이머를 제3의 당뇨병으로 부르기도 한다. 여러 연구에 따르면 혈당수치가 높으면 기억과 인지를 담당하는 뇌의 부피가 줄어든다고 한다. 당뇨로 인해 체내에 인슐린 저항성이 있으면 중추신경계의 신경세포 안에 존재하는 타우단백질이 과활성화 되어 잘못 응집되거나 엉키면서 신경세포를 죽이는 독성단백질로 변하여 알츠하이머을 일으 킬 수 있다고 한다.

생각의 장기 췌장

동의보감에서는 비장을 토(土)의 모양을 본떴다하고, 진령(眞靈)의 기를 운영하고 의(意)가 깃드는 곳이라고 설명한다. 또한, 비장은 일곱 가지의 감정 중 생각을 관장하는 장기로 너무 깊이 생각하여 근심으로 넘어가면 비장이 상한다고 말하기도 한다. 비장은 의(意)가 깃드는 곳이기 때문에 비장이 중심을 잡아주지 못하면 늘 갈등하여 변덕스러운 성격이 나타날 수 있다고 하였다. 필자의 생각으로는 인체의 해부학적 구조에 의해 동양의학에서는 비장이 중심을 잡아주는 토(土)의 개념으로 해석되고 있다고 본다.

췌장의 머리는 십이지장으로 연결되고, 췌장의 꼬리는 지라로 연결되어 있다. 췌장은 척추면에 가로 질러 부착되어 있으며, 마치 + 형태의 구조로 되어 있다.

그림63) 장요근과 췌장

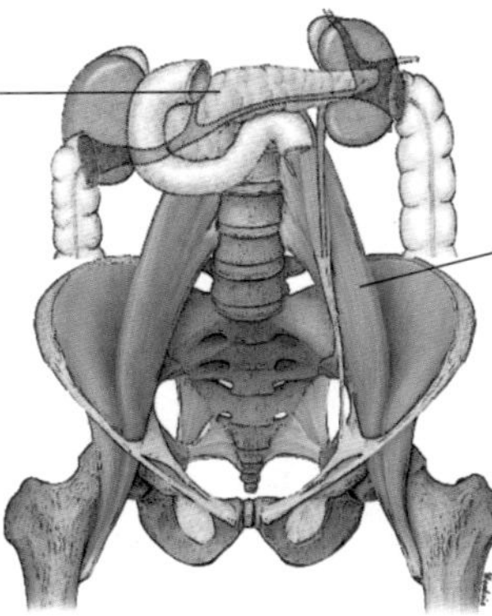

의(意)자는 한자어로 '뜻 의' 라고 한다. 이는 '뜻'이나 '의미' '생각'을 나타내는 글자이다. 의(意)자는 음(音, 소리)자와 심(心, 마음)자가 결합한 글자이다. 한자에서는 음(音)자는 소리가 울려 퍼지는 입술의 모양을 딴 글자인데, 음(音)자에 심(心)자가 결합하면 의(意)자가 되고, 이는 '마음의 소리'를 뜻한다. 예로부터 동양의학에서는 입술과 연결되어 열려있는 비장이 의(意)가 깃드는 장기라 표현하였다. 이는 단순히 한자의 뜻만을 말하는 것이 아니라 해부학적 구조와도 연결된다는 것을 알 수 있다.

오직 한마음을 가지고 나아간다는 뜻을 가진 전심치지(專心致之)라는 말이 있다. 무엇을 하려고 작정 할 때 우리는 마음을 먹었다라고 하는 것은 흔들리지 않겠다는 다짐과 같은 것이다. 인체에서는 췌장이 이러한 역할을 한다. 췌장은 연결된 장기들이 치우치거나 흔들리지 않도록 중심을 잡아준다. 췌장에서 잡아주지 못하면 간과 위장의 길항적 움직임이 한쪽으로 치우치게 된다. 이로 인해 눈떨림 현상이 발생한다. 간이 문제일 때는 왼쪽 눈이 떨리고, 위장이 문제일 때는 오른쪽 눈이 떨리는 증상이 생긴다.

그림64) 견갑대와 골반대

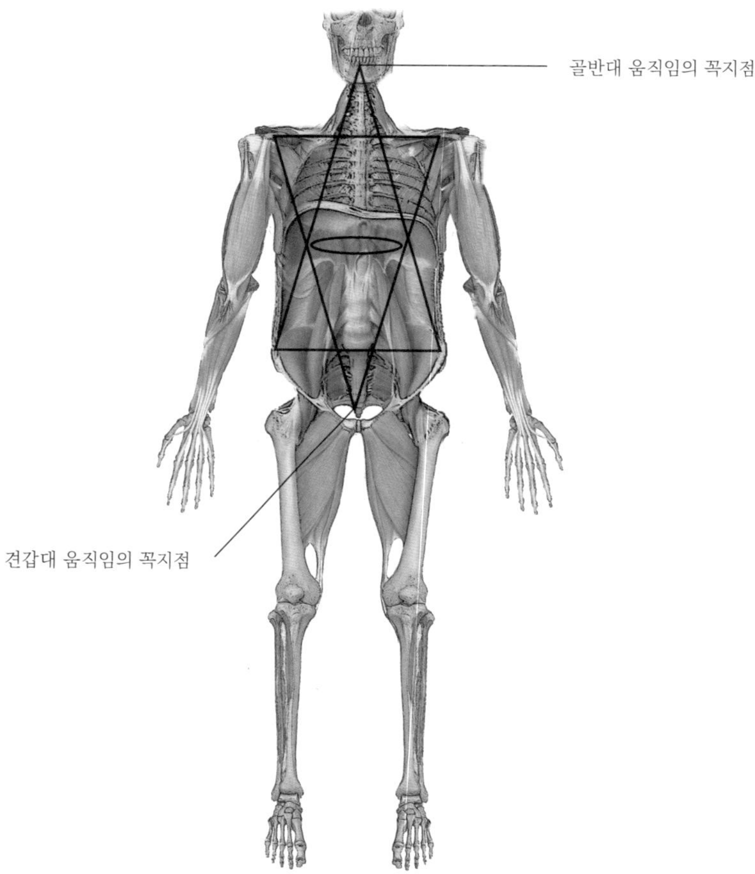

인간의 몸통은 견갑대와 골반대의 움직임이 보행이 가능한 자세를 만든다. 또한 좌, 우의 팔과 다리가 안정적으로 사용할 수 있도록 되어 있다. 척추는 고정축으로 작용하고, 견갑대와 골반대가 교차되는 곳은 유연성축으로 작용한다. 견갑대는 엉덩이에 있는 천장관절을 꼭지점으로 사용하고 골반대는 뒤통수뼈을 꼭지점으로 사용한다. 양쪽의 꼭지점을 연결하면 십이지장, 췌장, 지라가 가로 놓여 있다. 결국 눈떨림 증상은 몸통의 축이 틀어져 그 안에서 간과 위장의 길항적 움직임에 불균형이 발생했기 때문에 생긴 것이다. 이러한 불균형은 견갑대에 매달린 팔과 골반대에 매달린 다리에도 문제를 일으킨다. 동양의학에서는 비장의 병이 사지에 나타나는데 그 증상은 팔다리가 천근만근 무겁다고 표현한다. 이런 증상은 순환장애로 인하여 팔다리에 습이 쌓여 느껴지는 증상이다.

그림65) 복강구조

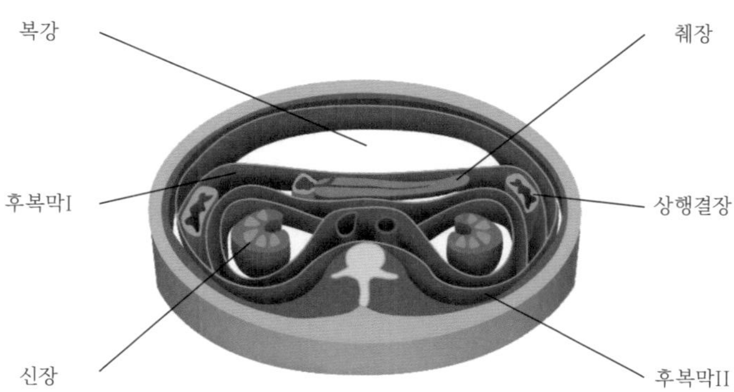

동양의학에서 말하는 비장을 이해하기 위하여 우리는 인체의 해부학적 구조를 살펴 볼 필요가 있다. 인체를 개복하면 복부의 장기는 세 개의 구역으로 복막장기, 후복막I장기, 후복막II장기로 구분된다. 복막장기는 위, 간, 횡행결장이고, 소장은 복막과 후복막의 두 개의 막이 감싸고 있는 장기이다. 후복막 I장기는 십이지장, 상행결장, 하행결장이고, 대장은 복막장기와 후복막I 장기로 나눠진다. 후복막II 장기는 신장 하나 뿐이다.

필자는 평소 장기들의 위치와 생김새가 주는 의미와 동양의학에서 말하는 각 장기들의 특성을 연구하고 있다. 각 장기들의 해부학적 위치가 주는 의미가 크게 작용하기 때문이다.

제 2의 뇌 소장

허리에 매달린 소장

소장은 영양분을 소화 흡수하는 장기이고, 소화기 중 길이가 가장 긴 장기이다. 개인 마다의 차이는 있지만 6-7m 이른다. 서양의학에서의 소장은 십이지장, 공장, 회장을 말한다. 동양의학에서는 십이지장은 비장에 속하기도 하고, 공장, 회장과 함께 소장으로 말하기도 한다. 동양의학에서 소장을 표현하기를 소장은 등뼈에 붙어 있고 배꼽에서 왼쪽으로 첩첩히 돌아 아래로 내려간다라고 표현 하였으며, 소장의 기운이 모이는 곳의 혈이 엉치뼈 첫 번째 있다고 하였다. 소장은 오른쪽 허리 근육인 장요근에만 매달려 있는 구조적 특징이 있다. 동양의학에서 등뼈에 붙어 있다고 표현한 것은 장요근에 매달려 있는 구조를 말한 것이다.

소장이 매달려 있는 장요근은 또 다른 이름으로는 '정신적 근육'이라고 불릴 정도로 머리에 많은 영향력을 미치는 근육이다. 장요근은 몸의 축을 세우는 근육으로, 장요근이 무너지면 몸의 자세가 틀어지기 쉽다. 소장은 뱃속의 공간을 많이 차지하고 있다. 오른쪽에 매달려 있는 소장을 들어내면 뱃속은 빈 공간될 정도로 구불구불한 소장으로 가득 차있다.

그림66) 소장

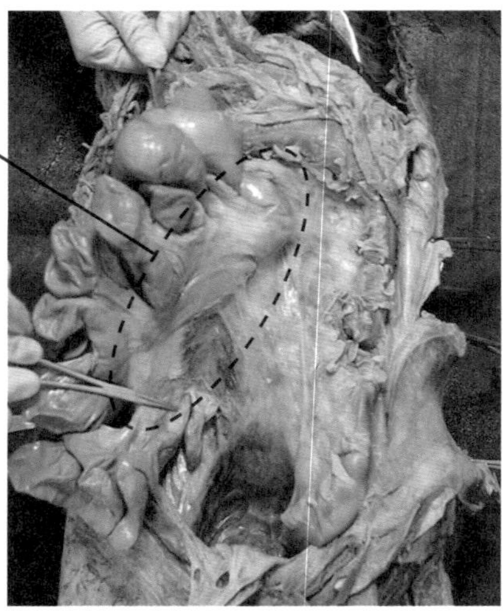

망진법에서 소장은 인중으로 판단한다. 인중은 인체가 최초 발생될 당시 좌, 우 위턱뼈가 서로 만나 형태를 형성한다. 태아 때 소장이 270° 회전한 후 복강으로 유입될 때 얼굴뿐 아니라 몸의 좌, 우에 있는 모든 구조물이 중앙에서 만나 형성되는 과정을 거친다.

양쪽 골반이 만나는 치골결합도 이 때 결합되고, 얼굴의 기형인 구순구개열도 이 시기쯤 생긴다. 구순구개열은 우리나라에서도 꽤 많이 나타나는 기형으로 임신 4-7주 사이에 얼굴이 형성되는 시기에 입천장의 위턱뼈가 붙지 않아 발생한다. 요즘에는 수술방법이 좋아져 어렵지 않게 수술로 개선할 수 있는데 구순구개열이 있는 사람이나 수술 한 사람들 중 유독 생식기 쪽에 심한 가려움증을 호소하는 사람들을 볼 수 있다. 이런 질환을 가진 사람의 경우 가려움증이 심할 때 소장과 치골결합을 이완시켜 주면 쉽게 해결되는 경우가 많다. 필자는 이런 질환과 증상이 인체의 발생과정과 관련이 있다고 판단한다.

인체의 오장육부는 대부분 생리적인 기능에 초점이 맞춰져 있지만 구조적 위치가 주는 효과도 고려해야 한다. 소장이 매달려 있는 오른쪽 장요근은 고관절과 허리기능과 관련있는 근육이다. 그리고 고관절의 불균형은 소장의 생리적 기능에 영향을 줄 수 있다.

그림67) 소장 장간막

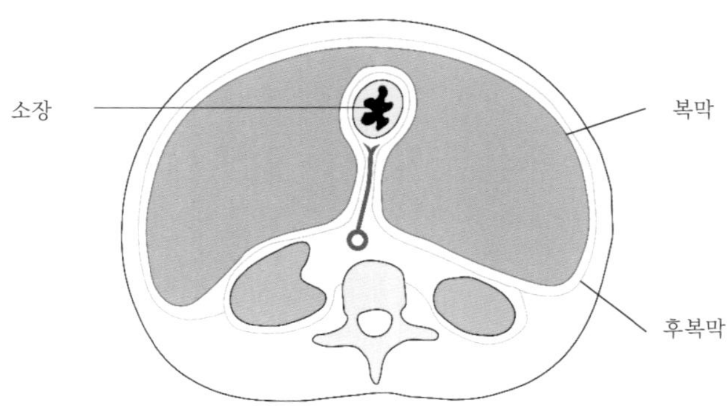

필자가 연구한 바에 따르면 장요근에 매달려 있는 소장은 성장기 어린아이들의 척추 측만증에도 영향을 준다. 소장을 덮고 있는 막인 신장막과 간의 막 중 신장막은 인체의 돋통 안쪽 전체를 지나가는 막이다. 이런 신장막은 한쪽에 매달려 있는 소장에 의해 틀어지기 쉽다. 습관적인 자세로 인하여 성장기 어린아이의 척추가 틀어지는 것이 아니라, 소장과 이를 감싸는 신장막이 최초 발생하는 태아시기에 측만증을 일으킬 수 있는 조건이 부합되는 것이다.

소화기 사용설명서

소화기는 텅빈 관에 끝과 끝이 입술과 항문으로 고정되어 있다. 외부의 음식물이 들어와 관을 통과하면서 좋은 것들은 흡수하고 찌꺼기만 버리는 통로의 형태를 가지고 있다.

소화기는 인체에서 발생될 당시 좋은 것은 흡수하고 찌꺼기만 버릴 수 있도록 설계되었다. 그러나 개인적인 욕심으로 인하여 나쁜 것들도 나쁜 것인 줄 모르고 흡수하고 나쁜 것들이 좋은 것들을 밀어내어 오히려 배설해 버리는 과정이 발생한다.

원래 우리가 삼킨 세균들은 인체를 공격하지 못하고 배설된다. 사실 소화기에는 인체에 쓸모없는 것들을 자율적으로 배설시킬 수 있는 분별의 능력이 있다. 그러나 현대인들은 배설해야 할 대변마저도 배에 쌓아두고 산다.

인체에 불필요한 배설물을 잘 내보내기 위해서는 씹어서 삼키는 동작부터 원활해야 한다. 입 안에 음식물이 들어오면 씹는 작용부터 소화작용은 시작된다. 탄수화물을 분해하기 위하여 오래 씹어서 삼키는 습관은 비만 예방에도 도움이 된다.

혀가 구강 뒤쪽으로 음식물을 밀어내면 무의식적으로 식도를 타고 내려가 위장으로 들어간다. 식도를 타고 음식물이 위장으로 내려가면 위액이 분비된다. 음식물에 의해 위장 안의 주름이 펴지면 산이 나오는데 위산은 음식물을 죽처럼 만들고 단백질을 소화되기 쉽게 만든다. 위에서 십이지장으로 내려오면 췌장에서 나오는 소화액과 쓸개즙이 나온다. 췌장에서 나오는 소화액은 탄수화물, 단백질, 지방 모두를 소화 시킬 수 있는 소화액이다. 담낭에서 분비되는 쓸개즙은 소화효소가 없고 산성을 띤 음식물을 알칼리성으로 바꿔주고 지방을 분해하는 소화효소가 잘 분해되도록 돕는 역할을 한다. 산성인 음식물이 장을 지나면 장벽들이 손상되기 쉽기 때문에 쓸개즙의 역할이 중요하다. 십이지장을 거쳐 소장까지 내려오면 아직 분해되지 않은 음식들을 잘게 부수고 분해한다. 소장에서는 분해된 음식물의 영양분을 흡수한다.

음식물이 들어오면 소장의 장 점막을 자극하고, 이 때 장액이 분비된다. 장액은 황색으로 투명하며, 알칼리성이다. 장액은 장의 연동운동에 윤활유로써 분비되는 것이며 소화효소가 전혀 포함되어 있지 않다. 소화효소는 소장 안쪽 벽의 상피세포에서 분비된다. 소장의 연동운동으로 인해 음식물은 대장으로 넘어간다. 이 때 뱃속에서는 열이 발생한다. 대장으로 넘어가면 소화효소가 없다. 따라서 대장에서는 영양분이 아니라 수분과 비타민을 체내로 흡수한다.

그림68) 소화과정시간

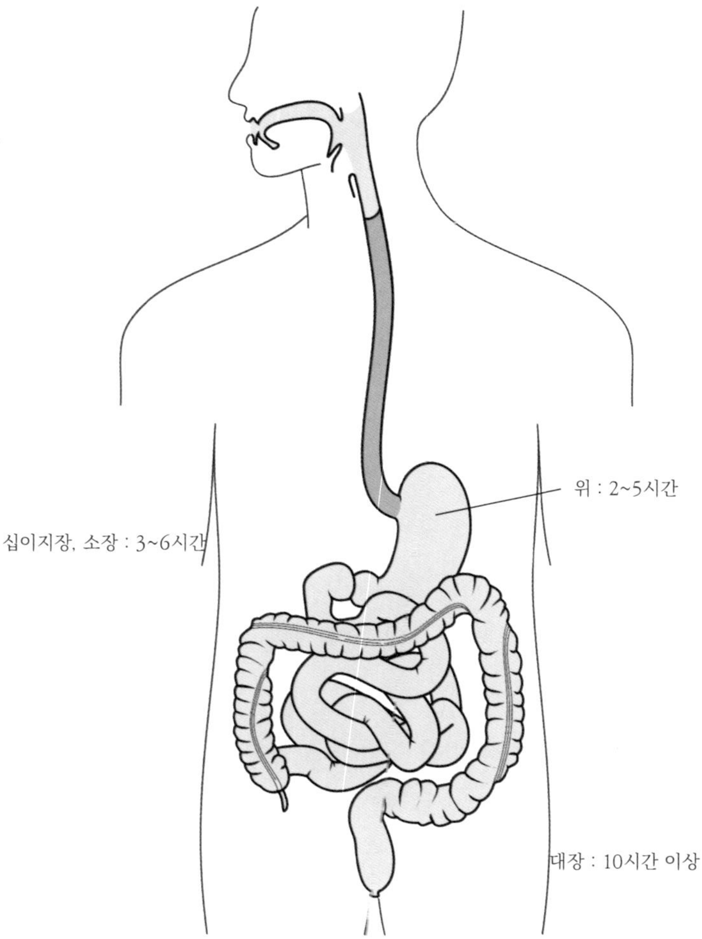

동양의학에서는 소화기가 전신의 기를 조절한다고 한다. 구강, 인후, 식도가 상초의 기로 활동하고, 위장은 중초의 기, 대장과 신장, 방광은 하초의 기로 활동한다고 말한다. 상, 중 ,하초에 소화기가 모두 통과하여 내려가는 것은 동양의학적 관점에서도 해부학적인 의의가 있다.

동양의학에서는 음식물이 위장으로 옮겨지면 그 액이 다섯 가지로 갈라진다라고 설명한다. 날씨가 차가우면 오줌과 기가 되고, 날씨가 더우면 땀이 되고, 슬퍼하면 눈물이 되고, 열을 받아 위가 늘어지면 침이 되고, 사기가 침범하여 기가 잘 돌지 못하면 수종이 생긴다고 하였다. 동양의학은 내부적인 감정과 외부의 환경에 따라서 음식물의 소화흡수과정에 장애가 올 수 있다고 판단한 것이다.

제 2의 뇌 융모

앞서 말했듯 제 2의 뇌라는 이름을 가지고 있는 장기이다. 몸에 해로운지, 이로운지, 알레르기를 일으키는 음식인지 자율적으로 분별하여 흡수를 하거나 몸 밖으로 배설한다. 우리가 섭취한 음식은 입에서부터 으깨고 쪼개서 소화되는데 소장에서 최종적으로 잘게 부순다. 입의 침샘처럼 소장에도 소화샘이 있다. 소장에는 단백질, 지방, 탄수화물이 분해되어 소장벽에 흡수되어 혈액으로 흡수된다.

소장의 장벽은 길이가 1mm 손가락 모양의 돌기들이 형성 되어 있는데 융모라 한다. 융모 속에는 중심부에 암죽관이라 부르는 모세림프관이 있고 그 주변에는 모세혈관망이 있다. 당질이나 아미노산 등은 모세혈관으로 흡수되고, 지질은 암죽관으로 흡수되어 림프관으로 흐른다.

그림69) 융모 구조

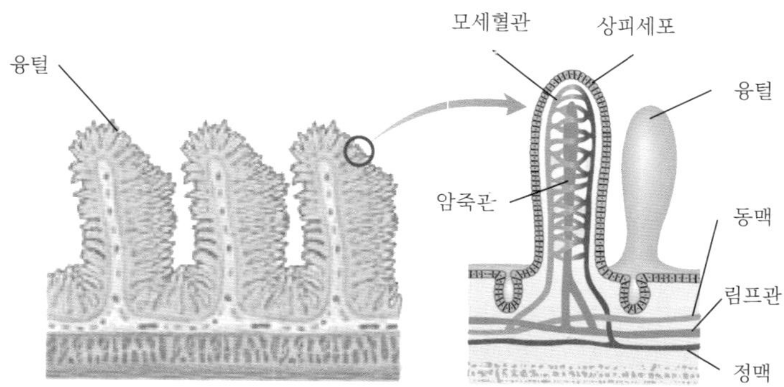

소장 벽의 융모 하나에는 수십개의 미세융모가 나 있어 영양분을 흡수할 수 있는 표면적을 최대로 넓힌 구조를 가지고 있다. 소장 흡수세포의 융모막의 표면을 뒤덮고 있는 글리코칼릭스는 소장의 융모세포를 코팅해준다. 글리코칼릭스는 모세혈관 내 배달 지킴이라 할 수 있는 혈관내피세포이다. 혈관 건강을 지키려면 글리코칼릭스가 건강해야 한다. 글리코칼릭스가 손상되거나 얇아지면 혈관내피세포의 결합이 취약해지기 때문에 염증성 질환이 발생할 수 있다.

특히 소장은 음식물로부터 독소와 세균이 함께 들어오기 때문에 코팅이 벗겨진 융모세포는 독소를 걸러내지 못하여 여러가지 혈관질환을 일으킨다.

소장 융모에 흡수 된 분자들은 혈관을 통해 간으로 간다. 소장의 직경은 3-5cm정도지만 음식물과 함께 들어온 세균들과 독소들의 침입을 완벽하게 방어하기 위해서 인체의 면역세포 중 70%가량이 분포되어 있다. 따라서 소화흡수 이 외에도 유해물질이나 독소 등을 차단하고 방어벽을 구축하며, 면역기능을 담당하는 것이 소장의 주요 역할이 된다. 여기에는 소장벽의 치밀한 결합이 중요한 역할을 하며 장벽에 손상이 생기거나 점막세포 사이의 결합이 약해져 있으면 세포사이로 유해한 성분이 유입되어 질환을 유발할 수 있다.

소장의 정상적인 융모세포는 영양성분만 흡수하고, 세균이나 입자가 큰 성분들은 흡수되지 않고 배설 시킨다. 그러나 융모세포가 손상되면 손상된 조직 사이로 유해한 물질들이 흡수되어 간으로 보내지고, 이로 인해 독성이 혈관을 타고 전신을 돌아다니게 된다.

소장의 면역체계 이상으로 생기는 가장 대표적인 질환은 장누수증후군이다. 장누수증후군은 장의 방어벽이 무너진 것으로 독소나 세균이 배설되지 않고 중간에 새는 것이다.

독소나 세균은 혈관을 타고 간으로 가서 독성이 쌓이며 이러한 증상으로는 두드러기, 간기능 장애, 만성피로, 여드름, 건선, 류마티스관절염등 많은 질환을 일으키는 주범으로 꼽히고 있다. 장누수증후군이 생기면 가장 먼저 알러지반응이 일어난다.

소장의 점막층에 존재하는 집합림프소절은 파이에르판이라 하는데 공장의 점막층에서 점막하층으로 뻗어있으며 많은 림프 소절이 모여있다. 파이에르판은 창자 전체에는 30~40개가 있으며, 공장에서 회장까지 분포하지만, 공장에서 더 많고 상당히 큰 림프 소절을 형성한다. 파이에르판은 200~400개의 림프 소절로 이루어져 있는 림프절이다. 면역체계의 중요한 역할을 하는 파이에르판은 소장에 침입하는 병원성 미생물이나 장내세균 등을 감시한다. 파이에르판이 비대해지면 장중첩증이 발생하는데, 이는 장의 한 부분이 장의 안쪽(내강)으로 말려 들어간 것을 말한다. 소장 말단과 맹장 사이에서 일어나는 장 중첩이 가장 흔하며, 소장-소장 때로는 대장-대장끼리 일어나기도 한다.

그림70) 장누수증후군

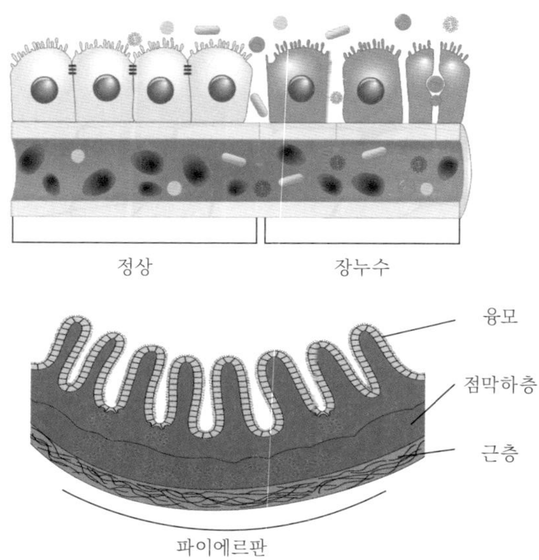

소장의 미생물들

소장의 미생물은 대장에 비해서 월등히 수가 적다. 그리고, 대장에는 좋은 균들이 많이 살아야 음식물찌꺼기를 분해하는데 도움이 되지만 소장은 오히려 미생물이 너무 과다하면 SIBO(small intestine bacterial overgrowth)가 생긴다.

소장의 세균이 증식하면 여러가지 몸의 불편함을 만들어 스트레스를 야기한다. 스트레스에 노출되면 인체는 부신피질 자극호르몬에 의해 코티졸이 분비된다. 이로 인해 소장의 연동운동이 저하되고, 연동운동이 느려진 소장은 세균이 증식하기 좋은 장내환경이 만들어진다. 특히 소장은 얇고 긴 형태를 가지고 있기 때문에 연동운동이 빠르게 진행 되지 않으면, 세균이 증식되기 쉬운 환경이 된다.

SIBO가 발생하면 비정성적으로 증식한 세균이 독소의 한종류인 지질다당류를 내뿜게 된다. 소장에 장누수가 있거나, 과민성장증후군을 가진 사람들은 이러한 독소가 혈관을 타고 전신을 돌아다니게 된다. 정상인의 소장 내 미생물은 1만개 정도지만, SIBO환자의 경우 10만개 이상의 세균이 증식해 있다고 한다.

소장에 서식하는 세균들은 하루에도 몇 ℓ씩 가스를 생산한다. 장내에서 발생하는 가스는 메탄가스, 수소가스, 이산화탄소, 황하수소 등 이다. 그러나 원래 소장은 가스보다는 수분이 많아야 하는 장기이다. 가스가 차면 소장이 연동운동을 하지 않아 복부팽만이 발생한다. '장내세균의 역습'의 저자 에다 아카시는 이 가스들은 방귀로만 빠지는 것이 아니고, 폐로 흡수되어 숨을 내보낼 때 섞여 빠져 나가기도 한다고 설명하고 있다. 그리고, 수소가스가 많은 사람은 설사가 발생하기 쉽고, 심부전이 오기 쉬우며, 메탄가스가 많은 사람은 변비가 오기 쉽고, 대사증후군을 앓기 쉽다고 하였다. 즉, SIBO의 원인은 연동운동의 저하와 장내세균의 불균형이 원인이라는 것이다.

그림71) 소장 내 세균

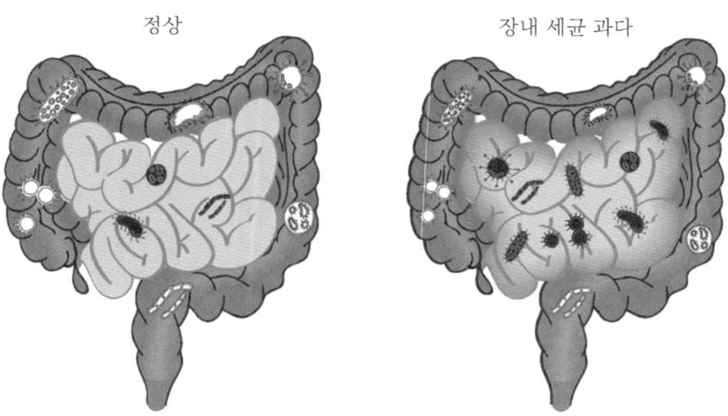

필자는 앞서 모든 구조적 문제가 생리적 변화를 야기한다는 것을 강조하였다. 따라서 특수한 해부학적 구조를 가진 소장이라는 장기도 구조적 관점으로 살펴볼 필요가 있다. 예를 들면 소장은 인간의 보행 시 중심을 잡아주는 장요근에 매달려 있기 때문에 오른쪽 고관절의 문제는 소장의 연동운동 저하로 이어지고, 이에 따라 세균 증식이 과다해진다.

인체에는 수많은 장내세균이 있다.

박테로이데테스(Bacteroidetes)는 날씬균이라고 불리며, 지방 분해 효소를 활성화하여 체내 지방을 연소하고, 혈당을 낮추고, 독성물질을 제거한다.

퍼미큐테스(Firmicutes)는 비만균이라는 별명을 가졌고, 지방의 대사와 흡수를 높인다. 인체 내 당분 발효를 촉진하고 지방을 과잉생산하여 비만을 유발하는 세균으로, 식욕 억제 호르몬인 렙틴 활성화에 악영향을 주기도 한다.

프로바이오틱스 문에 포함된 락토바실러스 유산균은 구강이나 여성의 질 내부와 소장에 서식하는 균이다. 당류를 발효해 에너지를 얻으며, 면역력과 항균물질 형성, 유해균 생성 억제 등의 효능이 있다. 대표적으로 김치, 요거트, 치즈 등 발효식품에서 흔히 접한다. 보통 프로바이오틱스가 장기능 개선에 대한 만능 치료제로 알고 있다. 그러나 과민성장증후군 환자 중 SIBO환자가 많다. 이들은 소장의 연동운동이 좋지 않아 프로바이오틱스를 복용하면 오히려 소장 내세균이 증가하여 장의 트러블을 더욱 부채질 하게된다.

프로테오박테리아 문에 포함된 유산균에는 대표적으로 대장균, 비브리오, 헬리코박터가 여기에 속한다. 이들은 SIBO질환으로인해 증가하는 균이다.

방선균 문에서는 대표적으로 비피더스균이 있다. 비피더스균은 모유의 90%를 차지하고, 대장에 서식하며 대장균의 유해균을 배출시키고 장의 환경을 개선하여 배변활동이 원활하도록 돕는다.

그림72) 사람 몸에 사는 미생물

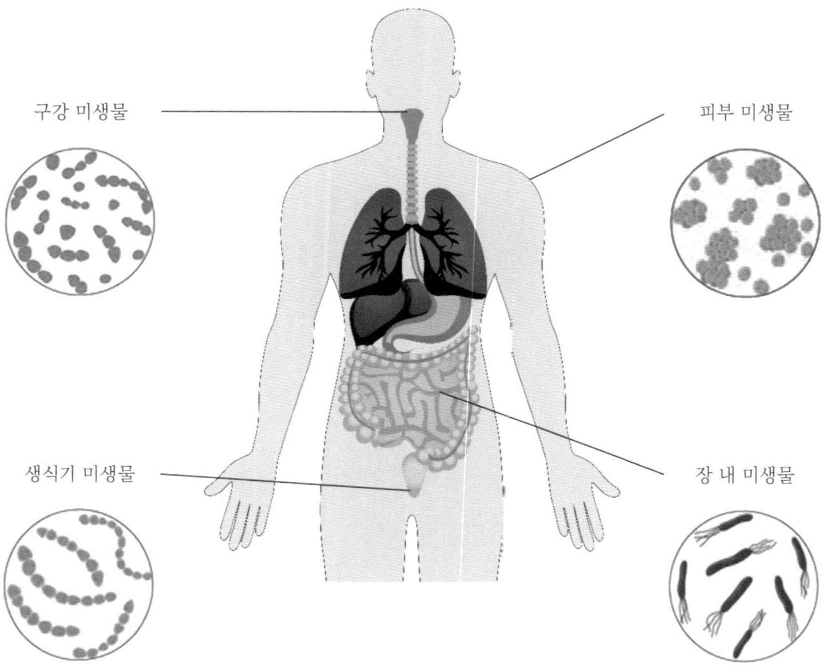

소화기호르몬 세로토닌

우리가 행복해지기 위해서 필요한 것은 무엇일까? 돈, 직업, 취미, 음식 등 다양한 요소들이 우리의 행복을 만들고 있는 것처럼 보이지만 앞서 말한 모든 행복을 위한 요소들은 결국 인간이 체내에서 행복호르몬을 분비할 수 있게 만드는 수단이 된다. 인간은 기분이 좋을 때 도파민, 세로토닌, 옥시토닌, 엔돌핀이 분비된다. 이 중 우리는 세로토닌을 행복호르몬 이라 부른다.

행복호르몬이라 불리는 세로토닌(serotonin)은 혈관(serum)과 톤(tone)의 합성어로, 혈관수축작용을 하는 생체화학물질이다. 세로토닌은 대부분 위장의 장크롬친화성 세포에서 생산된다. 뇌에 존재하는 세로토닌의 양은 5% 미만이고, 혈소판에 미량 존재하는 것을 제외하면 95%의 세로토닌이 위장관에 분포한다. 위장관 세로토닌의 90%는 소장 근위 부위(십이지장) 장크롬친화세포(EC cell : Enterochromaffin cell)에 존재하고, 10%는 내장신경에 분포한다. 장크롬친화세포에서 합성되는 세로토닌은 분비성 과립의 형태로 저장되어 있다. 세로토닌은 뇌혈관 장벽(brain bloood barrier)을 통과하지 못하므로, 중추신경계의 세로토닌은 신경세포에서 합성한다. 뇌혈관장벽은 뇌척수액과 혈액이 자유롭게 통과하지 못하도록 차단하는 장벽으로, 높은 선택적 투과성을 가지고 있고 병원체와 혈액 내 위험물질들로부터 뇌를 격리한다.

세로토닌은 도파민과 노르아드레날린의 사이에서 두 물질이 균형을 잡을 수 있도록 한다. 인간의 감정은 신경 전달 물질에 의해서 형성되는데, 주로 도파민, 노르아드레날린, 서로토닌이 작용한다.

긍정적인 마음을 가지는데 도움되는 물질은 쾌락호르몬이라고 불리는 도파민이고, 부정적 마음이나 스트레스에 작용하는 물질은 노르아드레날린이다. 세로토닌은 두 물질 사이에서 심리 기능이 적절히 기능하도록 통제한다.

멜라토닌은 뇌의 송과체에서 분비하는 호르몬으로, 편안한 수면을 도와주고, 활성산소를 제거하는 항산화 역할을 하는 호르몬이다. 호흡 시 산소의 독성을 제거한다. 멜라토닌 분비가 차단되어 활성산소가 증가하면 암에 걸릴 확률이 높아진다. 특히 암 중에서도 에스트로겐이 우세해져 유방암이 발병할 확률이 높아진다.

아침 기상 시 밝은 빛이 들어오면 세로토닌은 활성화되고, 멜라토닌은 줄어든다. 저녁이 되어 어둠이 오면 멜라토닌은 분비되고, 세로토닌은 줄어든다.

동양의학에서는 우주의 법칙을 음와 양으로 표현한다. 음양이란 서로 의존하면서 대립하는 것으로 서로 완전히 다른 힘이지만 서로 팽팽하게 유지해 주기도 한다. 인간이 살아가는 하루의 24시간 중 오전 1시부터 오후 1시까지는 양방향 순확을 하고, 오후 1시부터 오전 1시 까지는 음방향 순환을 한다. 인간의 생체시계는 이러한 음양의 조화가 만들어낸 것이다.

그림73) 순환방향구조

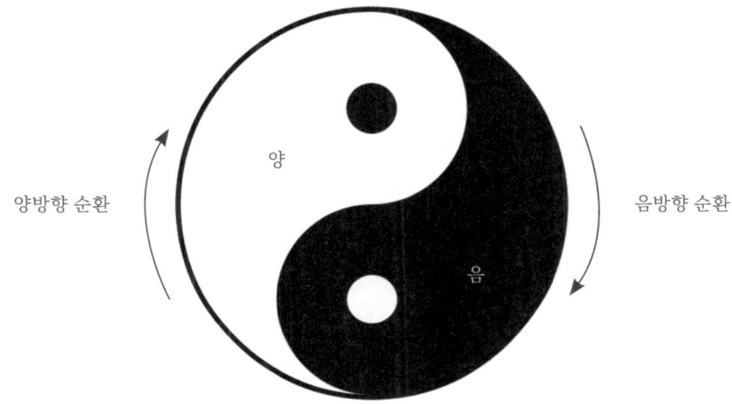

우리는 외국을 나가면 '시차적응'을 해야 한다. 시차적응이라는 것은 결국 우리 몸의 멜라토닌과 세로토닌의 분비가 원활하게 이어질 수 있도록 해당지역에 내 몸의 생체시계를 맞추는 일이다. 생체시계는 계절에 영향도 받고, 매일 다른 햇빛의 양에 따라서도 영향을 받으며 밤낮의 길이가 다른 절기에도 영향을 받는다. 그러나 현대인은 자연의 빛이 아닌 불빛에 의해 생체리듬에 교란을 겪고 있다. 자연의 빛인 태양리듬에 맞춰 살아야 할 인간의 생체리듬이 하루종일 인공적인 불빛에 노출되어 있다보니 인간의 생체리듬에 맞춰 생산되거나 작용하는 호르몬들의 불균형이 생겨 정신적 문제가 많아 지는 것이다.

인간의 체온은 기온이 가장 많이 올라가는 낮에 올라가다가 저녁 무렵에 최고로 오르고, 밤에 떨어지기 시작하여 새벽에는 가장 낮게 떨어진다. 체온은 내장의 온도를 가리키는 것으로, 직장의 온도를 표준체온으로 하지만 최근에는 대부분 귓속에 프로브를 넣어 고막에 흐르는 혈류의 온도를 측정한다. 체온은 에너지를 만드는 과정에서 열이 발생하는 것이다. 하지만 구조적으로 제한이 있는 곳은 모세혈관의 순환이 원활하지 않아 부분적으로 체온이 떨어진다. 특히 소화기는 특수한 해부학 구조를 가지고 있기 때문에 모세혈관의 순환장애가 빈번하게 일어날 수 있다. 체온이 떨어졌을 때 암세포에 대한 저항이 떨어지고, 세로토닌의 분비도 감소한다. 인간은 환경과 관계없이 일정한 체온을 유지하는 동물이지만 인공 빛의 과다한 노출은 멜라토닌과 세로토닌의 교란이 올 수 있다. 대표적인 호르몬의 교란 증상으로는 현대인에게 흔한 질병인 불면증이 있다. 이는 멜라토닌과 세로토닌의 자리바꿈으로 인해 유발하는 질병이다. 세로토닌은 지나친 흥분이나 지나친 감성을 통제하는 호르몬으로 REM수면동안 거의 제로에 가깝다. 하지만 호르몬 교란으로인해 멜라토닌과 자리를 바꾸게 되면 세로토닌 이상분비현상으로 인해 불면증이 오는 것이다.

세로토닌이 부족하면 두드러지게 나타나는 것이 우울증이다. 여성들이 우울장애를 더 많은 것은 스트레스와 관련이 깊다. 스트레스를 많이 받냐 받지않냐의 차이가 아니라 스트레스 상황에서 빠르게 회복하느냐 안하느냐의 차이다. 남성과 여성의 세로토닌 수치는 크게 다르지 않지만, 여성보다 남성이 1.52배 가량 많이 합성되다보니 스트레스 상황에서 회복이 훨씬 빠르게 회복되어 우울증이 여성에 비해 적게 나타난다.

정신적 스트레스를 받고 사는 사람은 아침 기상 시 왠지 기분이 저하되는 것을 겪는다. 이것은 몸에서 세로토닌 호르몬이 부족하다는 것이다. 낮의 활동과 관계되는 세로토닌은 활동적인 삶을 살아가게 만드는 호르몬이다. 즉, 아침부터 낮동안 기분이 저하되어 있다는 것은 세로토닌이 분비되지 않아 몸이 일할 의욕을 가지지 못하는 것으로, 활동해야 할 낮에 몸과 마음이 잠자고 있는 것이다. 특히, 많은 현대인들은 낮에는 자고, 밤에는 활동하는 사람들이 많은데 이 중 많은 사람들이 우울증을 느끼는 이유도 세로토닌 때문이다. 낮에 햇빛을 쬐어야 세로토닌의 분비가 적정량에 도달하므로 햇빛을 너무 오랫동안 쬐지 않으면 여러 매체에서 신경병증, 정신질환이 이 올 수 있다고 경고 하고 있다. 또한 적당한 일조량은 체온을 올리는데 도움을 주기 때문에 체온이 낮아질수록 세로토닌 분비를 유지하기 위해 지방과 탄수화물을 찾게 되어 비만을 부른다.

충동억제장애를 가진 사람은 의지박약이나 나약함에서 오는 것이 아니라 세로토닌의 결핍에서 온다고 한다. 세로토닌이 부족한 것은 식습관과 감정훈련과 연관된다. 장의 연동운동을 순조롭게 만들어 음식물이 잘 운반되도록 만드는 세로토닌이 현대인의 습관적인 폭식으로 인해 이상 현상이 발생하게 된다.

세로토닌을 분비하거나 수용하는 신경세포들은 두뇌 전체 부위와 척수를 따라 넓게 퍼져 있는데, 현대인의 의자에 앉아만 있는 생활에도 영향을 받는다. 연구 결과 운동과 반복적인 신체 움직임은 세로토닌을 생성한다고 한다.

세로토닌의 비밀을 쓴 캐롤하트는 세로토닌은 모든 신경물질의 지휘자라고 표현하였다. 세로토닌은 신경세포들이 서로 반응하며 상호접촉 할 수 있도록 조정해주는 역할을 하기 때문이다.

세로토닌의 원료는 트립토판으로 불리는 아미노산이다. 트립토판은 고단백질을 말하며, 달걀, 고기, 생선 등에 들어있다. 우리가 고단백 음식을 섭취하면, 소화될 때 트립토판이 함유된 아미노산이 혈액을 따라 신체의 기관으로 이동하면서 단백질을 합성하고, 세로토닌을 만드는데 사용한다,

인간은 신경전달물질이 없으면 아무것도 할 수 없다. 그리고 세로토닌은 신경전달물질을 조정하고 통제한다. 신경전달물질은 신경섬유 말단의 소포체라는 곳에 저장되고, 정보가 들어오면 방출하여 정보를 전달하게 된다. 신경전달물질이라고 하는 열쇠가 수용체라고 하는 열쇠구멍에 맞게 결합함으로써 문이 열려 정보가 전달될 수 있는 것이다. 인간은 고도의 정신기능, 감정, 운동 및 감각기능을 위하여 많은 신경전달물질이 필요하다.

기분이나 체온조절, 수면에 영향을 주는 세로토닌은 탄수화물 갈구증을 유발하기도 한다. 탄수화물 갈구증과 폭식은 세로토닌의 저하 때문이다. 탄수화물 위주의 식단은 두뇌의 트립토판 공급활동을 증가하게 됨으로써 더 많은 세로토닌을 분비한다. 대부분의 충

동적 행동들 즉, 폭식이나 쇼핑중독이나 도박중독 등의 행동들은 세로토닌 수치가 낮을 때 일어난다. 반대로 세로토닌의 수치가 높은 사람은 식욕을 거의 느끼지 못한다. 그것은 세로토닌은 식사 후 포만감을 주기 때문이다.

연구에 의하면 모체의 세로토닌 수치가 태아에게 영향을 미친다고 하였다. 모체의 혈액에서 공급되는 세로토닌이 태아성장의 중요한 조정자이며, 태아의 두뇌 발달에 중요한 인자라고 말하고 있다.

세로토닌과 연관된 질병 중 파킨슨병도 있다. 파킨슨은 신경전달물질의 부조화로 인하여 도파민을 생성하는 신경세포가 손상된 것이다. 도파민과 노르아드레날린 사이에서 흥분 또는 불안한 감정을 조절하여 평온함을 유지하는 역할을 하는 세로토닌이 제 역할을 못한 탓이다. 알츠하이머와 마찬가지로 파킨슨도 증세가 심각해지기 전에는 대부분 병을 눈치채지 못한다.

특히, 파킨슨환자들의 장의 활동저하와 장내세균과의 연관성은 많은 논문으로 확인 되고 있다. 세로토닌이 장의 분비액과 장의 연동운동을 조절하는 역할을 하기 때문에 소화작용과 배설작용에 매우 중요한 역할을 한다. 장내벽의 압력이 증가하면 세로토닌의 분비가 촉진된다. 세로토닌을 분비하는 장크롬성친화세포의 수용체는 감각수용체이다. 장표면에 물리적자극을 가했을 때도 세로토닌이 분비 될 수 있을 수 있다. 예로부터 전해져 내려오는 민간요법 중 할머니들이 아픈 손자의 배를 쓰다듬어 주는 것은 세로토닌 분비를 통해 장의 활동에 안정감을 주는 행위인 것이다.

장 내벽이 얼마나 온전하게 유지 되는가에 따라 뇌도 건강해진다. 장의 내벽이 화학적 물질들에 의해서도 손상된다는 연구는 많지만 장의 움직임을 만드는 골반구조 환경에 대해서는 거의 전무하다. 하루종일 앉아서 생활하는 현대인은 골반의 혹사가 심하다. 횡격막이 움직일 때 내려오면서 내장기들을 마사지 해줄 때 골반은 내장기들은 받쳐주는 기능을 한다. 장의 기능을 건강하게 만들기 위해서는 골반의 환경부터 개선해야 한다.

버려야 뇌가 산다

여섯 개의 대장

대장은 사람마다 개별적으로 약간의 차이가 있으나 대략 1.5m의 길이를 가지고 있다. 전체 장 길이의 1/5 정도이고, 소장이 끝나는 지점부터 항문까지를 대장이라고 한다. 소화기계의 마지막 부분인 대장은 맹장과, 결장, 직장으로 구분된다. 결장은 다시 상행결장, 횡행결장, 하행결장, S장결장의 4개로로 구분된다.

상행결장은 15-20cm, 횡행결장은 30-60cm, 하행결장은 25-30cm이며, 맹장은 상행결장 아래에 있고, S장결장은 하행결장과 직장 사이에 있다. 결장은 각각의 기능에 따라 구조와 길이가 차이가 있고, 결장의 부착 부위는 해부학적 구조를 이해하는데 중요한 역할을 한다.

상행결장 아래의 맹장은 충수가 있고, 대장의 첫 부분으로써, 회맹판보다 약간 아래쪽에 매달린 창자 부위이다. 회맹판은 대장으로 들어온 음식물 찌꺼기가 소장으로 역류하지 못하게 한다. 길이는 5~6cm 이며, 충수라는 작은 돌기가 있다. 층수의 벽에는 림프조직이 많이 존재하고 있어 감염에 대항하는 역할을 한다.

그림74) 맹장

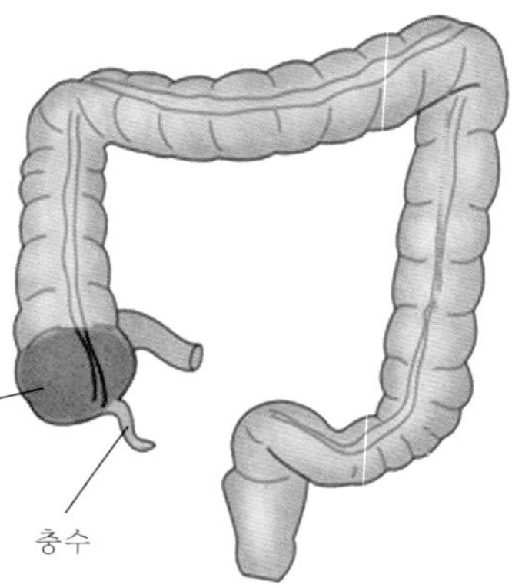

연구결과에 따르면, 맹장 안의 충수는 박테리아 저장고 역할을 한다. 맹장 안에 있는 미생물들이 빠르게 증식하여 대장을 원상복구시키지만, 맹장이 없는 경우에는 살아남은 박테리아들이 증식하기까지 많은 시간을 소비하게 된다. 대장은 특성상 대장균 이외의 많은 종류의 박테리아들이 존재할 수 밖에 없다. 대장의 환경이 좋지 않을 경우, 유익한 박테리아류가 설사와 함께 배설된다. 유익한 균들이 대장 내에서 살지 못하면 비타민을 합성할 수 없으며, 장의 환경은 악순환을 반복하게 된다.

미국과 스웨덴 연구진은 양국의 의료기록을 검토한 결과, 청년기에 맹장을 떼어낸 사람의 경우 파킨슨병에 걸릴 위험이 19% 낮다고 발표하였다. 또한, 스웨덴 농촌 농민들의 경우 맹장을 절제한 사람이 파킨슨병에 걸릴 위험은 무려 25%나 낮은 것으로 분석되었다. 미국 밴앨던연구소(VAI) 조교수 비비안 라브리는 파킨슨병에 걸린 사람 중, 맹장 절제 수술을 받은 경우, 파킨슨병 증세가 발현된 시점이 늦춰진 사실을 밝혔다. 이 결과로 연구팀은 맹장이 면역 반응과 연관 있는 것은 물론, 파킨슨병과 연계된 중요 단백질 보관 장소이면서 동시에 내장 박테리아의 보관 창고 역할을 하고 있다고 말했다. 동양의학에서는 오른쪽 골반 쪽이 문제가 있으면 머리쪽 질환이 오기 쉽다고 보는데, 이는 해부학적으로 맹장이 오른쪽 골반에 인대로 고정되어 있기 때문에 비비안 라브리가 연구한 맹장절제에 대한 결과와 유사점이 있다.

그림75) 맹장인대

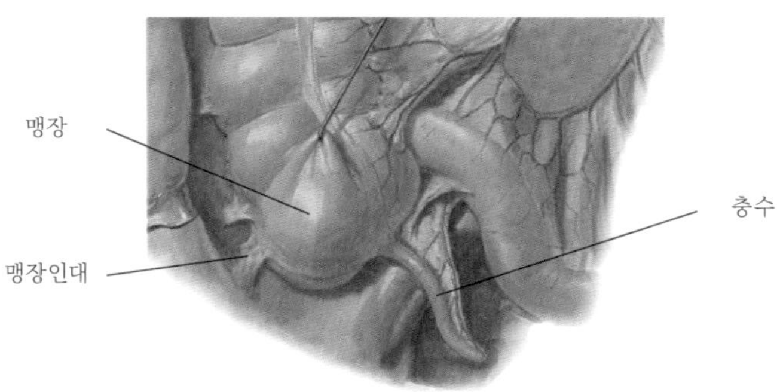

또한, 동양의학에서는 복부는 배꼽을 중심으로 복부근육이 여덟 방향으로 움직이는데, 이러한 복부의 움직임에 제한이 오면 오장육

부의 방향성이 영향을 받고 그로 인해 질병이 올 수 있다고 한다. 필자는 복부근육 운동성이 파킨슨과 깊은 관련이 있다고 생각한다. 필자가 주목한 것은 임상적으로 파킨슨환자들이 병을 앓기 전 소화장애에 시달린다는 것이다.

다른 연구자들도 장벽 신경에 알파시누클레인이 늘어나는 만성 세균성장염 환자의 경우, 알파시누클레인이 뇌로 이동해 파킨슨병을 유발한다고 보는 시각을 가지고 있다. 비비안 라브리도 알파시누클레인이 맹장에서 빠져나와 뇌로 간다면 파킨슨병을 일으킬 수도 있을 것으로 생각한다고 말했다.

상행결장과 횡행결장이 이어지는 만곡부는 해부학적인 위치의 중요성이 크다. 상행결장과 하행결장의 만곡부는 횡행결장의 움직임을 원활하게 하기 위하여 복벽에 단단히 고정되어 있다.

횡행결장은 상행결장에서 하행결장으로 이어지는 중간 부위를 말하며 배를 가로지르고 아래로 쳐진 아치형을 그리고 있다. 대장 중에서 가장 길고 많이 움직일 수 있는 부분으로 호흡 시 횡격막이 아래로 내려갈 때 횡행결장은 위로 당겨진다. 횡행결장은 소화작용이 없는 대장의 한 부위이다. 하지만 횡행결장의 구조가 소화작용에 직접적으로 관여한다. 횡행결장의 아치는 위장의 아래부분에 내장기인대로 연결되어 있고, 췌장관에도 횡행결장의 아치와 내장기인대로 연결되어 있기 때문이다. 또한, 소화기계에 미치는 영향 뿐만 아니라, 결장 만곡부 뒷쪽으로 신장이 부착되어 신장의 오르고 내리는 운동에도 영향을 미친다.

그림76) 췌장과 횡행결장

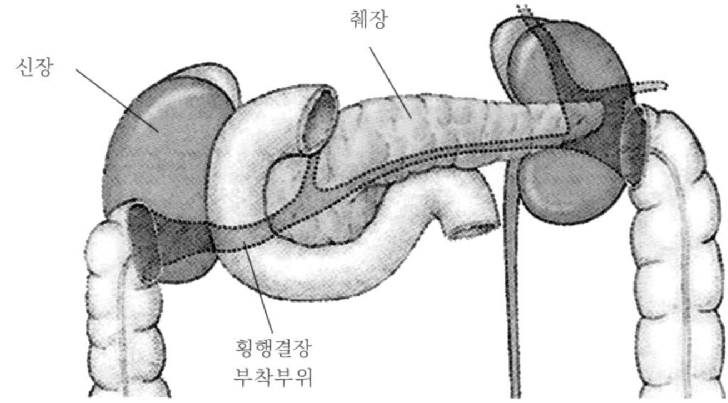

동양의학에서는 비장과 신장이 교제를 하여야 수액과 곡물이 나눠 질수 있다고 하고, 만약 비장과 신장의 교제가 이루어지지 않으면 밥을 먹자마자 대변을 보는 상황이 벌어진다고 하였다. 여기서 교제한다는 말은 중간 장기인 췌장의 뒤에는 신장, 앞에는 횡행결장이 부착되어 서로 오르내리는 동작을 동양의학에서는 교제한다고 한 것으로 해석된다.

하행결장은 좌측으로 내려가는데, 내장기인대로 강하게 복벽에 고정되어 있다. 같은 결장이지만 상행결장이 하행결장보다 직경이 더 넓다. 또한 하행결장은 간 위의 관상인대로 연결되어 간의 움직임에 따라 영향을 받는다. 이는 하행결장은 대변의 고형분이 나오는 곳이므로 간의 운동성 제한은 변비를 유발한다는 것을 말한다.

변비는 장내 연동운동이 부족하여 생기는 것이지만 여성호르몬인 프로게스테론이 작용이 높아지면 자궁으로 가는 혈액량이 늘어나고 장으로 가는 혈액량이 감소하여 발생하기도 한다. 스트레스를 받으면 인체는 부신에서 코티졸이라는 스트레스 호르몬을 분비한다. 코티졸이 무한정 분비되는 것이 아니기에, 스트레스가 지나치면 인체는 몸을 보호하기 위하여 프로게스테론의 생산을 중단시키는 시스템을 작동한다. 프로게스테론이 중단되면 에스트로겐 우세현상이 나타나고, 이로 인하여 여성암이 발생할 수 있다. 대표적으로 유방암의 90%은 에스트로겐에 의해 발병한다고 한다.

에스트로겐은 간에서 대사되어 변으로 배출되기 때문에 변비가 있으면 에스트로겐의 재흡수가 일어나고, 에스트로겐의 과다로 이어진다. 에스트로겐 우세현상은 여러가지 여성 질환을 발생 시키는데 특히 가슴의 유관상피세포의 증식이 과다시켜서 유방암을 일으킬 수 있는 것이다. 임상에서 평소 변비가 심한 여성들 중, 생리기간에 유독 변비가 없어지는 경우가 많이 있다. 이와 같은 현상은 간에서 대사하는 에스트로겐으로 인해 간의 운등성이 활발해져 일시적으로 변비가 해소되는 현상이다.

미국 샌프란시스코 의과대학 연구에 의하면 대변을 보는 횟수가 일주일에 두 번 이하인 여성이 하루에 한번 이상인 여성에 비해 유방암에 걸릴 위험이 4배 가량 높았다고 한다. 따라서 체내에 에스트로겐이 쌓이지 않도록 하는 것이 중요하며, 대변으로 버려야 할 것은 즉시 버리는 것이 건강의 지름길이다.

동양의학에서는 좌간우폐(左肝右肺)라 하여, 간의 기는 주로 몸의 왼쪽으로 돌아서 위로 올라가고, 폐의 기는 몸의 오른쪽으로 돌아서 아래로 내려간다고 말했다. 또한 필자는 변비와 인체의 상관관계를 간과 왼쪽 부위의 하행결장과 연관성을 가졌다고 생각한다.

동양의학에서는 간이나 장 질환이 아니더라도 간 해독이나 장 해독을 통해 자궁근종 등 체내 발병한 혹을 줄이는 치료를 한다. 서양의학에서도 여성 질환에서 벗어나려면 간과 장이 건강해야 한다고 표현한다. 결국 이는 인체를 치료하는 방법의 차이는 있으나 바라보는 관점은 동일하다는 것을 알 수 있다.

S장 결장은 발생적 변이가 많은 결장 중 하나이다. S장결장은 좌측 골반에서 시작하여 엉치뼈에 고정되어 직장으로 연결된다. 직장 끝 항문이 있는 골반 밑바닥은 마름모꼴의 형태를 가지고 있으며, 앞쪽은 생식기가 있고 뒷쪽은 항문이 있다.

그림77) 대장의 위치

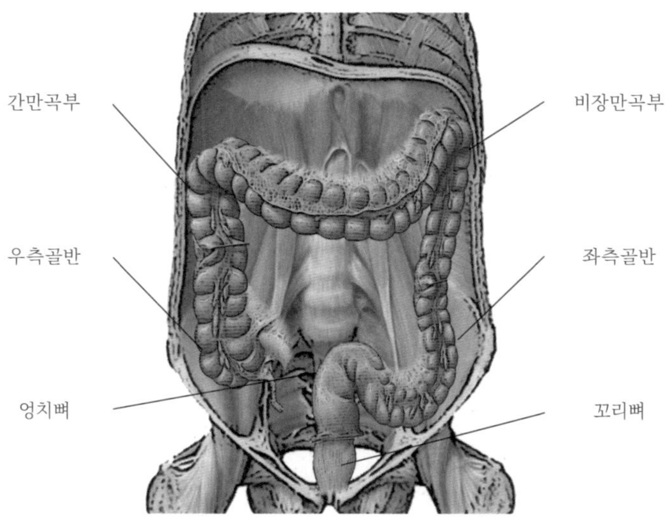

양쪽 골반에는 상행결장과 하행결장이 고정되어 있고, S장결장은 엉치뼈에 고정되어 있다. 골반의 불균형은 여러가지로 대장의 환경이 좋지 않게 되는 원인이다. 6개의 대장이 모두 골반에 고정되어 있기 때문이다.

대장과 두개골호흡

동양의학에서 폐와 대장을 표리관계의 장부로 설명한다. 표리관계라는 것은 인체의 겉과 속처럼 따로 떼어서 생각할 수 없는 관계를 말하는 것으로, 같은 기운이 되는 오장과 육부의 관계이다. 그러나 해부학적으로는 폐와 대장의 연관성을 찾기가 어렵다. 하지만 필자의 연구에 따르면 호흡관계에서 폐와 대장의 연관성이 발생한다.

엄마 뱃속에서 태아의 폐는 물로 가득 차 있으며, 출산 시 처음으로 폐호흡을 한다. 태아는 엄마의 자궁 속에 있을 때 폐로 숨을 쉬지 않고 필요한 영양이나 산소는 엄마의 태반을 통해 탯줄로 공급받는다. 따라서 태아의 폐는 폐액으로 채워져 있으며, 출생 후 공기가 채워지는 것이다.

출생 직후, 첫 울음을 울면서 폐가 팽창하기 시작하면서 공기가 유입되고, 허파꽈리에 산소가 접촉하면서 처음 폐호흡이 시작된다. 폐 속을 채우고 있던 폐액은 출생과정에서 좁은 산도를 통해 빠져나올 때 2/3는 배출되고, 1/3은 임파절로 흡수된다.

태아의 혈액은 성인과 달리 우심실에서 폐로 흐르지 않고, 우심방과 좌심방 사이의 타원형의 구멍을 통해서 직접 좌심방으로 흐른다. 출생 후 구멍은 막히고 우심실로부터 폐로 혈액이 들어감으로써 신생아의 폐가 움직이고 폐호흡을 처음 하게 되는 것이다.

앞서 설명하였지만 필자는 엄마의 뱃속에서 태아는 두개골호흡을 하고 있다고 생각한다. 입을 움직여 양수를 마시거나 심장박동이 일어나는 동작은 두개골호흡이 멈춰 있다면 이루어질 수 없기 때문이다. 엄마의 산도를 빠져 나올 때 태아의 머리가 굴곡, 신전, 회전을 반복하여 운동하면서 빠져 나오는 것도 두개골 호흡이 이루어지지 않으면 어렵다. 따라서 필자는 두개골 호흡을 선천적 호흡이라 하고 폐호흡을 후천적 호흡이라 명명하였다.

동양의학에서 폐와 대장을 표리관계로 짝을 해놓은 것은 바로 호흡의 연관성이다.

두개골 호흡과 대장과의 연관성은 대장의 해부학적 위치가 말해준다. 대장은 좌, 우 골반에 상행결장과 하행결장이 고정되고, 엉치뼈에 S장 결장과 직장이 고정되며, 꼬리뼈에 항문이 고정된다. 정골의학에서 말하는 로벳반응계는 인체가 움직일 때 길항적이거나 보완적으로 작용한다는 이론으로, 엉치뼈는 뒤통수뼈과 꼬리뼈는 나비뼈와 같은 방향으로 움직인다는 것이다. 엉치뼈의 불수의적 운동은 뒤통수뼈의 불수의적 운동과 동시에 일어나며 두개엉치뼈의 불수의적 움직임은 인체의 모든 조직을 끊임없이 움직이게 한다. 머리에서 일어나는 고유의 힘을 전 신체에 걸쳐 작용하는 것이다.

골반대를 모두 차지하고 있는 대장의 운동성은 두개골에 직접적으로 영향을 미치며 골반대의 불균형은 대장의 생리적 기능까지 영향을 줄 수 있다.

그림78) 대장과 두개골

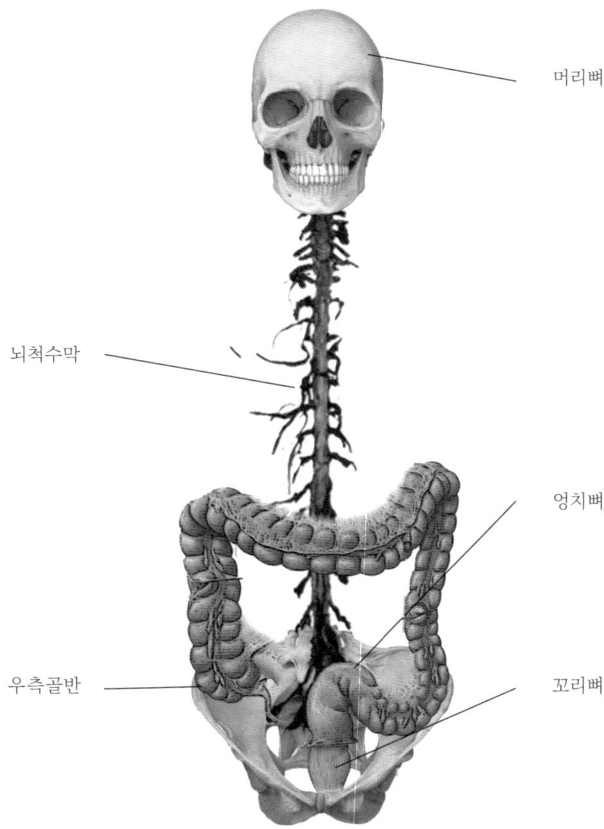

인간은 정신적인 스트레스를 받으면 장이 불편해지고, 반대로, 장의 불편함이 정신적인 스트레스로 연결되기도 한다. 뇌가 스트래스를 느끼면 그 자극이 장관의 신경총에 전달되어 장관운동이 일어나는 것을 뇌장상관 (brain-gut interactions)이라 한다.

마이클 D 거숀은 엉치뼈신경능선이 발생 시 분화과정에서 소화기 신경계를 구성할 수 있다고 하며, 소화기 신경계의 선천적 결함으로 생기는 선천적 대장 비대증을 예로 제시하였다. 선천적 대장 비대증은 대장 말단에 신경이 없어 대변을 밀어내는 반사행동이 전달되지 않아 대장이 막히고 대장 말단이 크게 부풀게 되는는 병이다. 정상적인 신경계를 가지고 있어도 여러가지 이유로 대변을 밀어내지 못하는 경우가 많다.

동양의학에서는 대변을 보지 못하면 위장에 열이 쌓여 머리가 어지럽거나 정신을 집중하지 못하는 증상이 생길 수 있다고 하였다. 또 변비가 있는 경우, 두드러기 같은 피부질환이 생길 수 있다고 하였으며, 치료 시 모두 대변을 내보내는 약을 사용하였다.

이러한 치료법은 대변을 보지 못하는 것을 단순히 대장의 기능 저하로 본 것이 아니라 두개골호흡이 원활하지 않다고 여기고, 변을 내보내 머리뼈를 풀어내는 것이다.

국내 여러 한의원에서도 파킨슨 환자들에게 대장 치료를 중점으로 하는 곳을 종종 볼 수 있다. 서양의학에서도 알츠하이머, 다발성 경화증 등 중추신경계질환과 장과 연관성이 있다고 판단하고, 뇌와 장과의 관계에 장내세균이 깊이 연관되어 있다고 하였다.

대장의 미생물들

지구상에는 수많은 미생물이 살고있다. 미생물이란 매우 작아서 눈으로는 볼 수 없는 아주 작은 생물을 말한다. 대표적인 미생물인 박테리아는 단세포 생물이다. 단세포생물은 단일 세포로 이루어진 유기체를 뜻한다. 이들은 그 종류가 수천개에 이르고, 지구상에서 상상할 수 있는 모든 곳에 존재한다. 특히 사람의 소화기 안에서도 기생하여 발효나 부패를 일으킨다.

미생물은 핵산을 둘러싸고 있는 핵막이 없는 원핵미생물과 막으로 둘러싸인 핵을 가진 진핵미생물로 분류한다. 미생물은 인간에게 유해한 병원균도 있고, 매우 이로운 효과를 주는 미생물도 아주 많다.

우리가 먹는 많은 발효음식에는 많은 종류의 유산균이 포함되어 있다. 특히 우리나라 음식은 김치, 된장, 젓갈 등 발효음식의 종류가 매우 많다. 서양의 발효음식에는 치즈나 요거트가 있다. 이렇듯 인간의 삶은 이미 미생물과 깊은 연관성을 가지고 있다. 병원균과 유익균의 양면성을 가지고 때로는 인간의 건강을 위협하기도 하지만 인간에게 없어서는 안되는 생물이다.

인간의 삶과 가까운 미생물에는 대표적으로 대장균이 있다. 대장균은 인간에게 가장 먼저 발견된 장내세균이다. 오염된 환경에서 쉽게 발견할 수 있기 때문에 식당이나 화장실 등 요식시설과 공공위생시설 등에서 오염의 지표로 사용된다.

인간의 몸속에는 약 100조 마리 이상의 미생물이 살고 있다. 또한 인체에서 가장 많은 미생물이 살아가는 부위는 장이다. 미생물 뿐만 아니라 장에는 전신의 면역세포 70%가 모여있다. 따라서 장은 수많은 유익균과 면역세포를 통해 인체 최대의 면역기관으로써 인체에 작용한다.

그림79) 대장 내 세균

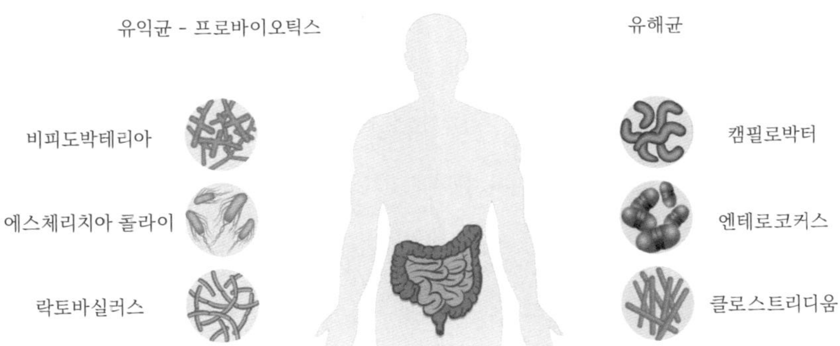

대변 1g 안에 들어있는 박테리아 수는 지구에 사는 총 인구 수 보다 많다. 이들은 모두 대장에 사는 미생물이다. 미생물의 종류는 유익균, 유해균, 중간균으로 분류하고, 대장에 모여 서식하는 균들을 장내세균총 또는 장내플로라라고 한다. 대장에 서식하는 균들은 같은 종류의 균들이 장 내벽에 모여 있는 모습을 하고 있는데 그 모양이 꽃밭과 같다고 하여 장내플로라라고 한다.

장내 미생물 무리는 개인에 따라 미생물 종과 균주에 차이가 많지만 건강한 사람은 유익균이 20% 정도 서식하고, 유해균이 5%, 나머지는 중간균으로 보고있다. 몸의 컨디션에 따라 장내세균들의 작용이 달라질 수 있기 때문에 장내 환경은 건강한 삶을 유지하는데 매우 중요하다. 60대가 넘어가면 장내 환경이 열악하게 바뀔 수 있다. 열악한 장의 환경은 변비를 일으키고 뇌질환이나 암을 유발할 수 있는 원인이 된다. 이와 같이 인체에 포함된 미생물은 소화작용, 면역기능, 인간의 감정과 행동에 깊은 연관성이 있다.

인간은 임신 중, 출생 직전까지는 무균상태로 위장관 내에 미생물이 없다. 출생 시 산도 통과, 모유 수유, 피부접촉 등으로 미생물이 유입되고, 곧 정착하게 된다. 연구 따르면 어릴 때 접촉한 환경과 엄마에게서 받은 미생물의 유전자형에 따라 아이가 가진 고유한 장내세균의 구성이 있다고 한다. 따라서 모체의 장내 환경이 아이에게도 매우 중요하다. 어린아이는 생후 4일 무렵부터 장내에 유익균인 비피더스균이 살아간다. 특히 많은 학자들은 어린아이의 장의 활동이 뇌발달과 깊은 관련이 있는 것으로 보고있다. 특히 장-세균-뇌의 연결축이 정상적인 뇌 기능의 발달에 어떻게 영향을 미치는지 활발히 연구되고 있다고 한다.

최근 연구에 의하면 장내세균은 성격에도 영향을 미친다고 한다. 장내세균은 1000종류가 넘는데, 대인관계가 좋을수록 다양한 장내세균을 가지고 있고, 불안증이나 스트레스가 많은 사람은 장내세균의 다양성이 줄었다고 한다.

대장은 세균에 의해 분해된 가스가 많이 차 있으며 소화과정은 이루어지지 않고, 소장에서 흡수하고 난 나머지 음식물의 수분을 흡수하고 소화되지 않은 음식물을 분해하고 배출한다. 성인이 하루에 마시는 물 약 1.2리터정도이고 소화를 돕기 위해 각종 소화액을 하루에 약 7리터를 분비한다. 체내로 유입되는 하루 8.2리터의 수분량중 대부분은 소장에서 흡수하고, 대장에서는 약 1.4리터 정도를 흡수한다.

그림80) 장 - 뇌 축

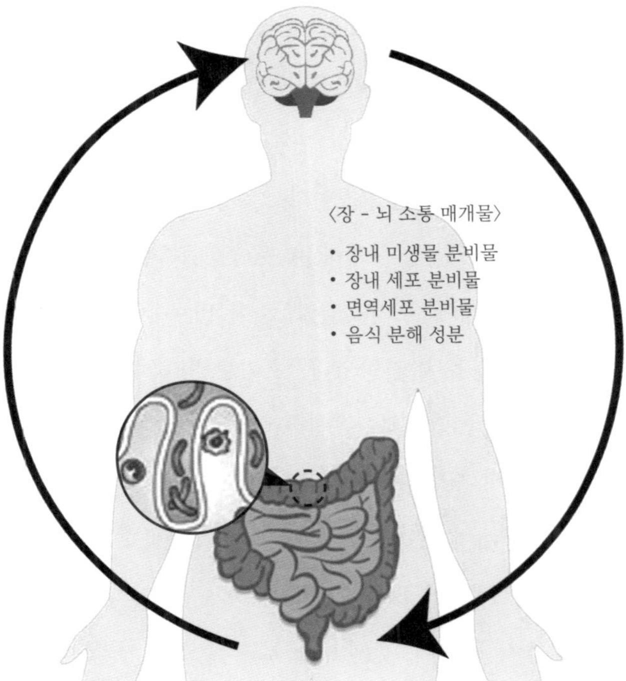

장내세균들은 소화가 안된 음식물을 쪼개고, 장이 일할 수 있도록 에너지를 만들어 비타민을 합성하고, 면역체계를 강화하는 일을 한다. 소장에서 소화되지 않은 다당류는 박테리아에 의해 지방산으로 변화하여 대장에서 흡수한다. 또한 대장에서는 비타민B와 K가 생산되며, 이를 흡수한다. 비타민 B는 신경계 기능과 면역체계를 강화하고 췌장암의 발병률을 낮춰주는 역할을 하는 비타민이다. 항출혈성비타민으로 불리는 비타민 K는 간에서 혈액응고인자 합성에 관여하는 필수적인 비타민이다. 이렇듯 대장의 역할은 단순히 배설기능만 가지고 있는 것이 아니다.

대장에서 세균에 의한 발효와 분해과정을 거쳐 탄산가스와 산성종말산물, 수소, 메탄 독성아민 등으로 대변이 만들어지게 된다. 대변의 3/4은 물로 이루어져 있으며, 수분을 제외하고 고체 성분중 1/3은 박테리아나 식이섬유 혼합물이다.

이전의 연구에서 대변에 존재하는 프리보텔라는 장내세균의 53%를 차지하는데, 장내에 프리보텔라 양이 많을수록 대장암의 예후가 좋아진다는 사실을 발견하였다. 프리보텔라는 주로 채식과 섬유소가 많이 든 음식을 섭취하는 동양권에서 주로 발견되는 미생물인데, 이 연구를 통해 채식이나 섬유소가 장에 좋다는 것이 밝혀진 것이다. 서울대병원과 박지원교수와 연세대 미생물학과 김지현교수팀은 프리보텔라를 통하여 대장암을 예측 할 수 있다는 것을 발표하였다. 하지만 장내세균이 많은것이 무조건 좋은것은 아니다. 푸리보텔라가 너무 많고 락토바실러스균이 줄면 골수염이 발생할 수 있다. 이런 현상을 두고 동양의학에서는 너무 실해도 병 너무 허해도 병이 올 수 있다라고 하였다. 인체의 균형이란 외부에서 채워서 만드는 것이 아니고 각자가 가지고 있는 본질적인 것을 파악하여 대처하는 것이 필요한 것이다.

장내세균에 의해서 발생하는 질환은 과민성 대장증후군 외에도 염증성 장질환, 비만, 변비, 지방간, 알레르기 우울증 등 다양하다. 이 외에도 장내세균과 관련된 질병은 점점 늘어나는 추세다. 일본의 규슈대학의 스도 노부유키 교수는 알츠하이머나 파킨슨의 경우 원인물질로 여겨지는 것은 뇌내에 축적하는 단백질 아밀로이드 베타이지만 이 단백질은 장에서 만들어져 미주신경을 통해 뇌로 전달되는 것이라는 연구가 발표되었다. 이에 대한 근거로 장과 뇌를 연결하는 미주신경을 삭제하는 수술을 한 사람에게서 파킨슨병의 발병률이 줄어 든 것을 제시 하였다.

또한, 미국 존스홉킨스대학 연구팀도 장내세균총의 변화가 우울증에 관여한다는 논문을 발표하였다. 이 논문에 따르면 스트레스를 지속적으로 받을 경우 장내의 면역T세포에 관여하는 유산균의 수가 감소하고, 우울상태가 진행된다고 하였으며, 장관면역에 관여하는 감마델타세포가 염증성 사이토카인이라는 물질을 만드는 세포로 분화하고, 이 세포가 뇌수막으로 이동하여 우울증을 유발한다고 하였다.

우울증을 치료하기 위해서는 염증성 사이토카인으로 분화되는 수용체를 억제해야 한다. 이를 위해 한약재인 '복령'에서 추출한 파키만이라는 물질을 환자에게 투여하였더니 우울상태가 감소하였다고 한다. 복령은 소나무에 기생하는 버섯과 같은 균체이며, 완만한 이뇨작용이 있어 소화기가 약하고 전신에 부종이 있을 때에 사용하는 약재이지만 몸이 허약하거나 찬 사람은 주의해야 한다. 복령에서 추출한 파키만이라는 물질은 항종양작용이 강한 물질이다. 이제는 서양의학 뿐만 아니라 동양의학에서도 약재의 추출물을 통한 간편한 약을 제조하여 투약이 가능해진 것이다.

장내세균의 종류의 다양성이 감소하는 것은 성격 뿐만 아니라 비만에도 영향을 미친다. 연구에 따르면 비만한 사람이 체중이 줄면 장내세균의 종류가 살이 쪘을 때보다 다양해진다고 한다. 비만한 사람의 장은 장내세균 중 퍼미큐테스(Firmicutes) 종류는 증가하고 박테로이데테스(Bacteroidetes) 종류는 감소한다. 퍼미큐테스가 많아지면 장의 염증이 증가하고 면역기능이 저하된다. 그에 반하여 날씬균으로 알려진 박테로이데테스는 장벽을 튼튼히 보호하고 염증을 억제하며, 면역기능을 강화 해준다.

최근 연구에 의하면 비만이 일으키는 장내세균의 변화는 자폐증에 직접적인 영향을 미친다고 한다. 필자가 임상에서 연구하였을 당시에 많은 자폐아에게 소화 장애가 빈번하게 일어났다. 대부분 급하게 먹어서 체하는 줄 알지만, 사실 자폐아들은 오래 씹지 않고 삼키고, 이로 인해 소화장애가 발생하는 것이다. 자폐아가 오래 씹지 않고 음식을 삼키는 행위나 빈번한 소화 장애현상은 필자가 연구한 바에 따르면 나비뼈에 매달려 있는 소화기구조에 그 원인이 있다.

장에 서식하는 균들은 성향에 따라 그 분포가 달라진다. 남들보다 적게 먹어도 비만이 되거나, 상한 것을 먹어도 배탈이 나지 않는 것은 각자의 장에 서식하는 장내세균의 종류에 따라 차이가 나서 발생하는 현상이다. 특히 인간이 가진 각각의 질병마다 특정의 균이 적거나, 많거나 한다. 알츠하이머는 비피더스균의 수가 적다고 하고, 장에 비피더스균이 많고, 황색포도상구균이 적은 아이는 체중이 과도하게 증가하는 것을 막아준다고 한다. 여기서 황색포도상구균은 인체에 염증을 일으키며 비만의 원인이 되는 균이다. 또한, 모유를 먹고 자란 아기가 비만의 위험이 낮은 것은, 모유를 먹고 자란 아기의 장내에는 비피더스균이 활발히 번성하기 때문이다.

장내세균은 인간의 장에서 살며 인간과 함께 공생하며, 소화작용을 촉진하고, 면역기능을 높이고, 유해물질을 차단하고, 알레르기 반응을 조절하고, 발암물질을 억제하고, 비타민을 합성하고, 3000종이나 되는 엄청난 숫자의 효소를 생산한다. 그래서 장내세균을 인체 속에 숨은 장기라고 말하는 것이다.

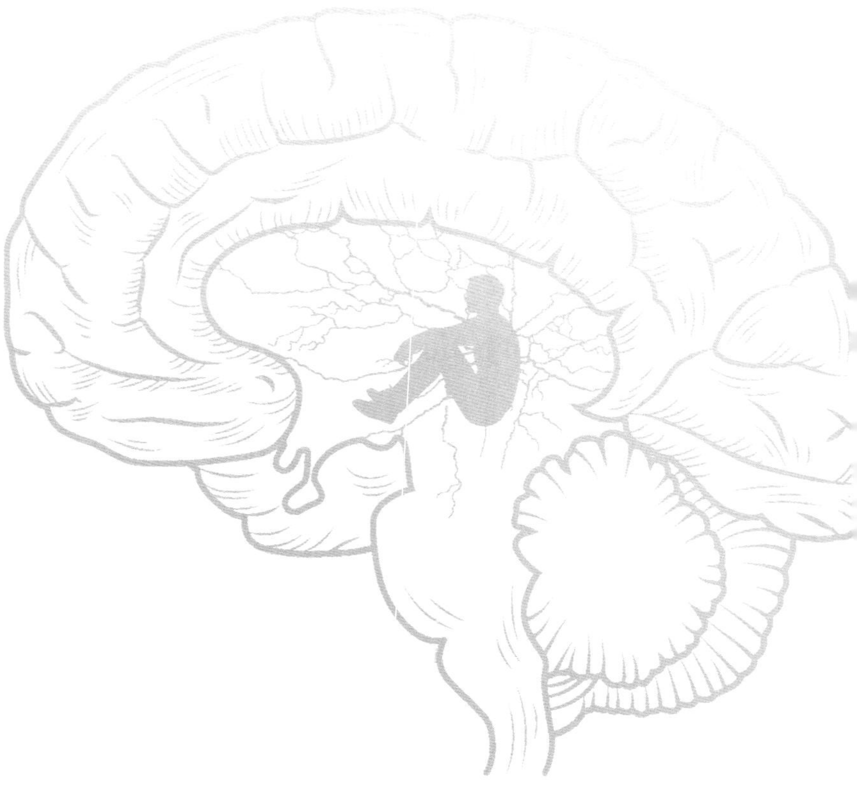

참고문헌

EBS '인간의 두 얼굴' 제작팀, 김지승, 『인간의 두얼굴』, 지식채널, 2010

V.S. 라마찬드란, 『라마찬드라 박사의 두뇌 실험실』, 바다출판사, 2015

가브리엘 글레이저, 『코』, 토트 출판사, 2010

강길전, 홍달수, 『양자의학, 새로운 의학의 탄생』, 돋을새김, 2013

고미숙, 『동의보감, 몸과 우주 그리고 삶의 비전을 찾아서』, 그린비, 2011

고바야시 산고, 『우주와 인체의 생성원리』, 집문당, 2013

권오길, 『인체기행』, 지성사, 2021

기울리아 엔더스, 『매력적인 장腸 여행』, 와이즈베리, 2014

네빌 고다드, 『네빌 고다드의 부활』, 서른세개의계단, 2013

노먼 도이지, 『기적을 부르는 뇌』, 지호, 2008

다이애나 도이치, 『왜곡하는 뇌』, 에이도스, 2023

대니얼 맥닐, 『얼굴』, 사이언스북스, 2003

데이비드 펄머터, 『그레인 브레인』, 지식너머, 2023

데이비드 페렛, 『끌리는 얼굴은 무엇이 다른가』, 엘도라도, 2014

레오라르도 믈로디노프, 『감정의 뇌과학』, 까치, 2022

레이먼드 탤리스, 『무한공간의 왕국』, 동녘사이언스, 2011

로돌프 R.이나스, 『꿈꾸는 기계의 진화』, 북센스, 2019

리사 펠드먼 배럿, 『이토록 뜻밖의 뇌과학』, 더퀘스트, 2021

리처드 니스벳, 『생각의 지도』, 김영사, 2004

리처드 레스탁, 『늙지않는 뇌』, 유노라이프, 2023

리타 카터, 『뇌 : 맵핑마인드』, 말글빛냄, 2007

마이클 D.거숀, 『제 2의 뇌』, 지식을 만드는 지식, 2013

모리 아키다네 외 6명, 『뇌 100가지 새로운 지식』, 전파과학사, 2019

박문호, 『뇌, 생각의 출현』, 휴머니스트, 2008

베티 에드워즈, 『보는 눈 키우는 법』, 아트북스, 2022

베티나 파우제, 『냄새의 심리학』, 북라이프, 2021

벵자맹 주아노, 『얼굴 감출 수 없는 내면의 지도』, 21세기북스, 2014

아리스토텔레스, 『관상학』, 도서출판 길, 2014

아미트 고스와미, 『양자의사』, 북랩, 2017

안토니오 다마지오, 『스피노자의 뇌』, 사이언스북스, 2007

앨릭스 코브, 『우울할 땐 뇌 과학』, 심심, 2018

에다 아카시, 『장내세균의 역습』, 비타북스, 2020

에드 용, 『이토록 굉장한 세계』, 어크로스, 2023

엘리에저 J. 스턴버그, 『뇌가 지어낸 모든 세계』, 다산사이언스, 2019

이여명, 『복뇌력』, 쌤앤파커스, 2013

자오리밍, 『건강을 얼굴에서 찾다』, 청홍, 2015

장 디디에 뱅상, 『뇌 한복판으로 떠나는 여행』, 해나무, 2010

제임스굿윈, 『건강의 뇌과학』, 현대지성, 2022

제프호킨스, 『천 개의 뇌』, 이데아, 2022

조 디스펜자, 『꿈을 이룬 사람들의 뇌』, 한언, 2009

조용진, 『얼굴, 한국인의 낯』, 해냄, 2003

지나 리폰, 『편견없는 뇌』, 다산사이언스, 2023

차경남, 『인문학으로 만나는 몸 공부』, 글라이더, 2017

최상한, 『눈 탐험』, 지성사, 2018

최연호, 『통찰지능』, 글항아리, 2022

캐롤 하트, 『세로토닌의 비밀』, 미다스북스, 2010

팽청화, 『망진 望診』, 청홍, 2007

인체사용설명서

LynnKim Ph.D의 인체 사용 입문서

1판 1쇄 펴냄 | 2023년 7월 8일

지은이 김효린
펴낸이 황현욱
편 집 황현욱
디자인 소리송, 황현욱
인 쇄 쌩큐컴퍼니
발행처 AHA&DSL
등 록 2012.6.8(제2012-000013호)
주 소 서울시 서초구 방배로28길 7, 중전빌딩 301호
이메일 wook_2000@hanmail.net
ISBN 978-89-961061-3-5

값 23,000원